このシールを剥がすと,付録の「Webページ」を見るためのIDとPASSが記載されています.

↙ ここからはがしてください.

下記のURLにアクセスし,上記のIDとPASSを入力してください.
https://www.igaku-shoin.co.jp/book/detail/113621#tab5

本Webサイトの利用ライセンスは,本書1冊につき1つ,個人所有者1名に対して与えられるものです.第三者へのIDとPASSの提供・開示は固く禁じます.また図書館・図書施設など複数人の利用を前提とする場合には,本Webサイトを利用することはできません.

保存から術後まで

脊椎疾患のリハビリテーション
[Web動画付]

Rehabilitation Approach
for Spinal Diseases

監修
星野 雅洋
苑田第三病院・苑田会東京脊椎脊髄病センター 院長/Dr.

編集
古谷 英孝
苑田第三病院・苑田会東京脊椎脊髄病センター リハビリテーション部 科長/PT, MS

執筆（執筆順）
古谷 英孝
苑田第三病院・苑田会東京脊椎脊髄病センター リハビリテーション部 科長/PT, MS

葉　清規
浜脇整形外科リハビリセンター リハビリテーション科 科長/PT, PhD

大石 敦史
船橋整形外科病院 理学診療部 課長代理/PT, MS

石谷 勇人
広尾整形外科 リハビリテーション科 科長/PT, PhD

藤澤 俊介
苑田第三病院・苑田会東京脊椎脊髄病センター リハビリテーション部 主任/PT

大坂 祐樹
苑田第三病院・苑田会東京脊椎脊髄病センター リハビリテーション部 副主任/PT, MS

医学書院

編者紹介

古谷 英孝(Hidetaka Furuya)
苑田第三病院・苑田会東京脊椎脊髄病センター リハビリテーション部 科長

【略歴】
1999年 熊本工業大学 工学部 応用微生物工学科 卒業,2006年 日本工学院専門学校理学療法学科 卒業,2006年 苑田第二病院 入職,2010年 苑田会人工関節センター病院 異動,2013年 首都大学東京大学院博士前期課程 修了,2017年 苑田第三病院・苑田会東京脊椎脊髄病センター 異動(現職),2023年 獨協医科大学大学院医学研究科 博士課程 入学(在学中)

【資格】
理学療法士,修士(理学療法学),認定理学療法士(運動器・スポーツ理学療法),専門理学療法士(運動器・スポーツ理学療法),ISST-Schroth Therapist

---

保存から術後まで 脊椎疾患のリハビリテーション[Web動画付]

発　行　2024年9月1日　第1版第1刷Ⓒ
監　修　星野雅洋
編　集　古谷英孝
発行者　株式会社　医学書院
　　　　代表取締役　金原　俊
　　　　〒113-8719　東京都文京区本郷1-28-23
　　　　電話　03-3817-5600(社内案内)
印刷・製本　真興社

本書の複製権・翻訳権・上映権・譲渡権・貸与権・公衆送信権(送信可能化権を含む)は株式会社医学書院が保有します.

ISBN978-4-260-05607-6

本書を無断で複製する行為(複写,スキャン,デジタルデータ化など)は,「私的使用のための複製」など著作権法上の限られた例外を除き禁じられています.大学,病院,診療所,企業などにおいて,業務上使用する目的(診療,研究活動を含む)で上記の行為を行うことは,その使用範囲が内部的であっても,私的使用には該当せず,違法です.また私的使用に該当する場合であっても,代行業者等の第三者に依頼して上記の行為を行うことは違法となります.

JCOPY 〈出版者著作権管理機構 委託出版物〉
本書の無断複製は著作権法上での例外を除き禁じられています.複製される場合は,そのつど事前に,出版者著作権管理機構(電話 03-5244-5088,FAX 03-5244-5089,info@jcopy.or.jp)の許諾を得てください.

監修の序

　2020年の日本人の平均寿命は女性，男性ともに過去最高を更新しており，日本は世界有数の長寿国といえる．また，総人口に占める高齢者の割合（高齢化率）は28.9％と，世界で最も高い．結果として，社会の高齢化に伴う要介護状態の高齢者が増えることによる社会保障費の増加は，いまや深刻な社会問題となっている．このような社会保障費に対しては適切，かつ，効果的な医療の提供が必要であり，健康寿命を延伸させることが重要ではないだろうか．

　本書『脊椎疾患のリハビリテーション』では，腰部脊柱管狭窄症，脊椎圧迫骨折，成人脊柱変形といった，要介護状態に直結する脊椎疾患はもちろんのこと，腰椎椎間板ヘルニア，腰椎分離症，頸椎症性脊髄症・頸椎症性神経根症についても取り上げており，臨床で遭遇しやすい脊椎疾患は網羅されていると考える．実際のリハビリテーション手技に加えて，疾患の概要，病態，診断，保存的治療，手術療法について重要な点がまとめられていることから，効果的な脊椎疾患に対するリハビリテーションを展開するうえで有用な書籍であると思う．また，重要な点は図表やカラー写真，さらにはWeb動画を用いて解説されており，初学者や学生にとっても理解しやすく，明日からの臨床に繋がる構成になっている．

　本書が，脊椎疾患リハビリテーション診療実施の一助となり，多くの脊椎疾患患者の健康寿命の延伸と生活の質の向上に繋がることを期待したい．

2024年7月吉日

星野雅洋

序

　超高齢社会のなか，健康寿命を延伸させるうえで，整形外科疾患に対するリハビリテーションは大きな柱になっています．整形外科疾患のなかでも脊椎疾患は約3割を占めており，療法士が関わる機会が多い疾患であるといえます．特に，手術件数の増加により，手術後のリハビリテーションを提供する機会が増えています．しかしながら，今まで出版されている脊椎疾患についてのリハビリテーション関連の書籍は，保存的リハビリテーションに特化したものが多く，手術後のリハビリテーションを効果的に進める方法について記載されている書籍は少ないのが現状です．また，療法士が遭遇しやすい脊椎疾患が網羅的にまとめられた書籍は今のところ見当たりません．

　本書は，脊椎疾患の保存的，および手術後のリハビリテーションを効果的に進めるため，系統的・網羅的にまとまったガイドブックを目指して作成してきました．本書の主な特徴として，①疾患の概要，②各疾患のリハビリテーションアプローチに必要な脊椎の生体力学的特徴，③治療方法（手術療法含む）を解説したうえで，保存的リハビリテーションと手術後のリハビリテーションの④評価・測定と，⑤リハビリテーションアプローチを図表やカラー写真を多用してわかりやすく解説しています．また，写真では伝わりづらい評価やアプローチのテクニックを，Web動画を用いることで，より理解しやすく，臨床に活かすことのできる内容にしています．今までに出版された脊椎疾患関連の書籍のなかで，Web動画を使用し，解説されたものはないと思います．さらに，引用文献もエビデンスレベルの高いものから最新の知見も含めて掲載しているので，さらに詳しく知りたい読者はぜひ参考にしてほしいと思います．

　本書の作成にあたっては，脊椎の各疾患のエキスパートである先生方と進めてきました．ご執筆いただいた先生方は，臨床・研究・教育・管理運営の最前線で活躍されている，編者が最も信頼している方々であり，本書が納得できる内容に仕上がっているものと自負しています．読者の皆様には，本書をボロボロになるまで読み込んでもらい，脊椎疾患に対するリハビリテーションを進めていくうえで，大いに参考にしていただければ，編集した者としてこのうえない喜びです．

　最後に，本書の出版にあたっては，苑田第三病院・苑田会東京脊椎脊髄病センターの藤澤俊介先生，大坂祐樹先生に多くの的確なアドバイスをいただきました．二人の協力がなければ本書は完成しなかったことでしょう．また，医学書院編集部の北條立人氏には，企画から執筆・編集に至るまで，多くのご助言をいただきました．ここに深くお礼を申し上げます．

2024年7月吉日

編集　古谷英孝

目次

監修の序 —— iii

序 —— v

第1章 脊椎の機能解剖
古谷 英孝

1 脊椎 —— 2
- 1 脊椎の役割 —— 2
- 2 生理的弯曲 —— 3
- 3 脊椎の運動方向と関節可動域 —— 3
- 4 カップリングモーション —— 4
- 5 脊椎の靱帯 —— 4
- 6 椎間板 —— 5

2 頸椎 —— 9
- 1 頸椎の解剖学 —— 9
- 2 頸椎の運動学 —— 11
- 3 頸椎の筋 —— 13

3 胸椎 —— 15
- 1 胸椎の解剖学 —— 15
- 2 胸郭 —— 15
- 3 胸郭を形成する関節 —— 15
- 4 胸椎の運動学 —— 17
- 5 胸郭の運動学 —— 18
- 6 胸椎の筋 —— 19
- 7 呼吸筋 —— 19

4 腰椎・骨盤帯 —————————— 21

- 1 腰椎の解剖学 —— 21
- 2 腰椎の運動学 —— 22
- 3 腰椎の安定化システム —— 24
- 4 腰椎の筋 —— 25
- 5 骨盤帯 —— 28

第 2 章 各疾患へのリハビリテーションアプローチ

1 腰部脊柱管狭窄症 —————————— 古谷 英孝 34

- 1 **疾患の基礎** —— 34
  - 疾患の概念と特徴 —— 34
  - 疾患のアプローチに必要な脊椎の生体力学的特徴 —— 34
  - 病態 —— 36
  - 臨床症状 —— 37
  - 画像所見 —— 40
- 2 **治療の概要** —— 43
  - 保存療法 —— 43
  - 手術療法 —— 44
- 3 **保存的リハビリテーション** —— 49
- 4 **術後リハビリテーション** —— 67
  - 術前評価と術前教育 —— 67
  - 急性期（術後早期～退院時）—— 68
  - 外来フォローアップ（回復期）—— 82
  - 術後リハビリテーションの留意点 —— 86

2 脊椎圧迫骨折 —————————— 葉 清規 91

- 1 **疾患の基礎** —— 91
  - 疾患の概念と特徴 —— 91
  - 疾患のアプローチに必要な脊椎の生体力学的特徴 —— 92
  - 病態 —— 95
  - 臨床症状 —— 97
  - 自然経過 —— 100

画像所見 —— 101

　2　治療の概要 —— 105
　　　保存療法 —— 108
　　　手術療法 —— 110

　3　保存的リハビリテーション —— 113
　　　急性期臥床期 —— 113
　　　急性期離床期 —— 117
　　　回復期（生活期） —— 122
　　　保存的リハビリテーションの留意点 —— 135
　　　予防のポイント —— 137

　4　術後リハビリテーション —— 137
　　　術前評価と術前教育 —— 137
　　　急性期（術後早期〜退院時） —— 138
　　　回復期（外来フォローアップを含む） —— 140
　　　生活期 —— 146
　　　術後リハビリテーションの留意点 —— 146

3　腰椎椎間板ヘルニア　　　　　　　　　　　　　　　　大石 敦史　151

　1　疾患の基礎 —— 151
　　　疾患の概念と特徴 —— 151
　　　疾患のアプローチに必要な脊椎の生体力学的特徴（椎間板の機能と特徴）
　　　　　　　　　　　　　　　　　　　　　　　　　　　　—— 151
　　　病態 —— 154
　　　臨床症状 —— 156
　　　自然経過 —— 160
　　　画像所見 —— 160

　2　治療の概要 —— 162
　　　保存療法 —— 162
　　　手術療法 —— 163

　3　保存的リハビリテーション —— 165
　　　急性期（安静期） —— 165
　　　回復期 —— 173
　　　仕事・スポーツ復帰時期 —— 187
　　　保存的リハビリテーションの留意点 —— 192
　　　予防のポイント —— 193

4 術後リハビリテーション ── 193
術前評価と術前教育 ── 193
急性期（術後早期〜退院時）── 194
外来フォローアップ期（回復期）〜仕事・スポーツ復帰〜── 201
術後リハビリテーションの留意点 ── 205

4 腰椎分離症 ──────────────── 石谷 勇人 207

1 疾患の基礎 ── 207
疾患の概念と特徴 ── 207
疾患のアプローチに必要な脊椎の生体力学的特徴 ── 208
病態 ── 209
臨床症状および身体所見 ── 209
自然経過 ── 211
画像所見 ── 212

2 治療の概要 ── 216
保存療法 ── 216
手術療法 ── 217

3 保存的リハビリテーション ── 219
評価・測定 ── 219
リハビリテーションアプローチ ── 232
保存的リハビリテーションのプロトコルおよび留意点 ── 239

4 術後リハビリテーション ── 243
術前評価と術前教育 ── 243
術後プロトコルと情報収集 ── 243
リハビリテーションアプローチ ── 244
術後リハビリテーションの留意点 ── 251

5 成人脊柱変形 ──────────────── 藤澤 俊介 253

1 疾患の基礎 ── 253
疾患の概念と特徴 ── 253
疾患のアプローチに必要な脊椎の生体力学的特徴 ── 254
病態 ── 257
臨床症状 ── 257
自然経過 ── 259
画像所見 ── 260

- **2　治療の概要** ── 265
  - 保存療法 ── 265
  - 手術療法 ── 266
- **3　保存的リハビリテーション** ── 269
- **4　術後リハビリテーション** ── 292
  - 術前評価と術前教育 ── 293
  - 急性期（術後早期〜退院）── 294
  - 外来フォローアップ（回復期）── 309
  - 術後リハビリテーションの留意点 ── 311

6　頸椎症性脊髄症・頸椎症性神経根症　　大坂 祐樹　314

- **1　疾患の基礎** ── 314
  - 疾患の概念と特徴 ── 314
  - 疾患のアプローチに必要な頸椎の生体力学的特徴 ── 314
  - 病態 ── 315
  - 臨床症状 ── 315
  - 自然経過 ── 317
  - 画像所見 ── 318
- **2　治療の概要** ── 322
  - 保存療法 ── 322
  - 手術療法 ── 322
- **3　保存的リハビリテーション** ── 325
- **4　術後リハビリテーション** ── 345
  - 術前評価と術前教育 ── 346
  - 急性期（術後早期〜退院時）── 346
  - 外来フォローアップ（回復期）── 356
  - 術後リハビリテーションの留意点 ── 360

索引 ── 365

〔本文・表紙デザイン：玉造 能之（次葉合同会社）〕

付録 Web 動画について

- 動画は PC とタブレット端末, スマートフォン (iOS, Android) でご覧いただけます. フィーチャーフォンには対応しておりません.
- 下記 QR コードまたは URL からアクセスしてください.
- ログインのための ID, パスワードは表紙裏のシールをはがしてご利用ください.
- 音声のない動画と, 音声入りの動画がございますが, 音声入りのものには QR コードの下に「音声説明あり」と表記されています.
- 携帯端末でパケット定額制サービスに加入していない場合, 多額のパケット通信料が発生します. ご注意ください.
- 動画は予告なしに変更・修正したり, また配信を停止する場合もございます. ご了承ください.
- 動画は書籍の付録のため, ユーザーサポートの対象外とさせていただいております. ご了承ください.

URL : https://www.igaku-shoin.co.jp/book/detail/113621#tab5　QR コード

動画一覧

付録の Web 動画と関連する箇所にアイコン（▶動画）と動画番号を示してあります．

第2章

第1項　腰部脊柱管狭窄症

- ▶動画1-1　図21 椎間孔拡大モビライゼーション ─── 51
- ▶動画1-2　図22 末梢神経滑走モビライゼーション（坐骨神経）─── 52
- ▶動画1-3　図31 脊柱起立筋に対する横断マッサージ ─── 58
- ▶動画1-4　図32 腰方形筋に対する横断マッサージ ─── 58
- ▶動画1-5　図33 多裂筋に対する横断マッサージ ─── 58
- ▶動画1-6　図34 腰椎屈曲可動域制限に対する関節モビライゼーション ─── 58
- ▶動画1-7　図35 腰椎屈曲運動に伴う関節モビライゼーション ─── 58
- ▶動画1-8　図41 動的な腰椎屈曲運動 ─── 61
- ▶動画1-9　図42 壁を利用した胸椎伸展エクササイズ ─── 62
- ▶動画1-10　図59 起居動作 ─── 74
- ▶動画1-11　図60 立ち上がり動作 ─── 74
- ▶動画1-12〜15　図61 歩行 ─── 76
- ▶動画1-16, 17　図70 脊柱中間位コントロールエクササイズ (Phase 1:急性期) ─── 81
- ▶動画1-18〜21　図74 脊柱中間位コントロールエクササイズ (Phase 2:回復期) ─── 84
- ▶動画1-22　図77 スウェイバック姿勢修正エクササイズ ─── 86

第2項　脊椎圧迫骨折

- ▶動画2-1　図27 回復期での四肢・体幹筋運動（臥位）─── 128
- ▶動画2-2　図29 回復期でのROM運動（体幹装具除去後）─── 132
- ▶動画2-3　図36 breathing ─── 141
- ▶動画2-4〜6　図37 術後運動療法（臥位）─── 141
- ▶動画2-7　図38 術後運動療法（四つ這い）─── 141
- ▶動画2-8, 9　図39 術後運動療法（座位）─── 141

▶ 動画2-10 図40 術後運動療法（立位） ─── 145

第3項　腰椎椎間板ヘルニア

▶ 動画3-1〜4 図23 横断マッサージ ─── 172
▶ 動画3-5, 6 図26 神経の伸張テスト ─── 176
▶ 動画3-7 図27 他動的頸部屈曲テストの開始肢位（a）と終了肢位（b） ─── 177
▶ 動画3-8 図28 SLRテスト・ラセーグテスト ─── 178
▶ 動画3-9 図29 腹臥位膝屈曲テスト ─── 178
▶ 動画3-10, 11 図35 神経と隣接する組織の横断マッサージ ─── 185
▶ 動画3-12 図36 坐骨神経のスライダー肢位 ─── 185
▶ 動画3-13 図38 SLRテスト・ラセーグテスト ─── 188
▶ 動画3-14 図39 腹臥位膝屈曲（PKB）テスト ─── 189
▶ 動画3-15〜17 図40 神経の滑走不全に対するアプローチ ─── 191

第4項　腰椎分離症

▶ 動画4-1 図16 動作テスト ─── 219
▶ 動画4-2 図19 腰椎可動域評価 ─── 221
▶ 動画4-3 図23 下肢伸展挙上（SLR）テスト ─── 224
　　　　　図24 踵殿距離（HBD）テスト ─── 224
　　　　　図25 オーバーテスト ─── 224
▶ 動画4-4 図27 腹斜筋群テスト・エクササイズ ─── 225
▶ 動画4-5, 6 図28 超音波エコーによる多裂筋機能テスト ─── 226
▶ 動画4-7 図29 サーマンコアスタビリティテスト ─── 227
▶ 動画4-8 図30 プッシングテスト・エクササイズ（上肢-体幹筋群の協調性） ─── 227, 235, 248
▶ 動画4-9 図31 キッキングテスト・エクササイズ（下肢-体幹筋群の協調性） ─── 229, 235, 248

▶ 動画4-10 図37 腰椎回旋の徒手抵抗によるコアエクササイズ ─── 234
▶ 動画4-11 図39 ボールリリース動作（上肢-体幹筋群の協調性）エクササイズ ─── 237
▶ 動画4-12, 13 図40 バッティング動作（上肢-体幹筋群の協調性）のエクササイズ ─── 238
▶ 動画4-14 図41 アスレティックリハビリテーション期（装具off期）のセルフエクササイズ ─ 239
▶ 動画4-15 図52 体幹回旋エクササイズ（スコーピオン） ─── 249

第5項　成人脊柱変形

▶ 動画5-1 図27 knee liftingテスト ─── 269
▶ 動画5-2〜7 図37 モーターコントロール機能評価 ─── 274
▶ 動画5-8 図75 起居動作（背臥位〜側臥位） ─── 299
▶ 動画5-9 図76 起居動作（側臥位〜端座位） ─── 299
▶ 動画5-10 図81 立ち上がり動作（骨盤前傾の自動介助） ─── 301
▶ 動画5-11 図82 立ち上がり動作（骨盤前傾の抵抗運動） ─── 301
▶ 動画5-12 図84 良好な姿勢を考慮した床上動作 ─── 302
▶ 動画5-13 図91 立ち上がりへのアプローチ ─── 308

第6項　頸椎症性脊髄症・頸椎症性神経根症

▶ 動画6-1 図24 CCFテスト ─── 330
▶ 動画6-2 図41 神経に対する神経モビライゼーション（スライダー法） ─── 338, 353
▶ 動画6-3 図63 肩甲帯周囲筋のリラクセーション ─── 352
▶ 動画6-4 図73 舌骨下筋群のリラクセーション ─── 358

第1章

脊椎の機能解剖

1 脊椎

> **Check Point**
> - 脊椎の役割・働きを理解し，リハビリテーションに役立てる
> - 頸椎，胸椎，腰椎，骨盤帯の機能解剖を理解する
> - 頸椎，胸椎，腰椎，骨盤帯の運動学を理解する

1 脊椎の役割

脊椎は7個の頸椎（C1-C7），12個の胸椎（T1-T12），5個の腰椎（L1-L5），仙椎（仙骨），尾骨から構成されている(図1)．主な役割は，脊髄を保護する役割，肋骨と組み合わさり内臓を保護する役割，脊椎を運動させる運動機能としての役割，体重を支持する役割，四肢の運動がスムーズに行えるように安定した土台としての役割などである．本項では，頸椎，胸椎，腰椎，骨盤帯の機能解剖と運動学について解説する．

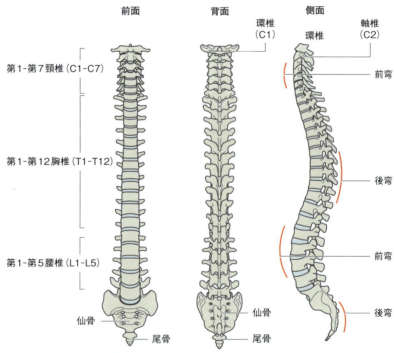

図1　脊椎と生理的弯曲

2 生理的弯曲

脊椎には生理的弯曲があり，頸椎は前弯，胸椎は後弯，腰椎は前弯，仙椎は後弯を呈している(図1)．弯曲の角度は，頸椎は前弯約30〜35°，胸椎は後弯約40°，腰椎は前弯約45°であり，脊椎のなかでも腰椎の弯曲が最も大きい[1]．脊椎にこのような生理的弯曲があることで，垂直方向の圧縮に対して，脊椎がたわみ，衝撃を吸収することができ，二足歩行ができる．

3 脊椎の運動方向と関節可動域

脊椎は，矢状面上の動きとして「屈曲」と「伸展」，前額面上の動きとして「側屈」，水平面上の動きとして「回旋」があり，6自由度の運動方向を可能としている．関節可動域は各分節によって異なる(図2)．

各分節の関節可動域は，各椎体の椎間関節の関節面の角度が影響している．椎間関節の関節面は，頸椎は水平面に対して約45°，胸椎は約60〜80°，腰椎はほぼ垂直な約90°の傾斜角度を有している．また，頸椎は前額面上に，胸椎は前額面に対して約20°，腰椎は約45°の角度を有している(図3)．これらの椎間関節の関節面の角度から，環軸関節以外の頸椎は，屈曲，伸展，側屈方向の可動性が大きく，胸椎は側屈，回旋方向への可動性が大きい．脊椎のなかで環軸関節が最も回旋可動性が大きい．腰椎の関節面は矢状面上に近くほぼ垂直であるため，屈曲，伸展方向への可動性が大き

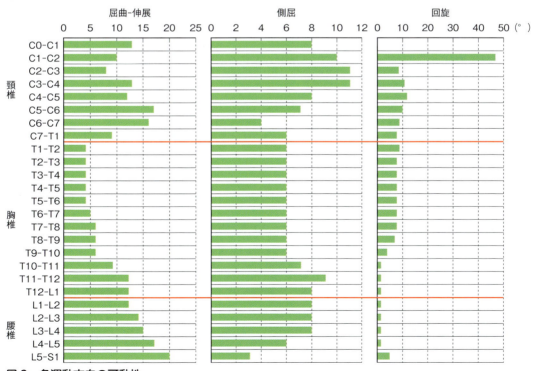

図2　各運動方向の可動性

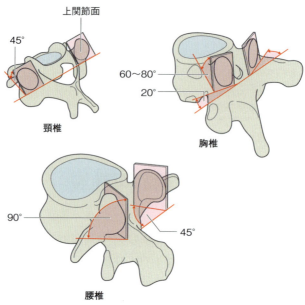

図3　椎間関節の関節面の角度

く，回旋方向への可動性が小さい．

4　カップリングモーション

　　脊椎にはある運動に随伴して，カップリングモーション（複合運動）といわれる脊椎特有の動きが生じる．カップリングモーションは，純粋な前額面上の側屈や水平面上の回旋は生じず，側屈と回旋が組み合わさる結合運動のことである．頸椎に関しては一貫したカップリング・パターンが示されているが，胸椎や腰椎領域のカップリング・パターンには様々な研究結果があり，一貫したコンセンサスは得られていない．以下に，一般的なカップリング・パターンを記載する．

　　頸椎におけるカップリング・パターンは，環軸関節は頸椎屈曲位，伸展位どちらにおいても側屈と回旋は反対方向に起こる（左側屈には右回旋が生じる）．C2〜C7では，屈曲位，伸展位どちらにおいても，側屈に伴い同側回旋が生じる（左側屈には左回旋が生じる）[2]．

　　胸椎におけるカップリング・パターンは，胸椎屈曲位において，側屈に伴い同側回旋が生じる．一方，伸展位においては側屈と回旋は反対方向に起こる．

　　腰椎におけるカップリング・パターンは胸椎と同様に，腰椎屈曲位において，側屈に伴い同側回旋が生じる．一方，伸展位においては側屈と回旋は反対方向に起こる．

5　脊椎の靱帯

　　脊椎は周囲を取り巻く靱帯により安定化されている．椎体前面には，強靱な前縦靱

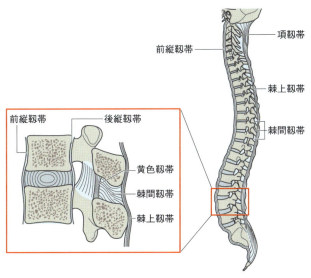

図4 脊椎の靱帯

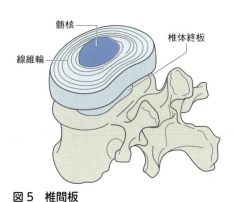

図5 椎間板

帯が頭蓋底から仙骨まで，椎体後面には後縦靱帯が頭蓋骨から仙骨管内まで付着している．脊柱管内椎弓前面には黄色靱帯が付着し，脊椎後方には棘上靱帯と棘間靱帯が付着している．これらの靱帯は脊椎の支持と脊椎の運動中の制動に役立っている（図4）．各靱帯の働きについては，各椎体の項にて述べる．

6 椎間板

1 椎間板の解剖

椎間板は椎体の間に位置し，変形することにより脊椎に可動性を与えることから椎体間関節とも呼ばれている．椎間板は髄核，線維輪，椎体終板から構成されている（図5）．

髄核

髄核はゲル状の性質を有し，軟骨細胞と不規則に並ぶコラーゲン線維からなる．若

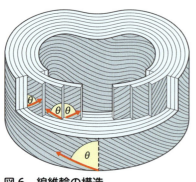
図6 線維輪の構造

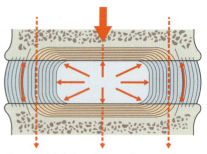
図7 圧縮応力に対する椎間板の変形

年者の腰椎椎間板の髄核は70〜90％の水分を含んでいる．水分を含むことで，水圧を用いた衝撃吸収装置として機能し，体重負荷を分散・伝達させることができる．

線維輪

線維輪は髄核の外側に存在する．線維輪は中心から外側にかけて放射状に広がっている．腰椎の線維輪は10〜20枚の同心円状の層板が配列されており，各線維は垂直線に対して約65°（θ）の角度で層板ごとに逆方向に走行し，線維方向が交互に交差するように配列されている(図6)[3]．この65°の角度があることから，あらゆる方向の動きに抵抗できる構造になっている．線維輪内の膠原線維構造が，椎体間の離開，剪断（滑り），ねじれに対して運動を制限し，重要な脊椎の安定化に関与している[4]．頸椎椎間板の線維輪は，髄核を取り巻く同心円状の完全な輪がない構造になっている[5]．線維方向が交互に交差するようになっている構造上，回旋時には半分の層のみが緊張し，残り半分が緩むため，回旋運動には弱い構造になっている．

椎体終板

椎体終板は結合組織からなる比較的薄い軟骨性の蓋であり，椎体の上下面の大部分を覆っている．椎体終板は線維輪内の膠原線維と強く連結している．一方で，椎体側の椎体終板は石灰化軟骨で構成されており，骨との連結は弱く，強い圧縮負荷が繰り返し加わり，破損や穿孔が生じやすい[6]．椎体終板が破損すると，髄核からプロテオグリカン（蛋白質とコンドロイチン硫酸などが結合した成分で保水力に優れている）ゲルが流出し，構造的に椎間板が崩壊する．これらの構造的崩壊は脊椎不安定性の原因となる[7]．

2 椎間板の運動学

椎間板は，体重や筋収縮によって生じる圧縮応力から骨を保護する衝撃吸収装置としての働きをもつ．若くて健康な髄核は，大部分が水分で満たされているため，圧縮応力に対して，放射状に変形し，線維輪を外側に押し出す方向に変形する(図7)．加齢とともに水分量が少なくなると，圧縮負荷に対してクッションの働きをすることが困難になる．

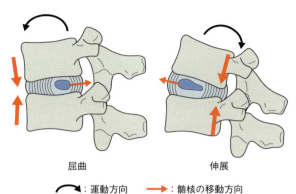

屈曲　　　　　　　伸展

⤴：運動方向　　→：髄核の移動方向

図8　脊椎の屈曲，伸展に伴う椎間板の動き

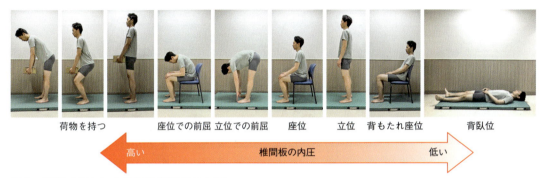

荷物を持つ　　座位での前屈　立位での前屈　座位　　立位　　背もたれ座位　　背臥位

高い　　　　　　　　椎間板の内圧　　　　　　　　低い

図9　姿勢の違いによる腰椎椎間板の内圧

　脊椎が屈曲すると，前方の椎体と椎体の間が狭くなり，後方の椎体と椎体が広がる．それに伴い，椎間板は後方へ移動する．脊椎が伸展すると，後方の椎体と椎体の間が狭くなり，前方の椎体と椎体の間が広がる．それに伴い，椎間板は前方へ移動する（図8）．

椎間板内圧

　腰椎は重い上半身を支える役割があり，脊椎のなかで最も負荷がかかる．ここでは，腰椎の椎間板内圧の特徴について述べる．

　腰椎椎間板の内圧は，姿勢によって変化する．背臥位では内圧は低く，腰椎の屈曲を伴う姿勢では内圧が上昇する．腰椎屈曲位で体幹の前で荷物を持つ姿勢では，さらに，椎間板内圧が上昇する[8,9]（図9）．これらのデータは，腰椎の椎間板変性症の予防を目的とした教育プログラムの理論的根拠となる．椎間板内圧が上昇する腰椎屈曲位の姿勢を長時間続けると，椎間板から水分がゆっくり抜けていき，高さがわずかに低下する．背臥位のような，椎間板内圧が低い姿勢では，椎間板内に水分を引き込む．その結果，睡眠中に椎間板はわずかに膨張する[10]．年齢とともに椎間板の保水能力が低下することで，前述した姿勢が及ぼす椎間板の含水量の日内変動は少なくなる[11]．年齢とともに椎間板の水分が少なくなると，椎間板が変形し，圧縮応力に対して椎体間や椎体終板が均一なクッションの働きを行えなくなる．その結果，35〜

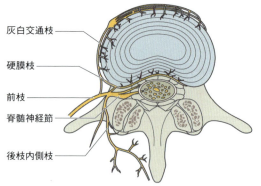

図 10　椎間板の神経支配

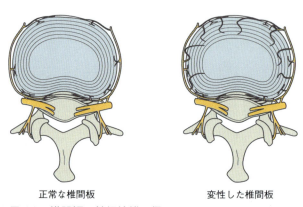

正常な椎間板　　　　変性した椎間板

図 11　椎間板の神経線維の侵入

40 歳を過ぎると，椎間板変性が起こりやすくなる[12,13]．

3　椎間板の神経支配

　椎間板は，椎間板前面と側面は灰白交通枝，椎間板後面は硬膜枝からの感覚神経の神経支配を受けている．神経支配を受けている範囲は，線維輪の外側・表層の 1/3 であり，線維輪内側と髄核には神経線維は存在しない（図 10）．椎間板が何かしらの原因で損傷を受けると，損傷部位に神経線維が侵入していく．侵入した神経線維が，機械的または炎症性の刺激を受けることで痛み（腰痛）が発生する[14]．これが，椎間板性腰痛の発生機序であり，病的な椎間板は，疼痛伝達神経が内層深くまで入り込んでいる[15]（図 11）．

2 頸椎

1 頸椎の解剖学

頸椎は 7 個の椎骨から形成され，上位頸椎と中下位頸椎で大きく構造が異なる（図12）．上位頸椎は環椎（C1）と軸椎（C2）から構成され，環軸関節を形成する．後頭環椎関節（後頭骨と環椎で形成する関節）と環軸関節には椎間板がなく，滑膜関節と靱帯で連結している．環椎は，椎体と棘突起がなく，前弓と後弓，左右の外側塊から形成され，前後径より横径が大きい環状構造を呈している．軸椎は椎体上面から垂直に伸びる歯突起を有しており，椎体は C3〜C7 で同様の形態を呈してる（図13）．環状構造の環椎が軸椎の歯突起と連結することで，より大きな回旋運動を可能にしている（図14）．環椎と軸椎の連結には，環椎横靱帯や翼状靱帯が関与している．環椎横

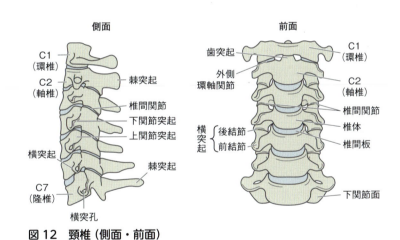

図 12　頸椎（側面・前面）

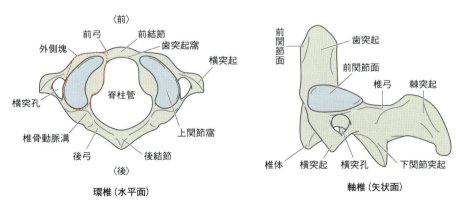

図 13　環椎・軸椎

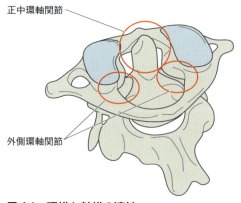

図14　環椎と軸椎の連結

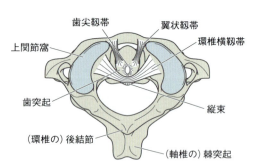

図15　環椎横靱帯と翼状靱帯

靱帯は，軸椎が環椎から脱臼しないように，軸椎の突起を環椎前弓に押しつけるように存在し，頸椎の回旋運動の制限や歯突起の後方移動による脊髄の圧迫を防いでいる[16] (図15)．翼状靱帯は，軸椎の歯突起と後頭骨を連結し，頭部の過度な回旋や前屈を制限している[17]．頸部が回旋する際に，回旋側とは対側の翼状靱帯が回旋を制動する[18]．むち打ち損傷などの外傷や関節リウマチなどで，これらの靱帯に弛みや断裂が生じると，上位頸椎不安定性の原因となる．

　C3～C7は，椎体，椎間板，脊柱管，左右の椎間関節，椎弓，棘突起から構成されている (図12)．C3～C7の椎体の大きさは下位のものほど大きいが，頸椎の椎体は脊椎のなかでは小さく，椎体の高さは低く，椎体の上・下面は前後に圧平された楕円形を呈している．C7の棘突起は長く，先端が結節状に肥厚しており，皮膚の上から容易に触知できるため隆椎とも呼ばれている．椎間関節は左右に存在し，水平面に対して約45～60°傾斜している．この角度は各分節で異なり，下位になるほど角度が大きい[19]．頸椎の横突起は脊椎のなかでも幅が広く，かつ短い．横突起の間を，横突孔というかなり大きな孔が貫通しており，椎骨動脈が通る (図16)．椎骨動脈は鎖骨下動脈から分岐した後，C6の横突孔に入り環椎の横突孔まで上行する．環椎横突孔を出た後は大後頭孔を通り，左右の椎骨動脈が合流して脳底動脈となる．翼状靱帯に緩みや断裂が生じると，上位頸椎の間で過度な回旋を引き起こし，椎骨動脈に過度な圧迫や損傷を引き起こしやすくなる．

　頸椎には，椎体の前方に前縦靱帯，椎体後方，かつ脊柱管の前方に後縦靱帯，脊柱管の後方で椎弓の脊柱管面に付着する黄色靱帯，棘突起間を連結している棘間靱帯が存在する．さらにC7から頭側にかけて項靱帯（上部のみであれば棘上靱帯）が走行している (図17)．神経組織は，脳幹部の延髄から出た脊髄が脊柱管を通り，脊髄から分岐した頸神経根が椎間孔を経て末梢神経となり末梢へと向かう (図16)．頸椎は，下肢関節のような荷重関節と比較して，関節包は弛く，靱帯は薄く，外力に対して弱い構造になっている．そのため，外傷などの大きなストレスを受けると頸髄損傷などの重度な損傷を招く可能性が高い部位である．

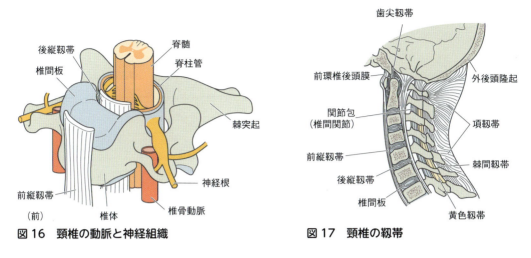

図16 頸椎の動脈と神経組織

図17 頸椎の靱帯

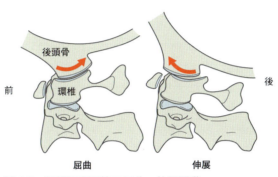

図18 環椎後頭関節の屈曲・伸展運動

2 頸椎の運動学

　頸椎は4～5 kg程度ある頭部の重みを支える関節であるとともに，脊椎のなかでも最も可動性が大きい関節である．頸椎の屈曲，伸展可動域は頭頸部の運動も含めると，約120～130°である．中間位からは約45～50°屈曲し，約75～80°伸展する．頸椎は屈曲よりも伸展可動性のほうが大きい．側屈可動域は左右それぞれ約35～40°であり，側屈運動のほとんどがC2～C7で生じる．回旋可動域は約65～75°であるが，年齢により可動域が異なる[20]．回旋可動域の約50％は環軸関節で生じ，それ以外はC2～C7で生じる[21]．

1 環椎後頭関節

　環椎後頭関節は，凸面の後頭顆と凹面の環椎上関節突起から構成された強固な関節である．屈曲と伸展可動域は約10～20°，側屈可動域は約5°であり，回旋運動はほとんど起こらない．後頭骨の屈曲運動では，後頭骨が環椎の上関節面の上を上後方へ滑り，伸展運動では，後頭骨が環椎の上関節面の上を上前方へ滑る（図18）．

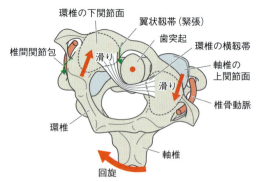

図 19 環軸関節の回旋運動
→関節包・靱帯の伸張方向

2 環軸関節

環軸関節は，脊椎のなかで最も回旋可動性の大きい構造を有しており，環状構造の環椎が，歯突起の周りを，左右それぞれ約 35〜45° の範囲で体軸回旋する**(図 19)**．屈曲と伸展可動域は約 10〜20° であり，側屈運動はほとんど起こらない．環軸関節には，正中環軸関節と外側環軸関節の 2 つの関節面が存在し，両関節面ともに，回旋可動性に優れている．正中環軸関節は，軸椎の歯突起と環椎前弓後面の間に形成される車軸関節で，回旋可動性が大きく，側屈は極度に制限される．外側環軸関節の関節面は平面関節であり，関節面の向きはほぼ水平である．正中環軸関節と同様に，回旋可動性が大きく，次に屈曲と伸展可動性が大きく，側屈は極度に制限されている．回旋の際は，環椎の下関節面は，軸椎の上関節面の滑り運動が起こる．

3 C2〜C7 椎間関節

C2〜C7 の屈曲可動域は約 35〜40° であり，伸展可動域は約 55〜60° である．屈曲時には上位頸椎の下関節面は，下位頸椎の上関節面に対して上前方に滑る．伸展時には，上位頸椎の下関節面が下位頸椎の上関節面に対し下後方に滑る．回旋可動域は約 30〜35° であり，回旋時には，回旋方向と同側の上位頸椎の下関節面が後方やや下方へ，対側の上位頸椎の下関節面が前方やや上方へと滑る．側屈可動域は約 35〜40° であり，この可動域のほとんどが，C2〜C7 で行われる．側屈時には側屈側の下関節面が後方かつやや下方へと滑り，側屈側とは反対の上位頸椎の下関節面は前方かつやや上方へ滑る**(図 20)**．

4 前方突出と後退

頭部は矢状面での前方移動（前方突出）と後方移動（後退）の運動が可能である．頭部の前方突出では，上位頭頸部は伸展し，下位から中位にかけての頸椎が屈曲する．後退では，上位頭頸部が屈曲し，下位から中位にかけての頸椎が伸展する**(図 21)**．前方突出の姿勢（前方頭位姿勢）は，頭頸部伸筋群の緊張が亢進し，頸部痛の原因となる．

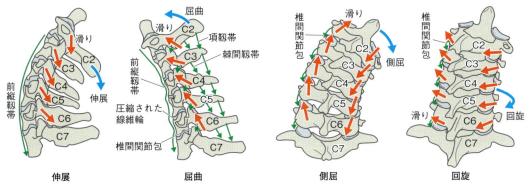

図20 C2〜C7の運動学
→関節包・靱帯の伸張方向

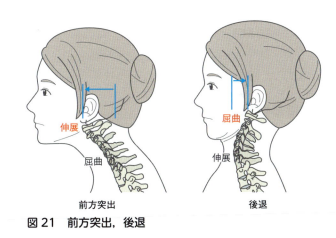

図21 前方突出,後退

3 頸椎の筋

　頸椎には様々な筋が付着しており,構造は非常に複雑で,頸椎の支持と運動に関与している.頸部の前側方には,浅層筋として胸鎖乳突筋,広頸筋が存在し,深層筋として斜角筋（前斜角筋,中斜角筋,後斜角筋）,頸長筋,頭長筋,前頭直筋,外側頭直筋が存在する.後頸部には,浅層筋として僧帽筋,胸鎖乳突筋が存在し,中間層には板状筋群（頭板状筋と頸板状筋）,頭半棘筋,頸半棘筋,脊柱起立筋（頭最長筋,頸最長筋,頸腸肋筋）が存在する.深層筋には,棘間筋,回旋筋,多裂筋,後頭下筋群（大後頭直筋,小後頭直筋,下頭斜筋,上頭斜筋）が存在する（図22）.これらの筋群が複雑に連携して機能的に収縮することで,環軸関節では主に回旋運動が起こり,C3〜C7椎間関節では主に屈曲,伸展,側屈運動が起こる.

1 後頭下筋群

　後頭下筋群は後頭部の最深層で,環椎後頭関節と環軸関節の浅層付近に付着する4つの筋（大後頭直筋,小後頭直筋,下頭斜筋,上頭斜筋）から構成されている（図22）.後頭下筋群は,環椎,軸椎と後頭骨の間を結合しており,環椎後頭関節と環軸

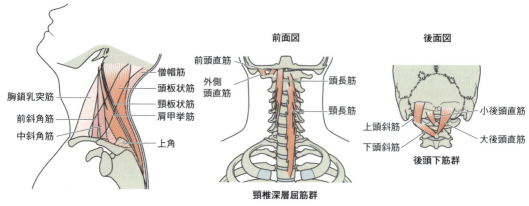

図 22 頸部周囲筋

関節運動の繊細な制御を行うことで，目，耳，鼻の最適な位置の保持に関与している．前方頭位姿勢は後頭下筋群の筋硬結や短縮の原因となる．また，後頭下筋群の筋硬結が原因で，頸部痛，頭痛，めまい，耳鳴りなどの症状が出現することがある．

2 頸椎深層屈筋群

頸椎深層屈筋群といわれている頸長筋と頭長筋は，気管と食道より深部に位置し，頭部脊柱の両側に存在する（図 22）．これらの筋は，動的な前縦靱帯のような役割を果たし，頸部の垂直方向への安定性に関与し，姿勢保持において重要な役割を担っている．頸長筋は脊柱前面に付着する筋で，斜角筋や胸鎖乳突筋に比べて，薄い筋であり，前方の線維は頸部を屈曲し，側方の線維は斜角筋とともに頭部を垂直方向に安定化させる作用を持つ．これらの筋肉が機能不全を起こすと，前方頭位姿勢の原因となる．

3 胸椎

1 胸椎の解剖学

　胸椎は12個の椎骨から形成されており，胸椎の椎体は，第1～第12胸椎（T1～T12）になるにつれて，椎体の高さや幅が広くなる．棘突起は長く，下に向かって斜めに傾斜している．左右に椎間関節があり，椎間関節の関節面は丸みを帯びた三角形である．胸椎は肋骨と関節を介して連結するために，横突起が後方を向いている（図23）．

2 胸郭

　胸郭は樽状の構造を持ち，呼吸器官として生命維持のために呼吸機能に重要な部位である．その他にも，大血管の保護，頭頸部の基盤などの役割も担っている．胸郭は胸椎，肋骨，肋軟骨，胸骨からなる（図24）．

3 胸郭を形成する関節

　胸郭を形成する関節には，胸肋関節（胸骨肋軟骨結合），胸骨柄体軟骨結合，肋軟骨間関節，椎体間関節，椎間関節，肋椎関節がある．胸郭には130以上の関節が存

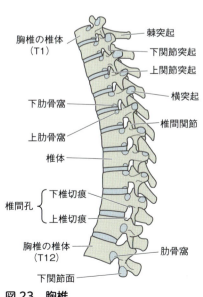

図23　胸椎

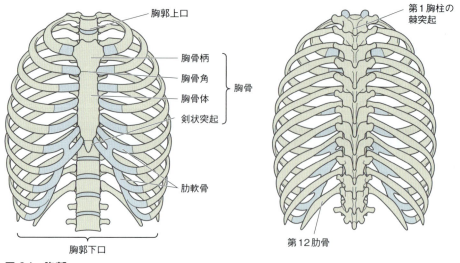

図24 胸郭

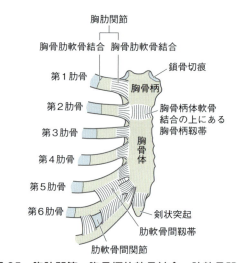

図25 胸肋関節，胸骨柄体軟骨結合，肋軟骨間関節

在している．

　胸肋関節は，第1〜第7肋骨の軟骨端と胸骨の外側端とが連結して形成される．肋軟骨間関節は，第6〜第10肋軟骨間に存在する関節構造であり，肋軟骨間靭帯により補強されている．胸骨柄体軟骨結合は，胸骨柄と胸骨体からなる線維軟骨関節で，胸骨柄靭帯に覆われ補強されている (図25)．

　肋椎関節は胸椎と肋骨の間にある関節であり，肋骨頭関節と肋横突関節から構成されている．肋骨頭関節は胸椎の肋骨窩（上肋骨窩と下肋骨窩）と肋骨頭を結合する関節で，放射状肋骨頭靭帯により補強されている．肋横突関節は横突起と肋骨結節の間にある関節であり，肋横突靭帯により補強されている．通常，第11と第12肋骨には肋横突関節は存在しない (図26)．

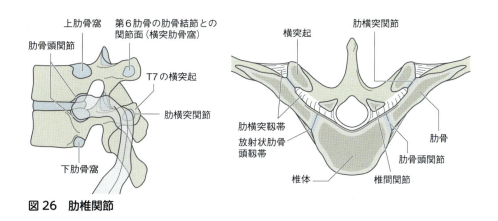

図26 肋椎関節

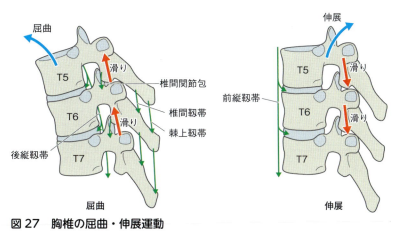

図27 胸椎の屈曲・伸展運動
→ 関節包・靱帯の伸張方向

4 胸椎の運動学

　胸椎の屈曲，伸展可動域は約50〜65°である．中間位からは約30〜40°屈曲し，約20〜25°伸展する．胸椎は伸展よりも屈曲のほうが可動性は大きい．屈曲運動時の椎間関節は，上位胸椎の下関節突起が上前方に滑り，伸展運動では，上位胸椎の下関節突起が下後方に滑る．屈曲運動では，棘間靱帯，黄色靱帯，椎間関節の関節包，後縦靱帯の緊張により制限され，伸展運動では，関節突起や棘突起の衝突，前縦靱帯の緊張により制限される．屈曲，伸展の可動性は下位胸椎で大きくなる．これは，下位肋骨が浮遊肋骨であることと，下位胸椎の椎間関節の向きが，より矢状面に向いていることによる[22]（図27）．胸椎の屈曲運動に伴い，肋骨は前方回旋し，伸展運動に伴い後方回旋する（図28）．

　胸椎の側屈可動域は，左右それぞれ約25〜30°である．側屈運動は，T1〜T12まで同程度の可動性である．側屈運動時の椎間関節は，側屈側と同側の上位胸椎下関節突起が後下方へ滑り，反対側の上位胸椎下関節突起の前上方に滑る．側屈運動は，側屈と同側の関節突起の衝突と反対側の黄色靱帯と横突間靱帯の緊張により制限されている．胸椎の側屈運動に伴い肋骨は，側屈側で下方へ動き，対側では上方に動く（図

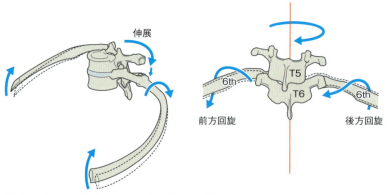

図28 屈曲,伸展,側屈に伴う肋骨の運動
右回旋に伴い,右肋骨は後方回旋し,左肋骨は前方回旋する.

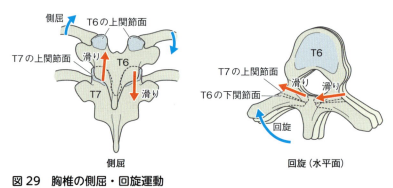

図29 胸椎の側屈・回旋運動

29).

　胸椎の回旋可動域は,約30〜35°である.回旋運動時の椎間関節は,回旋側の上位胸椎の下関節突起の下方滑り,反対側の上方滑りに加えて,ほぼ前額面を向いた下関節面が,一椎体下の上関節面に対して少しの距離を側方に滑る（図29）.回旋運動は,椎間板の線維輪,黄色靱帯,横突間靱帯により制限される.下位胸椎は,椎間関節の関節面が上位胸椎に比べて垂直方向を向いているため,回旋可動性が小さい.胸椎の回旋運動に伴い肋骨は,回旋方向と同側の肋骨は後方回旋し,対側の肋骨は前方回旋する（図28）.

5 胸郭の運動学

　胸椎と横突起の関節は,下位胸椎になるにつれて横突起の後方への開きが強まるため,運動軸の方向が上位と下位で異なる（図30）.上位肋骨はポンプのハンドルのように動く（ポンプハンドル・モーション）.下位の肋椎関節の運動軸は矢状面に近く,下位肋骨はバケツの持ち手のように動く（バケットハンドル・モーション）（図31）.

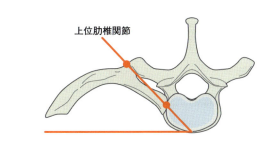

図30　上位と下位肋椎関節の運動軸の違い

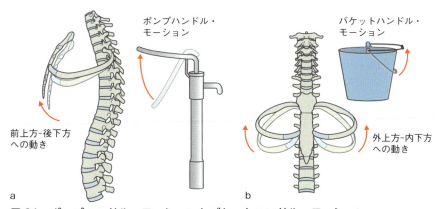

図31　ポンプハンドル・モーションとバケットハンドル・モーション
a: ポンプハンドル・モーション (T1〜T6)
b: バケットハンドル・モーション (T7〜T10)

6　胸椎の筋

　胸椎の後方には，胸最長筋，胸腸肋筋，胸棘筋，胸半棘筋，多裂筋，長・短回旋筋などがあり，胸椎の運動や支持組織としての働きを担っている (図 32)．

7　呼吸筋

　吸気時には横隔膜，外肋間筋が働き，補助吸気筋として胸鎖乳突筋，僧帽筋，斜角筋，大胸筋，小胸筋，前鋸筋，後鋸筋，腸肋筋が働く．呼気は吸気により蓄えられた弾性収縮力と内肋間筋により行われ，補助筋として外腹斜筋，内腹斜筋，腹横筋，腹直筋などの腹筋群，胸横筋が働く (図 33)．

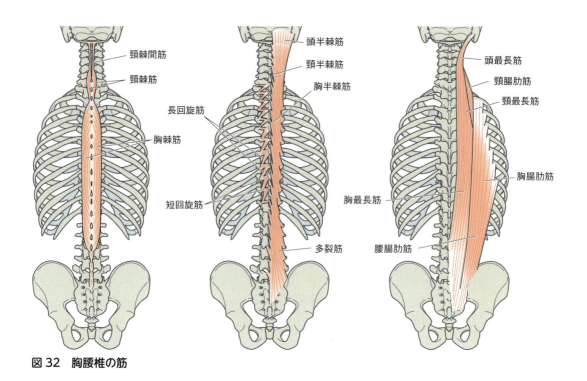

図32 胸腰椎の筋

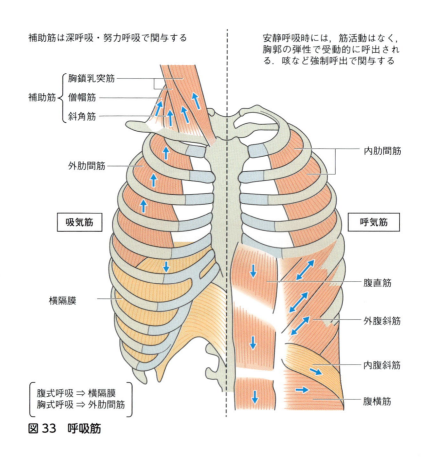

図33 呼吸筋

4 腰椎・骨盤帯

1 腰椎の解剖学

1 第1～第5腰椎

　腰椎は5個の椎骨から形成されており（L1～L5），腰椎にかかる負荷が脊椎のなかで最も大きいことから，椎体は大きく，横に広い楕円形を呈し，体重を支えられる構造になっている（図34）．腰椎の構成要素は胸椎と同様に椎体，椎弓，横突起，棘突起，上下関節突起であり，L1～L5の大きさ，形状に違いがある．椎体は上位腰椎から下位腰椎にかけて大きくなり，横径が前後径よりも相対的に長くなり，大きな負荷を支持できる構造になっている．また，椎体の上面と下面が平坦な構造をしていることから，垂直方向への大きな荷重を支えることができる．前後，左右，回旋方向の動きを制動するには，椎体以外の靱帯，筋肉などの構造が必要になる．横突起は，L1～L3になるにつれて長くなり，L4で一度短くなり，L5で再度長くなる．

　上位と下位の椎骨により形成される関節は，椎体間関節，椎間関節（上位腰椎の下関節突起と下位腰椎の上関節突起との関節）が左右にある．直立姿勢では，椎体間関節が支えている負荷が約80％で，椎間関節や椎弓板が20％である[23]．椎間板の水分が減少し，椎間板が変性して椎間板の厚みが減少すると，上位の椎体と下位の椎体が接近する．椎間関節も接近するため，椎間関節の動きは減少し，継続的に椎間関節への負荷がかかることで，椎間関節症の原因となる[24]（図35）．

　腰椎には様々な靱帯があり，腰椎の安定化と運動の制動に役立っている．前縦靱帯は，後頭骨底部から仙骨にかけて椎体と椎間板の前面を走行している靱帯である．後縦靱帯は，後頭骨底部から仙骨にかけて椎体後面に付着している靱帯で，頭側では広く，腰椎領域では細くなる．そのため，腰部における椎間板ヘルニアを制御する機能は低下する．黄色靱帯は，短く厚い靱帯であり上下の椎弓板を連結する．黄色靱帯は

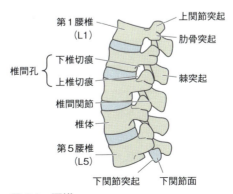

図34　腰椎

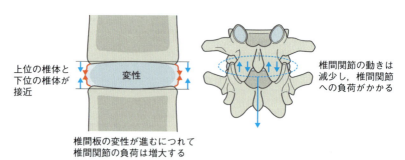

図35 椎間板変性と椎間板症のメカニズム

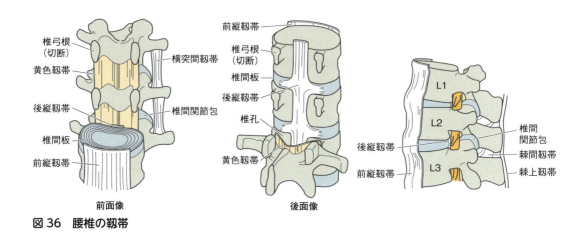

図36 腰椎の靱帯

脊柱管を閉鎖するように左右に存在する．棘間靱帯は，上下の棘突起を連結する．棘上靱帯は，棘突起先端に付着し，上下の棘突起を連結する．横突起靱帯は，横突起間に広がる靱帯であり，腰部ではよく発達している (図36)．

2 第5腰椎と仙骨

　立位における，仙骨の仙骨底は水平面に対して前下方に約40°傾斜している (図37)．そのため，仙骨底の上にあるL5が常に仙骨の前方に滑る力が働いている．L5と仙骨の前後方向の安定性には，前縦靱帯と腸腰靱帯が主に関与している（図47 仙腸関節の靱帯参照）．L5と仙骨の椎間関節の関節窩は広く，前額面に近い傾斜角度を有しているため，前方方向への剪断力を制限することができる．

2 腰椎の運動学

　腰椎の屈曲，伸展可動域は約55～70°である．中間位からは約40～50°屈曲し，約15～20°伸展する．屈曲運動時の椎間関節は，上位腰椎の下関節突起が上前方に滑る．体重による腰椎への負荷が椎間関節から椎体関節に移行する．屈曲運動時は，椎間孔の直径の大きさは19％増加する[25]．伸展運動では，上位腰椎の下関節突起が下後方に滑り，椎間関節内の接触面積が増加し，体重の負荷も増加する．伸展運動時は，椎間孔の直径の大きさは11％減少する．屈曲運動は，棘間靱帯，黄色靱帯，椎

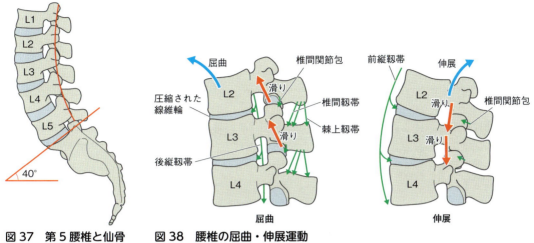

図37 第5腰椎と仙骨　　図38　腰椎の屈曲・伸展運動
→関節包・靱帯の伸張方向

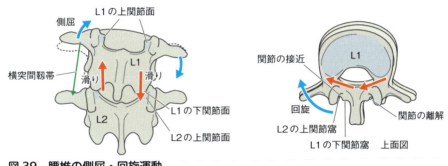

図39　腰椎の側屈・回旋運動
→関節包・靱帯の伸張方向

間関節の関節包，後縦靱帯の緊張により制限され，伸展運動は，関節突起や棘突起の衝突，前縦靱帯の緊張により制限される（図38）．

腰椎の側屈可動域は，左右それぞれ約20°である．側屈運動時の椎間関節は，側屈側と同側の上位腰椎の下関節突起が後下方に滑り，反対側の上位腰椎の下関節突起が前上方に滑る．側屈運動は，側屈と同側の関節突起の衝突と反対側の黄色靱帯と横突間靱帯の緊張により制限されている（図39）．

腰椎の回旋可動域は，約5～7°である．関節面は矢状面に近くほぼ垂直であるため，屈曲と伸展方向への可動性が大きく，回旋方向への可動性が小さい．回旋運動時の椎間関節は，回旋側とは対側の上位腰椎の下関節窩が下位腰椎の上関節窩に接近もしくは圧迫が生じる．同時に，回旋側の上位腰椎の下関節窩が下位腰椎の上関節窩からわずかに離開する．正常な回旋運動時の腰椎回旋軸は，椎間板の中央から後方に位置している．回旋運動により，一側の下関節突起と上関節突起が衝突し，さらに回旋トルクが加わると，衝突した椎間関節部で新しい回旋軸が形成され，その回旋軸を中心に回旋運動が起こる．このことにより，椎体関節（椎間板）に剪断力が生じる（図40）．

4．腰椎・骨盤帯

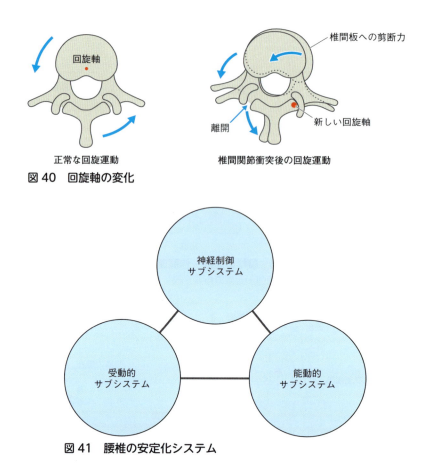

図40 回旋軸の変化

図41 腰椎の安定化システム

3　腰椎の安定化システム

　腰椎の安定化システムには，受動的サブシステム，能動的サブシステム，神経制御サブシステムの3つの相互作用により成り立っている[26] (図41).

　受動的サブシステムは，椎体，椎間板，椎間関節，靱帯など非収縮組織による安定化システムである．前述した屈曲運動時の制御には，棘間靱帯，黄色靱帯，椎間関節の関節包，後縦靱帯が関与し，動きを止める機能がこれにあたる．受動的サブシステムは，固有受容性感覚の受容器としても作用し，神経制御サブシステムとリンクしている．運動覚や位置覚などの機械的受容器に刺激が入ると，能動的サブシステムが働き，動きを制御して安定化に働く．

　能動的サブシステムは，主にローカル筋といわれている多裂筋，腹横筋，横隔膜，骨盤底筋などによる安定化機構である．ローカル筋は脊椎に直接付着しており，脊椎の分節1つひとつの動きを制御することができる．しかし，ローカル筋の機能が低下し，1つの分節の支持がなくなれば，腰椎の安定性は破綻し，腰部にかかるメカニカルストレスが増加する (図42).

　能動的サブシステムは神経制御サブシステムにより制御されている．筋（筋紡錘）や機械的受容器などからのフィードバック機構により神経制御サブシステムが働く．

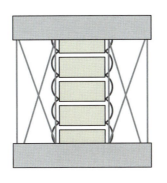
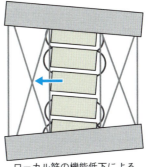

ローカル筋の機能低下による
メカニカルストレスの増加

図 42　腰部安定化システム

表 1　ローカル筋・グローバル筋の分類

ローカル筋	グローバル筋
腹横筋	腹直筋
内腹斜筋（胸腰筋膜付着線維）	外腹斜筋
腰方形筋の内側線維	内腹斜筋
多裂筋	腰方形筋の外側線維
胸最長筋の腰部	胸最長筋の胸部
腰腸肋筋の腰部	腰腸肋筋の胸部
横突間筋	
棘間筋	
大腰筋*	

*大腰筋は股関節筋として考えられ，ローカル筋に含まれないこともある

4　腰椎の筋

　腰椎の筋は，深層にあるローカル筋と表層にあるグローバル筋に分けることができる[23]（表1）．ローカル筋は腰椎に直接付着している筋と定義され，腰椎の分節間の動きを制御することで，腰椎の分節的な安定性を制御している．グローバル筋は，脊椎に直接付着しない多分節間を横断する表在筋であり，脊椎運動時のトルクを発生させて運動方向をコントロールしている．この2つの筋システムが相互に作用することにより腰椎の安定性が増加し，体幹の剛性が高まる．

1　腹直筋

　腹直筋は白線によって左右に分けられ，左右はそれぞれ縦に走行する．作用は体幹の屈曲と骨盤の後傾であり，矢状面上の腰椎と骨盤運動において大きなトルクを発揮する．腹直筋により体幹と骨盤を固定して安定化させることで，下肢の円滑な運動を行うことができる．また，腹腔・胸腔内圧を高める作用を有しており，呼吸にも関与している（図43）．過度な骨盤の前傾は，腹直筋の筋力低下を疑う．

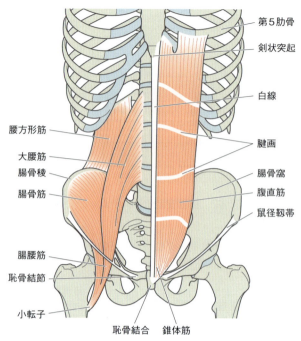

図43　腹直筋，大腰筋，腰方形筋

2 外腹斜筋

　外腹斜筋は側腹筋群の中で最も浅層に位置している．作用は片側収縮により同側への体幹の側屈，反対側への体幹の回旋である．左右両側が同時に活動すると体幹の屈曲に作用するが，腹直筋と比較して作用は小さい．また，外腹斜筋は反対側の内腹斜筋と連結しており，内腹斜筋と協働的に活動することで，体幹の安定性を高める（図44）．

3 内腹斜筋

　内腹斜筋は腹横筋と外腹斜筋の中間層に位置している．内下方に走る下部線維を除いて外腹斜筋の筋線維とほぼ直行する．作用は片側収縮により同側への体幹側屈および回旋運動が生じる．左右両側が同時に収縮すると体幹の屈曲に作用する．また，後部線維は腹横筋や胸腰筋膜に連結しており，腹横筋と同様に腹圧や胸腰筋膜の緊張の調節にも関与している（図44）．

4 腹横筋

　腹横筋は腹筋群で最も深部に位置し，筋線維はベルトのように横に走行していることから「コルセット筋」ともいわれている．腹横筋は胸郭下縁から横断方向に走行する上部線維，胸腰筋膜を介して腰椎に付着している中部線維，腸骨稜と鼠径靱帯に起始を持つ下部線維の3つの領域に分かれている．腹横筋の線維束は内腹斜筋と同様に短くて薄いため，等尺性保持能力が主体となる．作用は，両側性に収縮すると腹囲の減少（腹壁を平らにする）および腹腔内圧の上昇，脊柱のアライメント調整であ

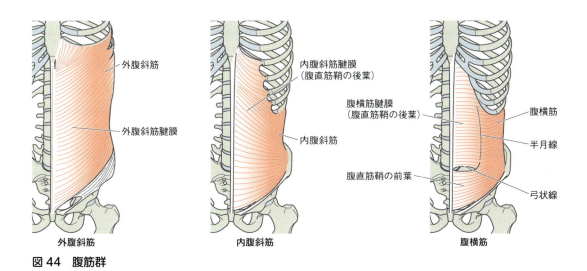

図44 腹筋群

る[28].腹横筋が収縮すると,胸腰筋膜と前方の筋膜が緊張し,この胸腰筋膜の緊張が,腰椎,骨盤帯の安定化に関与している[29](図44).

5 大腰筋

　大腰筋はT12からL4の椎体および椎間板の側面から起こる前部線維とL1～L5の横突起から起こる後部線維に分けられる.大腰筋は腸骨筋と一体化して大腿骨の小転子に停止する.大腰筋と腸骨筋を合わせて腸腰筋と呼ぶ.大腰筋の作用は腰椎に対しては,一側性の収縮により同側への側屈が生じ,両側性の収縮により腰椎伸展(前弯)が生じる(図43).

6 腰方形筋

　腰方形筋は腹壁後方に位置し,大腰筋の外側にある平たい板状の筋である.作用は,一側性に収縮すると体幹の同側への側屈や骨盤の挙上が生じ,両側性に収縮すると腰椎が前弯位にあれば腰椎の伸展に作用する.腰方形筋は,大腰筋とともに脊椎の垂直方向への安定性に関与している[30](図43).

7 多裂筋

　多裂筋は,腰部以外にも頸部,胸部にも存在し,頸多裂筋,胸多裂筋,腰多裂筋と呼ばれている.多裂筋は腰部で最も発達している.腰多裂筋は,背部ローカル筋のなかでも分節的安定性の制御に重要な筋である.また,腰椎屈曲動作時に遠心性に働き,脊椎の屈曲や前方剪断力の制御に働いている.両側性に収縮すると,腰椎の伸展に作用し,一側性に収縮すると同側への側屈,反対側への回旋が生じるが,回旋作用はわずかである.多裂筋の萎縮は腰痛と関連している[31](図32).

8 脊柱起立筋

　脊柱起立筋は,脊柱の両側を縦方向に走行する.外側に位置する腰腸肋筋と中間に

4.腰椎・骨盤帯

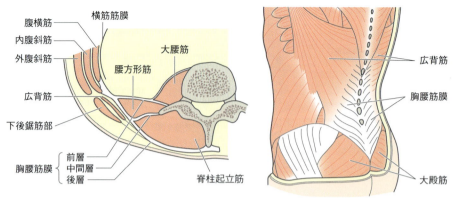

図 45　胸腰筋膜

位置する最長筋，内側に位置する棘筋からなる．作用は，両側性に働くと脊椎の伸展，一側性に収縮すると同側の側屈や同側の回旋が生じる（図 32）．

9　胸腰筋膜

　胸腰筋膜は脊柱起立筋を包む．広背筋や大殿筋，大腿二頭筋と連結している．胸腰筋膜は前層，中間層，後層の 3 層からなり，内腹斜筋や腹横筋の起始部にもなる（図 45）．腹筋群や殿筋などが収縮すると胸腰筋膜の緊張が増大する．胸腰筋膜は様々な方向から引っ張られることで緊張が増加し，腰背部，特に下部腰椎の安定性に関与している[32]．

5　骨盤帯

　骨盤は寛骨と仙骨，尾骨から構成されている．骨盤帯は，体幹の土台として上半身を支持する役割や股関節を介して歩行中の衝撃を吸収する役割がある．また，骨盤の内部にある臓器（腸，泌尿器，生殖器など）を保護する重要な役割を果たしている．骨盤は輪のような形をしており，これら全体を総称して骨盤帯 pelvic girdle と呼ぶ．骨盤帯には，L5 と仙骨の関節，仙腸関節，恥骨結合があり，運動に関与している．

1　仙腸関節

　仙骨と寛骨で形成される滑膜性半関節である．仙骨外側面にある関節面と腸骨外側面の関節面の形状は L 字状になっている（図 46）．仙腸関節は，全身の荷重を下肢に伝える働きを担っている．

仙腸関節の靱帯

　仙腸関節の制動に関わる靱帯として，前面に前仙腸靱帯，後面に後仙腸靱帯，骨間仙腸靱帯，仙結節靱帯，仙棘靱帯が存在する．また，骨間仙腸靱帯によって仙骨と寛骨が結合し，前・後仙腸靱帯によって補強される．恥骨結合には，上・下恥骨靱帯があり，恥骨結合を補強している（図 47）．

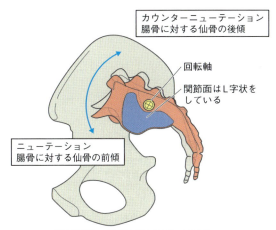

図46 仙腸関節の関節面と仙骨の運動

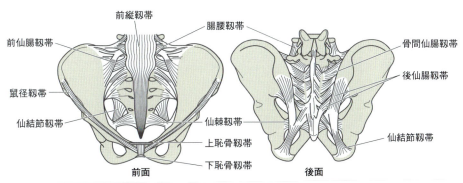

図47 仙腸関節の靱帯

仙腸関節の運動学

　仙腸関節の運動は，仙骨が寛骨に対して前傾（ニューテーション），または後傾（カウンターニューテーション）する**(図46)**．仙腸関節の可動性は2.5°，0.7 mmと非常に小さい[33]．仙骨の前傾に伴い尾骨の先端は後方に動き，両側の腸骨は引き寄せられ，両側の坐骨結節は離れる．仙骨の後傾に伴い尾骨の先端は前方に動き，両側の腸骨は離れ，両側の坐骨結節は引き寄せられる**(図48)**．

　仙骨前傾の際には，前仙腸靱帯，仙棘靱帯，仙結節靱帯が緊張して動きを制動する．後傾の際には，後仙腸靱帯が緊張して動きを制動する．

　仙腸関節は周囲に自動運動を行う筋が存在しない．そのため，仙腸関節に対する筋の直接の作用によってではなく，周囲の各筋や靱帯など，その他の組織からの作用によって，関節を安定させる必要がある．仙腸関節の安定性を得るための運動制御機能に，「form closure」と「force closure」の2つがある[34]**(図49)**．form closureは構造上の特徴による安定化である．仙腸関節は前後方向および垂直方向に楔（くさび）形をした仙骨が左右の寛骨の間に打ち込まれるような形状になっている．また，仙腸関節の関節面が向きの異なる2～3の分節から構成されていること，関節面に隆起が存在し不整であることが構造上の特徴として挙げられる．force closureは，筋や靱

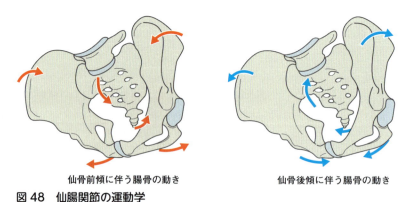

仙骨前傾に伴う腸骨の動き　　仙骨後傾に伴う腸骨の動き

図 48　仙腸関節の運動学

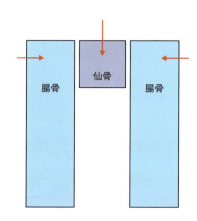

form closure
関節の構造により仙骨を支える力

force closure
筋や靱帯により仙骨を安定化させる力

図 49　仙腸関節の運動制御機能

帯の緊張や弛緩による動的支持機構を指す．主に腹横筋，多裂筋，骨盤底筋群，横隔膜から構成され，ローカル筋システムにより制動されている．また，大腿二頭筋，脊柱起立筋，大殿筋，広背筋などの仙腸関節を直接横断しない表層に存在する筋が収縮することにより，胸腰筋膜を緊張させ仙腸関節を圧迫することにより安定性を高めることができる[35]．

2　骨盤帯の筋

骨盤帯には，腹横筋，内腹斜筋，多裂筋，脊柱起立筋，胸腰筋膜，骨盤底筋群などが存在する．

骨盤底筋群

骨盤底筋群は，主に肛門挙筋と尾骨筋から構成される．骨盤底筋群は骨盤内臓器の支持や便意や尿意の抑制に寄与している．肛門挙筋は，恥骨尾骨筋，腸骨尾骨筋，恥骨直腸筋から構成されている（図 50）．構造的に骨盤底筋群が脆弱な女性は，腹圧性尿失禁が多い．

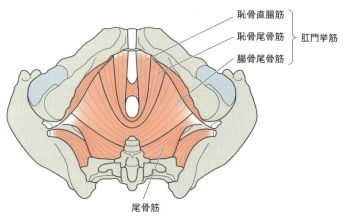

図50　骨盤底筋群

文献

1) Korovessis PG, et al：Reciprocal angulation of vertebral bodies in the sagittal plane in an asymptomatic Greek population. *Spine* 23：700-704, 1998
2) Ishii T, et al：Kinematics of the cervical spine in lateral bending：*in vivo* three-dimensional analysis. *Spine* 31：155-160, 2006
3) Hickey DS, et al：Relation between the structure of the annulus fibrosus and the function and failure of the intervertebral disc. *Spine* 5：106-116, 1980
4) Heuer F, et al：Stepwise reduction of functional spinal structures increase range of motion and change lordosis angle. *J Biomech* 40：271-280, 2007
5) Mercer S, et al：The ligaments and annulus fibrosus of human adult cervical intervertebral discs. *Spine* 24：619-626, 1999
6) Moore RJ：The vertebral endplate：disc degeneration, disc regeneration. *Eur Spine J* 15：S333-337, 2006
7) Zhao F, et al：Discogenic origins of spinal instability. *Spine* 30：2621-2630, 2005
8) Wilke HJ, et al：New *in vivo* measurements of pressures in the intervertebral disc in daily life. *Spine* 24：755-762, 1999
9) Nachemson A：Lumbar intradiscal pressure. Experimental studies on post-mortem material. *Acta Orthop Scand Suppl* 43：1-104, 1960
10) Jenkins JP, et al：MR imaging of the intervertebral disc：a quantitative study. *Br J Radiol* 58：705-709, 1985
11) Karakida O, et al：Diurnal T2 value changes in the lumbar intervertebral discs. *Clin Radiol* 58：389-392, 2003
12) Haefeli M, et al：The course of macroscopic degeneration in the human lumbar intervertebral disc. *Spine* 31：1522-1531, 2006
13) Podichetty VK：The aging spine：the role of inflammatory mediators in intervertebral disc degeneration. *Cell Mol Biol (Noisy-le-grand)* 53：4-18, 2007
14) Risbud MV, et al：Role of cytokines in intervertebral disc degeneration：pain and disc content. *Nat Rev Rheumatol* 10：44-56, 2014
15) Shinohara H：Lumbar disc lesion, with special reference to the histological significance of nerve endings of the lumbar discs. *J Jpn Orthop Assoc* 44：553-570, 1970
16) Cattrysse E, et al：3D morphometry of the transverse and alar ligaments in the occipito-atlanto-axial complex：an in vitro analysis. *Clin Anat* 20：892-898, 2007
17) Panjabi M, et al：Effects of alar ligament transection on upper cervical spine rotation. *J Orthop Res* 9：584-593, 1991
18) Saldinger P, et al：Histology of the alar and transverse ligaments. *Spine* 15：257-261, 1990
19) Panjabi MM, et al：Articular facets of the human spine. Quantitative three-dimensional anatomy. *Spine* 18：1298-1310, 1993
20) Tousignant M, et al：Criterion validity study of the cervical range of motion (CROM) device for rota-

tional range of motion on healthy adults. *J Orthop Sports Phys Ther* 36：242-248, 2006
21) Zhang QH, et al：Finite element analysis of moment-rotation relationships for human cervical spine. *J Biomech* 39：189-193, 2006
22) Masharawi Y, et al：Facet orientation in the thoracolumbar spine：three-dimensional anatomic and biomechanical analysis. *Spine* 29：1755-1763, 2004
23) Adams MA, et al：The resistance to flexion of the lumbar intervertebral joint. *Spine* 5：245-253, 1980
24) Zheng Z, et al：A Systematic Review and Meta-Analysis of the Facet Joint Orientation and Its Effect on the Lumbar. *J Healthc Eng* 22：1-7, 2022
25) Inufusa A, et al：Anatomic changes of the spinal canal and intervertebral foramen associated with flexion-extension movement. *Spine* 21：2412-2420, 1996
26) Panjabi MM：The stabilizing system of the spine. Part II. Neutral zone and instability hypothesis. *J Spinal Disord* 5：390-396, 1992
27) Bergmark A：Stability of the lumbar spine. A study in mechanical engineering. *Acta Orthop Scand Suppl* 230：1-54, 1989
28) Cresswell AG, et al：Observations on intra-abdominal pressure and patterns of abdominal intra-muscular activity in man. *Acta Physiol Scand* 144：409-418, 1992
29) Hodges PW, et al：Contraction of the abdominal muscles associated with movement of the lower limb. *Phys Ther* 77：132-142, 1997
30) McGill S, et al：Quantitative intramuscular myoelectric activity of quadratus lumborum during a wide variety of tasks. *Clin Biomech (Bristol, Avon)* 11：170-172, 1996
31) Hides JA, et al：Multifidus muscle recovery is not automatic after resolution of acute, first-episode low back pain. *Spine* 21：2763-2769, 1996
32) Vleeming A, et al：The posterior layer of the thoracolumbar fascia. Its function in load transfer from spine to legs. *Spine* 20：753-758, 1995
33) Sturesson B, et al：Movements of the sacroiliac joints. A roentgen stereophotogrammetric analysis. *Spine* 14：162-165, 1989
34) Snijders CJ, et al：Transfer of lumbosacral load to iliac bones and legs Part 1：Biomechanics of self-bracing of the sacroiliac joints and its significance for treatment and exercise. *Clin Biomech (Bristol, Avon)* 8：285-294, 1993
35) van Wingerden JP, et al：Stabilization of the sacroiliac joint in vivo：verification of muscular contribution to force closure of the pelvis. *Eur Spine J* 13：199-205, 2004

〔古谷英孝〕

第2章

各疾患への リハビリテーション アプローチ

1 腰部脊柱管狭窄症

> **Check Point**
> - 腰部脊柱管狭窄症の疾患の特徴と症状を理解する
> - 腰部脊柱管狭窄症の保存療法（リハビリテーション）の進めかたを理解する
> - 腰部脊柱管狭窄症に対する手術療法と術後リハビリテーションの進めかたを理解する

1 疾患の基礎

疾患の概念と特徴

　腰部脊柱管狭窄症（lumbar spinal canal stenosis；LCS）は，腰椎部の脊柱管あるいは椎間孔の狭小化により，脊柱管内を走行している馬尾神経や神経根が，周囲の組織によって絞扼され神経症状が出現する疾患である．変性すべり，椎間板ヘルニアを合併することもあるため，定義について統一された見解はなく，疾患というより一定の症状を呈する症候群として取り扱われている．わが国の有病率は約10％であり，性別の差はなく，年齢とともに増加する．特に，60歳以上に発症しやすく，70歳以上の高齢者の2人に1人が罹患する可能性がある身近な疾患である．症状は進行性で徐々に出現して増悪する．

　診断基準として，日本整形外科学会，日本脊椎脊髄病学会の診療ガイドライン策定委員会では，①殿部から下肢の疼痛や痺れを有する，②殿部から下肢の症状は，立位や歩行の持続によって出現あるいは増悪し，前屈や座位保持で軽減する，③腰痛の有無は問わない，④臨床所見を説明できるMRIなどの画像で変性狭窄所見が存在する，の4項目すべてを満たすことを提唱している[1]．また，腰部脊柱管狭窄症診断サポートツールが作成され，スクリーニングとして有用である**（表1）**[1]．

疾患のアプローチに必要な脊椎の生体力学的特徴

　腰部脊柱管には脳から続く脊髄神経が通っており，脊髄の液体（髄液）で満たされている．脊髄神経は腰椎部分で馬尾神経や神経根に枝分かれする**（図1）**．脊柱管の周囲には，黄色靱帯，椎間板，椎間関節が存在する**（図2）**．また，腰部脊柱管の横断面積は，安静時と比べ腰椎伸展位で約9％減少し，屈曲位で約67％増加する[2]．これは，黄色靱帯が腰椎伸展位で前方に撓み脊柱管をより強く狭窄し，屈曲位にて頭尾方向に牽引されるからである．

表1　腰部脊柱管狭窄症診断サポートツール

評価項目		判定（スコア）	
病歴	年齢	60歳未満（0）	
		60～70歳（1）	
		71歳以上（2）	
	糖尿病の既往	あり（0）	なし（1）
問診	間欠跛行	あり（3）	なし（0）
	立位で下肢症状が悪化	あり（2）	なし（0）
	前屈で下肢症状が軽快	あり（3）	なし（0）
身体所見	前屈による症状出現	あり（−1）	なし（0）
	後屈による症状出現	あり（1）	なし（0）
	ABI 0.9	以上（3）	未満（0）
	ATR低下・消失	あり（1）	正常（0）
	SLRテスト	陽性（−2）	陰性（0）

該当するものをチェックし，割りあてられたスコアを合計する（マイナス数値は減算）．
合計点数が7点以上の場合は，腰部脊柱管狭窄症である可能性が高い．
ABI: ankle brachial pressure index（足関節上腕血圧比），ATR: Achilles tendon reflex（アキレス腱反射），SLRテスト：Straight Leg Raising（下肢伸展挙上）テスト
［日本整形外科学会診療ガイドライン委員会，他（編）：腰部脊柱管狭窄症診療ガイドライン2021．改訂第2版，pp9-14，南江堂，2021より］

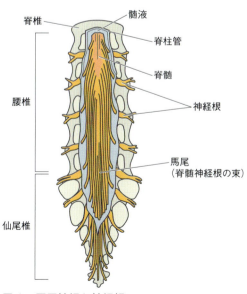

図1　馬尾神経と神経根

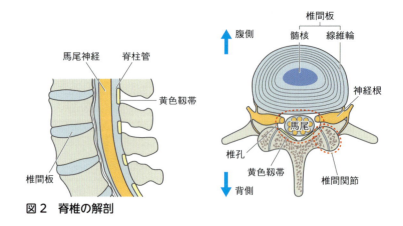

図2　脊椎の解剖

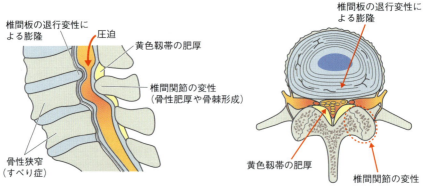

図3　腰部脊柱管狭窄の病態

病態

　腰部脊柱管狭窄症の原因は加齢に伴う腰椎の退行変性であり，椎間板の変性から生じる．椎間板の機能不全に伴い周囲組織に変化が生じ，腰椎の退行変性が進行する．脊柱管が狭くなる主な原因には，椎間板の退行変性による膨隆，椎間関節の変性（骨性肥厚や骨棘形成），黄色靱帯の肥厚，骨性狭窄（すべり症，脊柱側弯症）などがある（図3）．脊柱管が狭くなることで，馬尾神経や神経根，栄養血管が圧迫され，疼痛や痺れといった症状が出現する．狭窄する好発高位はL4/5，L3/4，L5/S1 の順である．疼痛や痺れが出現することで，日常生活動作（activities of daily living；ADL）能力の低下や生活の質（quality of life；QOL）の低下を招く．

　腰部脊柱管狭窄症の症状は，馬尾神経が圧迫されるか，神経根が圧迫されるかで症状が異なる（図4，表2）．

1 馬尾型

　脊髄神経そのものが圧迫を受けた状態で，神経根型より症状が重いのが特徴である．主な症状は，両側殿部や下肢，会陰部の異常感覚，下肢の脱力感，膀胱直腸障害である．疼痛は比較的軽度であることが多い．

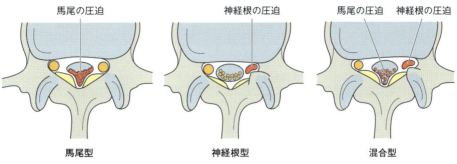

図4 腰部脊柱管狭窄症の神経障害の型式

表2 神経障害型式別の症状

神経障害部位	主な症状
馬尾型	両方の殿部・下肢・会陰部の異常感覚，下肢の脱力感，膀胱直腸障害
神経根型	片方の殿部や下肢の疼痛や痺れ
混合型	馬尾型と神経根型の両方の症状が出現

2 神経根型

脊髄神経から枝分かれした神経根の根本部分が圧迫を受けた状態である．神経根の圧迫は，片側だけで起こることが多いが，両側の症状を呈する場合もある．主な症状は下肢痛や殿部痛である．神経学的所見は，圧迫を受けた神経根と同レベルの下肢痛や筋力低下を特徴とする．

3 混合型

馬尾神経と神経根の両方が圧迫を受けた状態で，馬尾型と神経根型の両方の症状が出現する．

臨床症状

1 下肢痛，感覚障害

神経根型では，障害されている神経根の支配領域に沿った下肢痛，感覚障害が出現する．症状は障害神経根のデルマトームの分布よりも，より広範囲に生じる場合もある．馬尾型では，両側の殿部，下肢，会陰部に異常感覚として出現する．異常感覚の訴えは，ピリピリ，ジンジン，灼熱感，冷感，絞扼感，砂利を踏んでいるような感覚など様々である．

2 間欠性跛行

間欠性跛行は腰部脊柱管狭窄症の臨床症状において，極めて特徴的な症状である．間欠性跛行には，神経が圧迫されることで出現する神経性間欠性跛行と，血管が圧迫

表3 間欠性跛行の鑑別

鑑別項目	神経性間欠性跛行	血管性間欠性跛行
跛行距離	変化する	一定
症状の軽快・消失	座位あるいは前屈で	立位の休息でも
軽快・消失までの時間	ゆっくり	早い
坂道を登る	前屈位のため，症状は出現し難い	症状出現
坂道を下る	後屈位のため，より強い症状が出現	仕事量が少ないので症状軽快
自転車	なし	症状出現
疼痛の種類	末梢への放散痛，しびれ	こわばる，痙攣状
下位動脈拍動の触知	あり	なし
下腿・足部の皮膚	麻痺が強くなければ正常	萎縮（毛がないなど）
筋力低下・筋萎縮	時にあり	なし

（大島正史，他：腰部脊柱管狭窄症の診断と治療—ガイドラインを中心に．日大医誌 71: 116-122, 2012 を一部改変して掲載）

されることで出現する血管性間欠性跛行がある．腰部脊柱管狭窄症は，神経性間欠性跛行を呈する．血管性間欠性跛行は，主に閉塞性動脈硬化症に出現する．表3に神経性間欠性跛行と血管性間欠性跛行の鑑別を示す[3]．

間欠性跛行を呈することで，長距離の歩行が困難となり，身体活動量（1日の歩数）が低下しやすい．

3 腰痛

腰部脊柱管狭窄症では腰痛を伴う症例が多く，特に間欠性跛行時に出現し，座って休むと軽減する特徴を有している．腰部脊柱管狭窄症の腰痛は，初期症状として出現することもあり，鈍痛のことが多い．腰部脊柱管の横断面積は，腰椎伸展位で減少し，屈曲位で増加する．そのため，脊柱管の狭窄を回避するために，腰椎後弯姿勢をとりやすい．腰椎後弯姿勢は，筋・筋膜性の腰痛を呈しやすく，長時間の立位保持や歩行により腰痛が増悪する特徴を有する．間欠性跛行と同様に，筋・筋膜性の腰痛は座位にて軽減する．

腰部脊柱管狭窄症は退行変性であるため，椎間板や椎間関節の変性から生じる．椎間板性や椎間関節性の腰痛として出現する症例も少なくない．

これらの腰痛の原因は単独の部位の影響ではなく，合わさって腰痛として出現していることが多い．

4 筋力低下

神経根型では，障害されている神経根の支配筋の筋力低下が出現することがある．筋力低下は，神経の狭窄が高度になると出現し，手術の適応となる場合がある．馬尾型では，歩行中や立位姿勢の際に，脱力感として生じることが多い．また，疼痛により活動量が低下したことによる廃用性筋萎縮に伴う筋力低下の可能性も疑う．

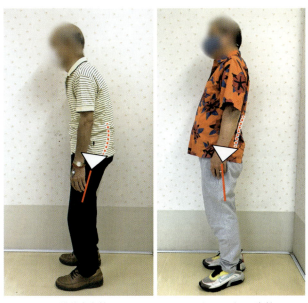

　　腰椎後弯姿勢　　　　　スウェイバック姿勢

図5　不良アライメント

5　膀胱直腸障害

　腰部脊柱管狭窄症の約3〜4％で認められ，馬尾型の重症例に多く出現する．膀胱機能の障害には残尿，頻尿，排尿障害，尿路感染などがある．一方，直腸障害には便失禁，便秘，頻便などがある．

6　バランス能力低下

　腰部脊柱管狭窄症は，バランス能力が低下する疾患の1つである[4,5]．バランス能力の低下は，転倒につながるため，特に高齢な症例には注意が必要である．高齢者は転倒すると骨折しやすく，骨折後は要介護状態になる可能性が高くなる．

7　不良アライメント

　腰部脊柱管の横断面積は，腰椎伸展位で減少し，屈曲位で増加する．そのため，脊柱管の狭窄を回避するために，腰椎後弯姿勢[6]やスウェイバック姿勢を呈しやすい（**図5**）．腰椎後弯姿勢は，他の関節まで影響を及ぼし，胸椎後弯の増加，骨盤後傾位，股関節屈曲位，膝関節屈曲位を呈しやすくなる．このような後弯姿勢は転倒しやすい姿勢である[7]．スウェイバック姿勢は，頭部が前方に移動し，胸椎の過度な後弯，上部体幹の後方移動，腰椎前弯減少（腰椎の平坦化），骨盤後傾および前方移動する姿勢であり，脊柱管の狭窄を回避できる姿勢である．このように，腰部脊柱管狭窄症の症例は，疼痛からの回避により不良姿勢になりやすい．

> ⚠ **ここに注意**
>
> 後弯姿勢は転倒のリスクとなるが，腰部脊柱管狭窄症の症例に腰椎を伸展させての後弯姿勢の修正は，脊柱管の狭窄をさらに助長させてしまい，下肢症状の増悪につながることを理解しておく．

画像所見

腰部脊柱管狭窄症の診断は，画像所見だけでは診断できるものではないため，臨床症状や身体所見も合わせて診断することが必要である．

1 X線画像

X線画像では，脊柱管狭窄を評価するのは難しい．X線画像では，①椎間板の変性，②椎体の変形，③椎体のすべり，④腰椎アライメントを確認する（図6）．

> ✓ **ここをおさえる：X線画像のみかた**
>
> **①椎間板の変性（図6 青色線）**
> 椎体間には椎間板があり，健常者では椎体間の高さが保たれている．椎間板が変性すると，他分節の椎体間と比較し，椎間板の高さが減少する．
>
> **②椎体の変形**
> 椎間板変性に伴い椎間板高が減少すると，椎体の骨硬化や骨棘といった変形が生じる．骨硬化は，椎体終板が白く映る（高吸収域）．健常者では椎体の形状は四角形状に観察されるが，骨棘が形成されると椎体上下辺縁の一部が突出してみえる．椎体後方の骨棘は神経を圧迫する原因になる．
>
> **③椎体のすべり（図6 オレンジ色線）**
> 矢状面像にて椎体のすべりの程度を確認する．すべりの程度はマイヤーディングの分類で評価し，下位椎体上面を4等分して上位椎体の後下縁の位置ですべりの程度をⅣ度に分類する[8]．椎体のすべりは，脊柱管狭窄の原因となる．
>
> **④腰椎アライメント（腰椎前弯・側弯の程度）（図6 黄色線）**
> 通常，腰椎は生理的な前弯を有している．腰椎の過度な前弯は，脊柱管を狭窄させることから，腰椎の前弯の程度も確認する．また，側弯変形は脊柱管狭窄や椎間孔狭窄による神経の圧迫の原因となるため，側弯の程度も確認する．

2 MRI

MRIは脊柱管における神経組織と周囲組織を把握するうえで有用である．MRIは腰部脊柱管狭窄症の画像診断に適した非侵襲的な検査である．神経の圧迫の程度を確認するには，MRIのT2強調像を確認する．MRIを見るうえで正常なMRIを把握する（図7）．

MRIからは，①脊髄の圧迫，②椎間板の膨隆，③黄色靱帯の肥厚，④椎間関節の変形を確認する（図8）．

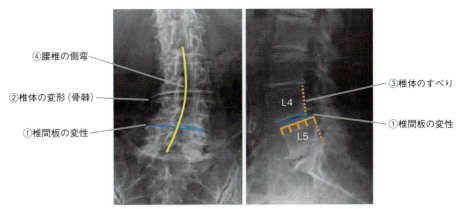

図6 X線画像

④腰椎の側弯
②椎体の変形（骨棘）
①椎間板の変性
③椎体のすべり
①椎間板の変性

> ✓ **ここをおさえる：MRIのみかた**
>
> **①脊髄の圧迫（図8 黄色矢印）**
> 脊柱管内は髄液が満たされているため，水平面の正常像では脊柱管は円く白く映り，馬尾神経の圧迫なども認められない．一方，脊柱管狭窄を認める場合は，円ではなく，後方部分が直線になり，脊柱管は三角形状に映る（図8 緑色矢印）．
>
> **②椎間板の膨隆**
> 年齢とともに椎間板の水分保持能は減少し，荷重に伴う椎間板の支持性は低下する．椎間板の支持性が低下すると椎間板の高さは次第に減少して変性していく．MRIのT2強調像では，変性した椎間板は黒く映る（低吸収）．また，変性した椎間板は膨隆し，神経圧迫の原因になる．
>
> **③黄色靱帯の肥厚**
> 椎間板の変性に伴い，腰椎は不安定になる．腰椎の安定性を保つために，黄色靱帯を始めとする靱帯の厚みが増す．黄色靱帯の肥厚は神経圧迫の原因になる．
>
> **④椎間関節の変形**
> 椎間関節は四肢の関節と同じく関節軟骨や滑膜を有しており，関節軟骨の変性・消失，上下関節突起の変形，骨棘形成が生じる．椎間関節の変形は，神経圧迫の原因になる．

3 脊髄造影検査

脊髄造影検査は，脊髄腔内に造影剤を注入し，脊柱管内の神経組織の狭窄の部位や程度を評価する検査である．立位時の脊柱の状態や機能撮影（前屈，後屈）を行うことができ，MRIでは困難な脊柱の動的な評価が可能である．また，骨病変の状態などの評価に適している（図9）．

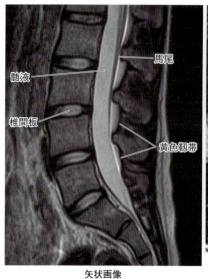

図7　正常なMRI（T2強調像）

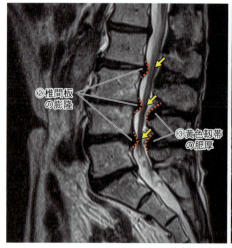
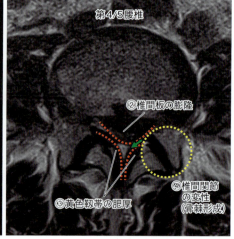

図8　腰部脊柱管狭窄症症例のMRI（T2強調像）

 ここをおさえる：脊髄造影検査のみかた

神経狭窄の部位と程度

どの程度，腰椎伸展位で狭窄し，どの程度，腰椎屈曲位で狭窄が改善するかを把握する．この検査結果は，疼痛や痺れへのアプローチのヒントになる．

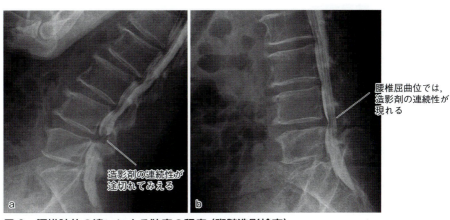

図9　腰椎肢位の違いによる狭窄の程度（脊髄造影検査）
a：腰椎伸展位，b：腰椎屈曲位
腰椎伸展位では，脊柱管が狭くなり，造影剤の連続性が途切れてみえる．腰椎屈曲位では，脊髄脊柱管が広がり，造影剤の連続性が現れる．

2　治療の概要

　腰部脊柱管狭窄症の初期治療は，保存療法が選択される．脊柱管の狭窄が軽度または中等度の症例において，改善もしくは変化なしであった症例は約30〜50％であり，悪化した症例は約10〜20％であった[9,10]．このことから，保存療法でもある程度の良好な予後が期待できる．しかし，画像上の狭窄が重度な症例は，予後が不良である[11]．

保存療法

1　薬物療法

　腰部脊柱管狭窄症に対する薬物療法は，症状の改善に有効である．リマプロスト（プロスタグランジン E_1）の投与は，馬尾型もしくは混合型の症例の下肢の痺れ，歩行距離，健康関連QOLスコアの改善に有効である[12]．非ステロイド性抗炎症薬（NSAIDs）の投与は，神経根型または，腰痛を有する症例の腰痛，下肢痛およびQOLの改善に有効であるが，馬尾型への投与は推奨しない[13]．

> **用語：非ステロイド性抗炎症薬**
> 抗炎症作用，鎮痛作用，解熱作用を有する薬剤の総称

2　神経根ブロック注射

　腰部脊柱管狭窄症に対する神経根ブロック注射は，介入1〜2週後の疼痛およびQOLの改善に有効であるが，長期的な効果は示されていない[14,15]．

3 装具療法

腰椎コルセットを着用することで、歩行距離の延長と疼痛の軽減が得られるが[16]、明らかな有効性は示されていない．

4 物理療法

今のところ保存療法としての腰部脊柱管狭窄症に対する有効性は示されていない[17]．

5 運動療法

腰部脊柱管狭窄症に対する運動療法の効果について、わが国のガイドライン（2021）では、運動療法は中等度の効果があることが示されている[1]．運動療法を行うことで、疼痛の緩和、身体機能、ADL能力やQOLの改善が期待できる．脊柱管の狭窄が重度な症例を除けば手術と同等の効果が得られる可能性もあることから、運動療法は保存療法の第一選択として実施する[18]．また、理学療法士の指導の下に行う運動療法は、セルフトレーニングより有効である[19]．

有効性が示されている運動療法の種類は、体幹の柔軟性改善を目的とした腰椎屈曲運動および胸椎伸展・回旋運動[20,21]、股関節周囲のストレッチングおよび骨盤後傾運動[20]、股関節周囲筋の筋力強化、体幹安定化エクササイズ（core stability exercise）[20,22]、体重免荷トレッドミル歩行や自転車などの有酸素運動[23]である．運動療法を行うことでの重篤な有害事象の報告はほとんどない．具体的な方法は後述する．しかし、どの運動療法が最も有効なのか検討した報告は今のところ存在しない．

手術療法

保存治療で効果が認められない症例、膀胱直腸障害や神経症状が重度な症例には手術療法が選択される．腰部脊柱管狭窄症の手術は多岐にわたり、大きく分けると除圧術と固定術に分類される．除圧術は他の複雑な脊椎疾患を合併していない症例に対するゴールドスタンダードな方法で、狭くなった脊柱管を広げることで神経への圧迫を取り除く手術である．椎間に不安定性が認められる場合には、固定術が施行される．

1 後方除圧術

主に後方除圧術には棘上・棘間靱帯を温存しない椎弓切除術と、棘上・棘間靱帯を温存する開窓術がある（図10）．保存療法と比較して術後2～4年までの有効性が示されているが、経年悪化を認める．

2 腰椎椎体間固定術

固定術は、脊椎の不安定性の改善や脊椎変形の矯正を目的に行われる．腰椎椎体間固定術は、椎体間に自身の骨と人工骨を混ぜ合わせたケージ（スペーサー）を挿入し、椎体間を骨癒合させる方法である．椎体間にケージを入れることで、潰れた椎体間が広がり、脊柱管の狭窄を広げることができる（間接的除圧術）（図11）．椎体間を広げても脊柱管狭窄の改善が十分でない場合は、除圧術を加えて行う．除圧術と固定術の

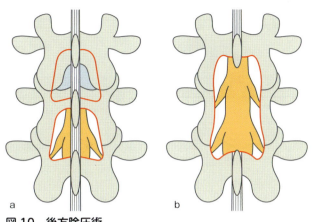

図10 後方除圧術
a: 開窓術,b: 椎弓切除術

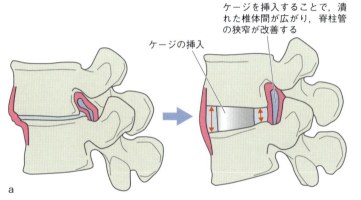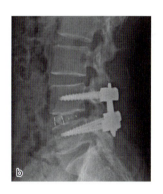

図11 腰椎椎体間固定術
a: 模式図,b: X線画像

術後成績は同等であるが,すべり症を伴う症例の腰痛の改善は,除圧術と比較して固定術が有効である.

進入経路

腰椎椎体間固定術の進入経路には,後方から進入する経路と側方から進入する経路,前方から進入する経路がある.

後方進入は,従来行われている方法であり,後方経路腰椎椎体間固定術(posterior lumbar interbody fusion;PLIF),経椎間孔腰椎椎体間固定術(transforaminal lumbar interbody fusion;TLIF)がある.これは,脊柱起立筋や多裂筋を切開して進入し,後方から骨(椎弓)を削って神経の圧迫をとり,神経を避けてさらに奥にある椎体間にケージを挿入する方法である(図12,13).

側方から進入する側方経路腰椎椎体間固定術(lateral lumbar interbody fusion;LLIF)は,最小侵襲手術として近年,急速に普及した手術方法の1つで,代表的な手術には,extreme lateral interbody fusion(XLIF®)と oblique lateral interbody fu-

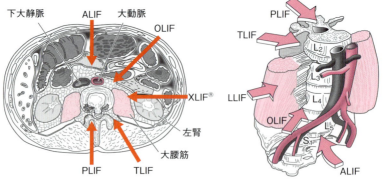

図12 OLIF・XLIF・PLIF・TLIFの進入方向
(Mobbs RJ, et al: Lumbar interbody fusion: techniques, indications and comparison of interbody fusion options including PLIF, TLIF, MI-TLIF, OLIF/ATP, LLIF and ALIF. *J Spine Surg* 1: 2-18, 2015 を参考に作成)

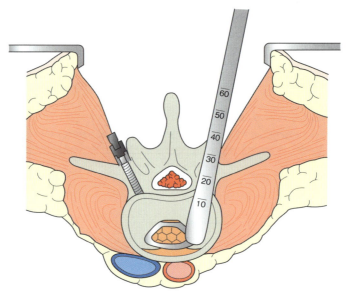

図13 TLIFの手術方法
多裂筋や脊柱起立筋を切開して進入し，椎体間にケージを挿入する．

sion (OLIF) がある **(図12)**．XLIF® や OLIF は骨を削る必要がなく，側腹部からの小さな侵襲でアプローチが可能で，PLIF や TLIF と比較して出血量や背筋への侵襲が少なく，はるかに大きなケージを挿入することができる[24]．大きなケージが挿入可能になったため，従来の方法と比較して，狭小化した椎間高をより高く矯正することができ，腰椎前弯角度を矯正しやすくなった[25]．側方進入による術後成績は，患者報告アウトカム（疼痛，Oswestry Disability Index など），入院期間，骨癒合率，術後合併症率ともに，後方進入法（PLIF，TLIF）と同等である[24]．

その他に，前方から進入する前方経路腰椎椎体間固定術（anterior lumbar interbody fusion；ALIF）がある．

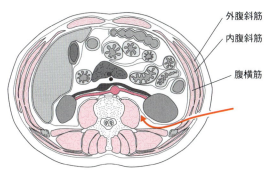

図 14　XLIF・OLIF の進入経路
外腹斜筋，内腹斜筋，腹横筋の各層を切開して後腹膜腔に進入する．

> 📖 **用語：ケージ**
>
> カーボンやチタン製の金属である．ケージの中に，自家骨や人工骨が詰められるような構造になっている．

合併症

1）側方進入による合併症

　側方進入による進入経路は，側腹部の皮膚を切開した後，外腹斜筋，内腹斜筋，腹横筋の各層を切開して腹横筋膜を超えて後腹膜腔に進入する**(図 14)**．次に脊椎へのアプローチは XLIF® の場合には大腰筋の筋間を分けて進入し，OLIF の場合は大腰筋を背側に避けて進入する**(図 15)**．XLIF® と OLIF とも，進入の際に大腰筋を操作するため，それに伴う合併症を生じやすくなる．

　XLIF® 後の合併症には，進入側の腰神経叢損傷（13.3％），感覚障害（21.7〜40.0％），大腰筋の筋力低下（9.0〜31.0％），大腿前面および鼠径部の疼痛（12.5〜34.0％）が発生することが報告されている[26]．

　直接，大腰筋を切開しない OLIF においても，進入側の大腰筋の筋力低下（1.2％）や大腿前面および鼠径部の疼痛や感覚障害（3.0％）が起こる[27]．

2）隣接椎間障害

　腰椎固定術後の合併症に隣接椎間障害（adjacent segment disease；ASD）がある．ASD は固定した脊椎に隣接する椎間レベルの障害（狭窄症，すべり症，脊椎変形など）であり**(図 16)**，脊椎を固定することで，隣接関節へのストレスが増加して発生すると考えられている．症状としては神経根または脊髄症状，腰背部痛があるが無症候性も多く，必ずしも再手術を必要としない．再手術率は 20〜25％である．

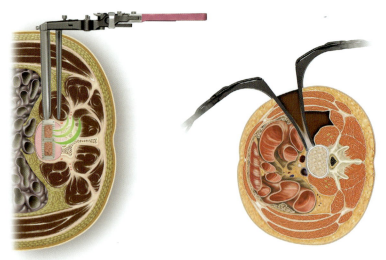

図 15　XLIF®・OLIF の手術方法
a: XLIF® の手術方法
XLIF® は大腰筋へアプローチする．そのため，大腰筋内の腰神経叢損傷を回避するために器械先端（ダイレーターや開創器）から電気を流しながら術中操作を行う．緑色はその電気を示す．
b: OLIF の手術方法
OLIF は大腰筋を背側に避けて，椎体まで進入していく．

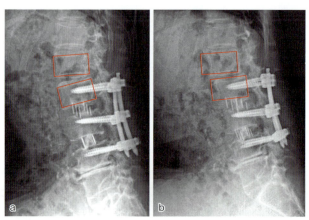

図 16　隣接椎間障害
a: 術後 1 か月，b: 術後 5 年
術後 5 年時に椎体のすべりが確認できる．

3 保存的リハビリテーション

1 評価・測定

腰部脊柱管狭窄症に対する評価では，症状の状態把握が重要になる．特に疼痛が出現する姿勢や歩行時の状況などを詳細に評価する．

疼痛・痺れ

疼痛・痺れの評価では，症状の部位，経過，どのように疼痛が出現するかの誘因などを問診にて聴取する．疼痛・痺れの誘因は姿勢，体位，歩容などによって変化するため詳細に聴取する．可能な限り疼痛・痺れの出現を再現する．疼痛や痺れの程度は，Visual Analogue Scale (VAS) や Numerical Rating Scale (NRS) で数値化する．

感覚検査

感覚障害を確認するために，筆などを用いて感覚検査を行う．デルマトームに従って，どの部位に感覚障害があるかを確認する．検査では，感覚の変化を聞きながら，デルマトームを横断するようにゆっくりと動かしていく（図17, 18, 表4）．

筋力検査

脊柱管が狭窄することで運動神経を圧迫し，筋力低下が起こることがある．どの脊髄レベルで神経が障害を受けているかを，徒手筋力検査 (MMT) を用いて確認する（図19, 表4）．

深部反射

脊柱管の狭窄により，深部反射は低下または消失する．障害部にL4が含まれると膝蓋腱反射が低下または消失し，S1が含まれるとアキレス腱反射が低下または消失する（表4）．

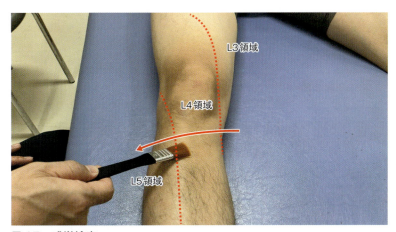

図17 感覚検査
感覚の変化を聞きながら，デルマトームを横断するようにゆっくりと動かしていく．

1. 腰部脊柱管狭窄症

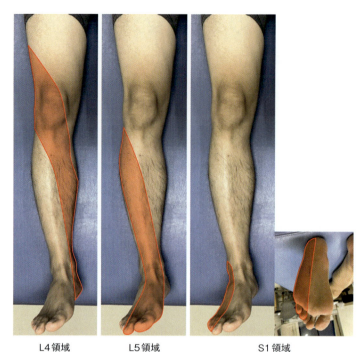

L4領域　　L5領域　　S1領域

図18　下肢のデルマトーム

表4　神経根狭窄部位の高位と神経症状

高位	神経障害	筋力低下	感覚障害	深部反射
L3-L4	L4	大腿四頭筋	下腿内側	膝蓋腱 (−)
L4-L5	L5	前脛骨筋 長母趾伸筋 長趾伸筋	下腿外側〜母趾	障害なし
L5-S1	S1	下腿三頭筋 長母趾屈筋 長趾屈筋	小趾〜足底外側	アキレス腱 (−)

症状誘発テスト

疼痛や痺れの誘発テストには，ケンプテストを用いる．ケンプテストは，腰椎に伸展と回旋運動を加え，回旋運動を行った方向の殿部や下肢への疼痛や痺れを確認する（図20）．殿部や下肢への疼痛や痺れが出現した場合は，椎間孔で神経根が圧迫されている可能性を考える．ケンプテストで腰痛が出現する場合は，椎間関節障害や腰椎分離症の可能性がある．

 ここをおさえる

神経根症状の誘発テストの1つである下肢伸展挙上テスト（SLRテスト）は，高齢の腰部脊柱管狭窄症症例では症状が誘発されない．SLRテストは椎間板ヘルニアに使用するテストであるため，椎間板ヘルニアとの鑑別に使用する．

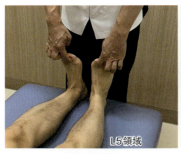

　　長母趾伸筋　　　　　　　　　　長趾伸筋

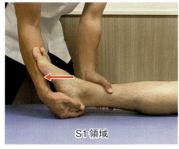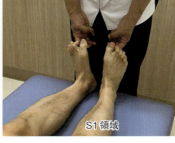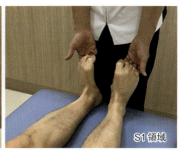

　　下腿三頭筋　　　　　　　　　　長母趾屈筋　　　　　　　　　　長趾屈筋

図 19　筋力検査

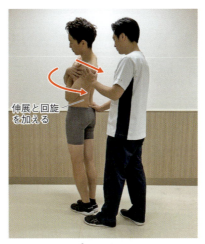

図 20　ケンプテスト
回旋運動を行った方向の殿部や下肢への疼痛や痺れが確認できたら陽性と判断する．

症状軽減テスト
1）椎間孔拡大モビライゼーション
　症状が出現している側を上にした側臥位をとり，徒手的に椎間孔を拡大し，筋力低下，疼痛，痺れの症状が緩和するかを確認する（図 21，▶動画 1-1）．

▶動画 1-1

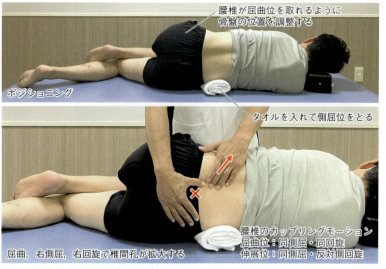

図21　椎間孔拡大モビライゼーション

腰椎のカップリングモーションを利用して行う．症状が出現する側を上に側臥位をとる．左の椎間孔を拡大させるには，椎間孔が拡大しやすいポジションである腰椎を屈曲，右側屈位をとる．セラピストは徒手的に椎間孔を拡大させる操作を行う．右手で拡大させたい椎間の下位の椎体の棘突起を固定し，上位の椎体の棘突起を上方に椎体を回旋させるように動かす．椎間孔を拡大させた後，下肢症状（疼痛・筋力低下）が軽減するかを評価する．症状が軽減すれば，椎間孔の狭窄に問題があると判断する．

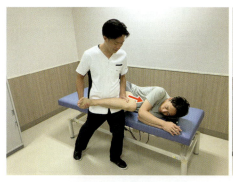
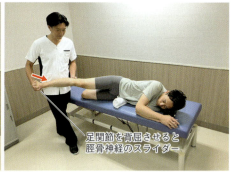

近位の神経スライダー　　　　　　遠位の神経スライダー

図22　末梢神経滑走モビライゼーション（坐骨神経）

神経モビライゼーションのスライダー法を用いて，神経の滑走を改善させる．スライダー法を行った後，下肢症状（疼痛・筋力低下）が軽減するかを評価する．改善すれば，滑走性に問題があると判断する．はじめに患者は椎間孔が拡大しやすい肢位をとる（図21）．セラピストは，近位と遠位の神経スライダーをリズムよく行う．遠位の神経スライダーは脛骨神経，総腓骨神経ともに行う．足関節を背屈させることで脛骨神経，底屈させることで総腓骨神経の滑走性を改善できる．

2）末梢神経滑走モビライゼーション

▶動画1-2

　神経モビライゼーションの手技である，スライダー法を用いて神経の滑走性を改善させる．神経の滑走を改善させた後に，疼痛や痺れ，筋力低下の下肢症状が軽減するかを確認する（図22，▶動画1-2）．

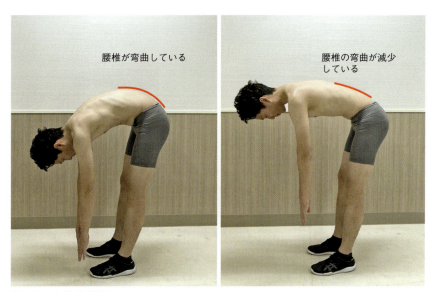

図 23 立位体前屈
腰椎の弯曲が減少している場合は，脊柱管の狭窄を増悪させる可能性がある．

 ここをおさえる

症状軽減テストで症状の軽減が認めた場合，身体機能を向上させることで症状が軽減する可能性が考えられるため，運動療法の適応であると判断する．

関節可動域

脊柱管の狭窄は，腰椎を屈曲させることで軽減するため，腰椎の屈曲可動域を評価することが重要となる．腰椎の屈曲可動域の評価は立位体前屈を行い，腰椎の弯曲を評価する（図 23）．腰椎の可動性の数値化には Modified Modified Schöber テスト（MMST）を用いる．MMST は立位時の両上後腸骨棘の中点とその上 15 cm に印を付け，体幹最大前屈時の印間の距離をテープメジャーにて 1 mm 単位で測定し，実測値から 15 cm を引いた値を測定値とする[28]（図 24）．数値化することで，介入後の効果判定に用いる．立位体前屈が困難な症例には，後方揺さぶり運動にて，腰椎の弯曲の程度から可動性を確認する（図 25）．

股関節の伸展可動域制限は，骨盤の後傾運動の制限の原因となり腰椎を伸展させ，脊柱管の狭窄を増強させる（図 26）．そのため，股関節の伸展可動域を評価する．伸展制限がある場合，制限の特定に腸腰筋と大腿直筋の筋長検査を行う（図 27）．腸腰筋の筋長検査は，背臥位にて検査する下肢と逆の下肢の股関節を最大屈曲させて評価する．腸腰筋に筋の短縮がある場合，検査する下肢が屈曲する．大腿直筋の筋長検査は，腹臥位にて膝を屈曲させる．大腿直筋に筋の短縮がある場合，股関節が屈曲し，殿部が挙上する尻上がり現象を認める（図 27）．

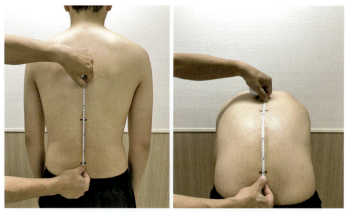

図 24　Modified Modified Schöber テスト
立位時の両上後腸骨棘の中点とその上 15 cm に印を付け，体幹最大前屈時の印間の距離をテープメジャーにて 1 mm 単位で測定し，実測値から 15 cm を引いた値を測定値とする．

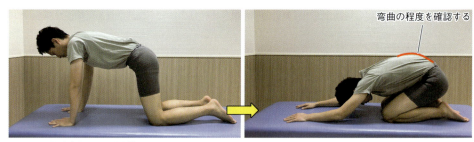

図 25　後方揺さぶり運動

弯曲の程度を確認する

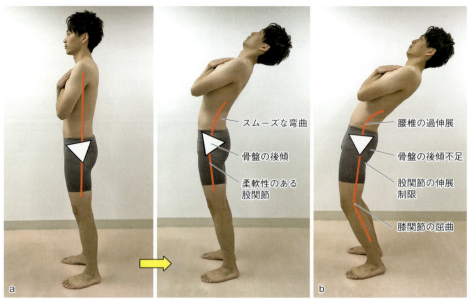

スムーズな弯曲
骨盤の後傾
柔軟性のある股関節

腰椎の過伸展
骨盤の後傾不足
股関節の伸展制限
膝関節の屈曲

図 26　立位での伸展運動
a: 股関節の伸展制限なし，b: 股関節の伸展制限あり
股関節の伸展可動域制限は動作中の腰椎の過度な伸展や膝関節の屈曲の原因となる．腰椎の過度な伸展は脊柱管の狭窄を増悪させる．

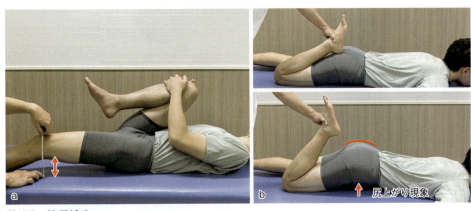

図27 筋長検査
a: 腸腰筋, b: 大腿直筋
腸腰筋の検査は, ベッドから膝窩がどの程度浮いているかをテープメジャーにて測定する. 大腿直筋の検査は, 腹臥位にて膝を屈曲させ, 尻上がり現象を確認する.

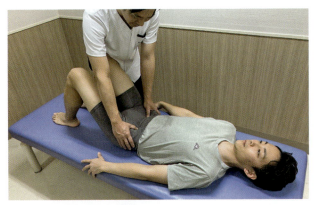

図28 腹部引き込み運動
セラピストは上前腸骨棘より2横指内側, 2横指下方の深層を触れておき, 腹部の引き込み運動中の深部の筋緊張の高まりを触知する.

ローカル筋（腹横筋）機能

　ローカル筋の筋機能不全は, 腰椎が不安定な状態になることで腰椎にストレスが加わり, 疼痛の原因になる. 腹横筋の機能評価は, 腹部の引き込み運動にて行う. 症例に腹部の引き込み運動を行わせ, 触診にて腹横筋の収縮を確認する. セラピストは上前腸骨棘より2横指内側, 2横指下方の深層を触れておき, 腹部の引き込み運動中の深部の筋緊張の高まりを触知する. 腹横筋の筋機能不全がある場合は, 腹部の引き込み運動を上手に行えず, 筋緊張の高まりを触知することができない（図28）.

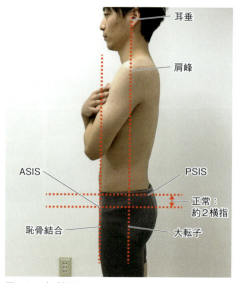

図29 矢状面アライメント
ASISとPSISの位置関係で骨盤の前後傾を評価する．ASISとPSISの距離が2横指以内，または，ASISがPSISより高い位置にあれば骨盤後傾位と判断する．また，床からの垂線，肩峰，大転子，膝関節前部，外果の前方を通る姿勢が理想的な姿勢である．

> ここをおさえる
>
> 腹部の引き込み運動を実施する際は，患者に「お臍が背中に近づくようにお腹をへこませてください」と指示するとわかりやすい．腹部の引き込み運動がうまくできると，下腹部に力が入っている感覚を感じることができる．

アライメント

　腰部脊柱管狭窄症では，立位，歩行時に疼痛，下肢痛回避のために，腰椎前屈姿勢をとりやすい．アライメント不良は二次的な筋長の異常や可動域制限を生じさせ，腰部の特定組織へのストレスとなり腰痛の原因となる．そのため，矢状面上より骨のランドマークを触診しながら，アライメントを評価する．骨盤の前後傾は上前腸骨棘(anterior superior iliac spine；ASIS)が上後腸骨棘(posterior superior iliac spine；PSIS)よりも2横指程度低い位置が正常であり，ASISと恥骨結合を結ぶ線が垂直になる**(図29)**．

バランス能力

　腰部脊柱管狭窄症は，バランス能力が低下してしまう疾患のひとつであるため[4,5]，片脚立位テストやファンクショナルリーチテストを用いてバランス能力を評価する．片脚立位テストの秒数が5秒以下，ファンクショナルリーチテストの結果が18.5 cm未満の高齢者は転倒の危険が高くなる．

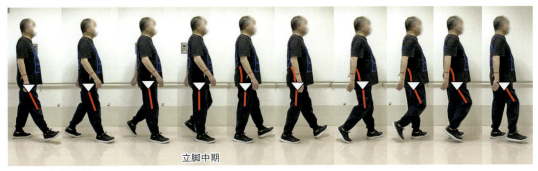

図30 歩行分析
立脚中期から立脚後期にかけて股関節の伸展が少なく，腰椎の過度な伸展が出現している．

歩行分析

歩行中の股関節の伸展可動域の減少は，腰椎を過度に伸展させ脊柱管の狭窄が増加，間欠性跛行の原因となる．そのため，側方から立脚中期から立脚後期以降にかけて，立脚側の股関節の伸展可動域と腰椎アライメントを観察する(図30)．

間欠性跛行（歩行距離評価）

間欠性跛行の評価には，トレッドミルを用いて症状が出現する歩行可能時間や歩行距離を測定する．歩行が困難な症例には立位保持時間を測定する．症状が誘発した後，座位姿勢などで症状を緩和させ，その際の症状の回復状況，再び歩行が可能となる時間も合わせて評価する．6分間歩行試験も歩行距離を測定できる有用な評価方法である．トレッドミルを用いた歩行距離の評価では，前方手すりを使用すると体幹前傾姿勢となり脊柱管が広がるため，正確な時間や距離が評価できない．そのため評価時の体幹前傾姿勢には注意が必要である．

身体活動量

腰部脊柱管狭窄症の症例は，長距離歩行が困難になり，ADLでの活動量が低下する[29]．活動量の低下は，QOLの低下や生活習慣病の罹患率を増加させる．そのため，活動量計（万歩計など）を用いて，日々の活動量を測定して同年代の健常な方と比較して，どの程度活動量が低下しているかを確認する(表5)．

ADL能力

腰部脊柱管狭窄症は疼痛や痺れにより，仕事やADL，余暇活動に障害が発生する．ADL能力はOswestry Disability Index (ODI) やJapanese Orthopaedic Association Back Pain Evaluation Questionnaire (JOABPEQ) を用いて評価する．ODIは，「疼痛の強さ」「身の回りのこと」「物を持ち上げること」「社会生活」などの10項目から構成されており，腰痛が及ぼすADL障害の程度を評価できる質問票である．JOABPEQは，疼痛に関連する障害（4項目），腰椎機能障害（6項目），歩行機能障害（5項目），社会生活障害（4項目），心理的障害（7項目）の5つのドメインに分けられており，多角的に評価できる自己記入式の質問票である．これらは患者自身に質問票にて回答

表5 年代別の1日の歩数

	男性	女性
40歳代	7,500歩	7,000歩
50歳代	7,500歩	7,000歩
60歳代	6,500歩	6,000歩
70歳代以上	5,000歩	4,000歩

(厚生労働省：2018年国民健康・栄養調査より)

してもらう患者報告アウトカムである．

2 リハビリテーションアプローチ

　腰部脊柱管狭窄症の症例は，脊柱管の狭窄を回避するために，脊椎後弯姿勢を呈しやすい．脊椎後弯姿勢は，ローカル筋（腹横筋，内腹斜筋，多裂筋）の機能不全や腰背部筋の過活動による筋・筋膜性疼痛を引き起こす．そのため，脊柱管の狭窄（腰椎屈曲可動域）を改善しつつ，正常なアライメント修正を行う必要がある．また，間欠性跛行による歩行能力の低下に伴い身体活動量が低下するため，エアロバイクなどによる有酸素運動も実施する．

　症状の改善後も，良好な状態を維持するために，疼痛や痺れを自己管理する方法やセルフエクササイズを指導する．

可動域制限に対するアプローチ

　腰部脊柱管狭窄症は，腰椎伸展位で狭窄が増強して症状が増悪，腰椎屈曲位で狭窄が軽減して症状が緩和する．そのため，腰椎屈曲可動域を改善させて症状を緩和させることが基本となる．脊柱起立筋，多裂筋，広背筋などの背筋群をターゲットとして，軟部組織モビライゼーションや関節モビライゼーション，ストレッチングを行う．

▶動画1-3

1) 軟部組織モビライゼーション

　筋緊張が高く，硬結しているような筋は，圧を加えた際に疼痛が生じることが多い．触診にて，硬結している筋や圧痛が出現する筋を特定する．硬結している筋を特定した後，硬結している筋に対して横断マッサージを行う．脊柱起立筋，腰方形筋，多裂筋は筋硬結が起こりやすい．方法は筋または靱帯などの軟部組織線維を横断するように，圧を加えて動かす[30]．

▶動画1-4

▶動画1-5

　脊柱起立筋は過活動を呈しやすい筋であるため，疼痛が出現しやすい．そのため，疼痛が出現しない範囲で横断マッサージを行う（図31，▶動画1-3）．多裂筋や腰方形筋に対する横断マッサージも行う（図32，▶動画1-4，33，▶動画1-5）．

2) 関節モビライゼーション

▶動画1-6

　腰椎の屈曲可動域制限に対するモビライゼーションを行う（図34，▶動画1-6）．腰椎屈曲運動に伴う関節モビライゼーションを行うことで，椎体間の可動性改善と椎間孔の拡大を図る（図35，▶動画1-7）．

▶動画1-7

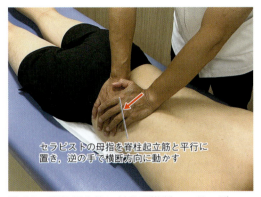

図31　脊柱起立筋に対する横断マッサージ

セラピストの母指を脊柱起立筋と平行に置く．逆の手で脊柱起立筋に置いた右母指に圧を加え，横断方向に動かす．

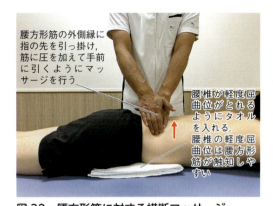

図32　腰方形筋に対する横断マッサージ

腰方形筋も疼痛が出現しやすい筋肉の1つである．腰方形筋の外側縁に指の先を引っ掛け，筋に圧を加えて手前に引くようにマッサージする．

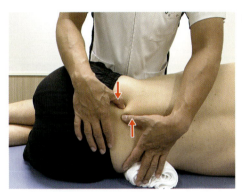

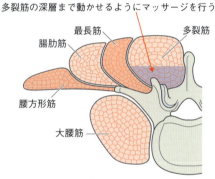

図33　多裂筋に対する横断マッサージ

多裂筋は棘突起から椎弓に位置している．多裂筋の表層だけでなく深部（椎弓付近）の筋も動くように横断マッサージを行う．上下にリズムよく動かすことで，深部の多裂筋をマッサージすることができる．

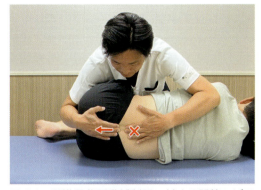

図34　腰椎屈曲可動域制限に対する関節モビライゼーション

患者は側臥位になり，股関節を90°屈曲させる．セラピストの指で棘突起を固定する．反対の手掌は仙骨に置き，示指と中指を棘突起にあてる．セラピストの体幹を患者の膝関節に置き，右手と体を使用して腰椎を屈曲方向に誘導する．

1．腰部脊柱管狭窄症

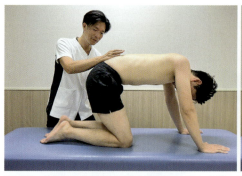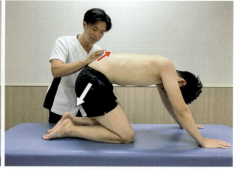

図 35 腰椎屈曲運動に伴う関節モビライゼーション
患者は四つ這い位から，腰椎の屈曲運動ができるように骨盤を後方に移動させる．セラピストの小指球を患者の棘突起にあて，骨盤の後方運動に対して，反対方向に力を加え，腰椎の椎体間が広がるように誘導する．症状が出ている椎体間を中心に 5〜10 回繰り返して行う．

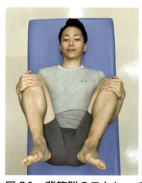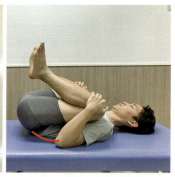

図 36 背筋群のストレッチング（背臥位）
膝を手で押さえ，股関節が開排するように，膝を脇のあたりへ引き寄せる．腰部の筋が伸ばされていると感じるところまで膝を引き寄せ，静止する．股関節が開排していないと十分に背筋群が伸張されない．

3）セルフストレッチング

　ホームエクササイズで行えるようにセルフストレッチングを指導する．ストレッチングは，狙った筋を伸張させた状態で 20〜30 秒間保持する．20〜30 秒を 1 セットとし，3〜5 セット行う．

　背筋群のストレッチングは，背臥位，椅子座位，後方ゆさぶり運動で行う（図 36〜38）．

　股関節伸展可動域制限は骨盤を前傾させ，前傾に伴い腰椎は伸展位になりやすい．そのため，股関節の伸展可動域制限に対するストレッチングを実施する．腸腰筋，大腿直筋，大腿筋膜張筋などの股関節前面筋をターゲットに実施する（図 39）．さらに，坐骨神経領域で疼痛を有している症例は，ハムストリングスや梨状筋の短縮を認めていることが多いため，ハムストリングスや梨状筋に対するストレッチングも行う（図 40）．

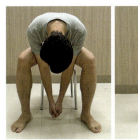
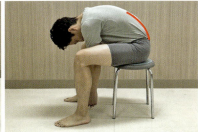

図37　背筋群のストレッチング（椅子座位）
股関節を開いて椅子に座る．両手を合わせて，地面に手がつくようにゆっくりと体をかがめる．腰椎を丸めるように意識すると，腰部の筋肉が伸張されやすい．腰部の筋が伸ばされていると感じるところまで体をかがめる．

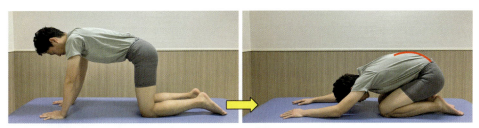

図38　背筋群のストレッチング（後方ゆさぶり運動）
四つ這いになり，殿部が踵につくように，膝を曲げていく．腰部の筋が伸ばされていると感じるところまで体をかがめる．

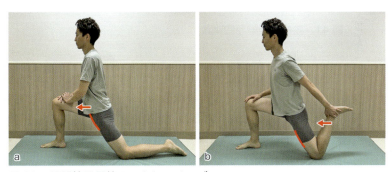

図39　股関節周囲筋のストレッチング
a：腸腰筋，b：大腿直筋
ストレッチングする際には，腰椎が過伸展しないように注意する．

4）動的な腰椎屈曲運動

筋の協調的な収縮能力の改善を目的に，動的な腰椎屈曲運動を行う（図41，▶動画1-8）．

▶動画1-8

5）胸椎の可動域改善エクササイズ

胸椎の後弯は，立位時に腰椎の過度な伸展位を伴いやすいため，胸椎伸展制限に対

1．腰部脊柱管狭窄症　　61

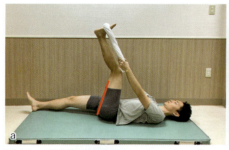
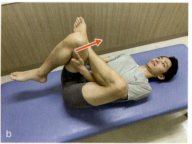

図40　股関節周囲筋のストレッチング
a: ハムストリングス，b: 梨状筋
bは左の梨状筋をストレッチングしている．

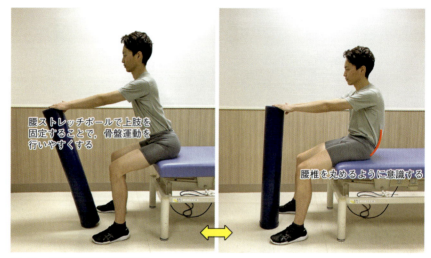

図41　動的な腰椎屈曲運動

する可動域改善エクササイズを行う（図42，▶動画1-9，43）．

体幹安定化に対するアプローチ

　体幹の安定化には，腹筋群と背筋群の筋収縮が重要となる．腹筋群に対しては，ローカル筋（腹横筋）エクササイズである腹部の引き込み運動から開始し，段階的に負荷を増加させていく（図44，45）．
　背筋群に対しては，四つ這い位での体幹安定化エクササイズを段階的に進めていく（図46）．

> **ここをおさえる**
>
> 各レベルの姿勢を5～10秒間保持し，左右とも5～10回行う．最終的に，強度の高い腹筋運動が行えるように目標を立てる．エクササイズ中は，代償運動が出ていないかに注意して指導する．

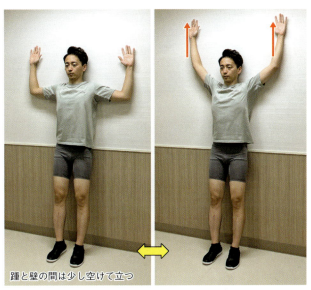

図 42 壁を利用した胸椎伸展エクササイズ
踵と壁の間は少し空ける．背部と前腕を壁につけ，腰椎が過度に伸展しないように立つ．腹部を引き込みながら，腕を挙上させ，腕をスタート姿勢まで戻す．ゆっくりと 10 回繰り返す．

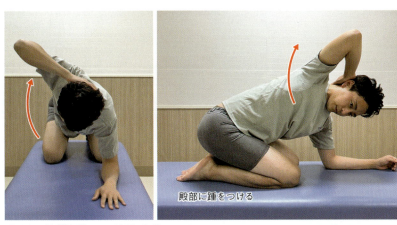

図 43 胸椎回旋エクササイズ
殿部を踵につけた姿勢にて手掌を後頭部に置き，体幹を回旋させる．殿部を踵につけることで腰椎の回旋を抑え，胸椎の回旋運動を主とした運動を行うことができる．

神経根障害に対するアプローチ

椎間孔拡大モビライゼーション（図 21）や末梢神経滑走モビライゼーション（図 22）で症状が軽減するかを確認し，症状が軽減するようであれば，評価で用いたモビライゼーションを用いて，神経根障害に対してアプローチを行う．

また，神経の走行に応じた横断マッサージや坐骨神経を絞扼しやすい梨状筋のストレッチングを行う（図 47）．

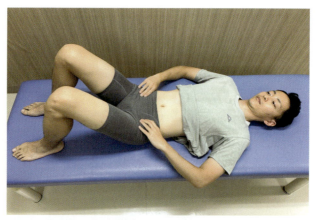

図 44 腹部引き込み運動
患者自身が筋肉の収縮を触知しながら行えるように指導する．

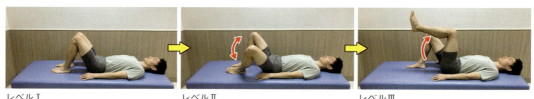
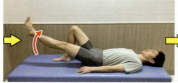
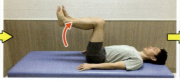
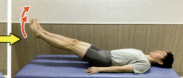

レベルⅠ
腹部引き込み運動

レベルⅡ
腹部引き込み運動を行いながら股関節開排

レベルⅢ
腹部引き込み運動を行いながら片側股関節90°屈曲（膝屈曲位）

レベルⅣ
腹部引き込み運動を行いながら片側下肢挙上（膝伸展位）

レベルⅤ
腹部引き込み運動を行いながら両股関節90°屈曲（膝関節屈曲位）

レベルⅥ
腹部引き込み運動を行いながら両股関節挙上（膝伸展位）

図 45 段階的な腹筋群に対する安定化エクササイズ

バランス機能に対するアプローチ

転倒予防を目的に，バランスエクササイズ（片脚立ち，タンデム肢位での姿勢制御エクササイズ，膝立ちエクササイズなど）を行う（図 48）．

持久力に対するアプローチ（有酸素運動）

自転車は歩行と違い，腰椎が屈曲位となり下肢の疼痛や痺れが出現しづらい．そのため，エアロバイクを用いた有酸素運動が推奨されている．

生活動作指導，補装具

腰部脊柱管狭窄症は，腰椎伸展で症状が増悪するため，腰椎が過度に伸展するようなADLは避けるように指導する．高い位置の物を取る際は，台などを使用するように指導する（図 49）．歩行中は，腰椎を伸展させないように，少し前かがみにして歩

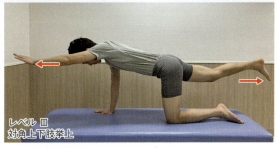

図46 四つ這い位での体幹安定化エクササイズ
四つ這いになり，上肢または下肢の一側を挙上し，姿勢を10秒間保持する．体幹がブレないで一側の挙上が保持できるようになったら，段階的に対角上下肢挙上へと移行していく．エクササイズ中は腰椎が過伸展しないように注意する．

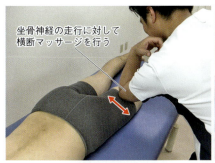 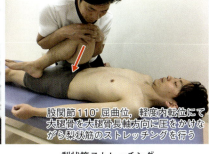

図47 神経の走行に対する横断マッサージとストレッチング
坐骨神経に対する横断マッサージは疼痛が出現しない範囲で，神経と周囲の軟部組織間をほぐすように行う．
梨状筋のストレッチングは，股関節110°屈曲位，軽度内転位にて大腿骨を大腿骨長軸方向に圧をかけながら梨状筋を伸張させる

くように指導する (図50)．杖やシルバーカーを利用すると腰椎屈曲位をとりやすくなり，腰椎伸展位を回避でき，症状を緩和することができる．腰椎コルセットを着用することで歩行距離や疼痛が改善する症例にはコルセットの着用を提案する．

 ここに注意

シルバーカーは体重をかける作りにはなっていないため，あくまでも歩行が自立している患者に処方する．また，高さ調整ができるため，姿勢を評価して適切な高さに設定する．

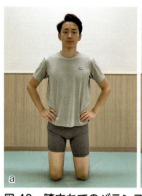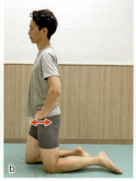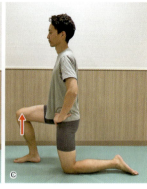

図48 膝立ちでのバランスエクササイズ
a: 両膝立ち：手を腰にあて，膝で立つ．腰が後ろに引けたり，腰椎が過度に伸展しないように注意する．左右，前後にバランスを崩さないように30〜60秒間，姿勢を保持する．
b: 両膝立ち歩行：両膝立ちの姿勢で前後に歩く．左右にバランスを崩さないように，ゆっくりと歩く．
c: 片膝立ち：膝立ちの姿勢からゆっくりと片足を持ち上げて，片膝立ちになる．片膝立ちになったあと，両膝立ちにゆっくりと戻す．動作中は左右にバランスを崩さないようにする．両足交互に10〜20回行う．

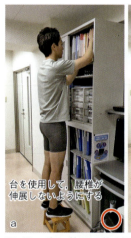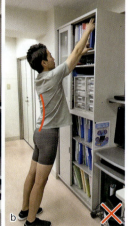

図49 高い位置の物を取る
a: 良好な姿勢，b: 不良姿勢
台を使用して，腰椎が過度に伸展しないように工夫する．

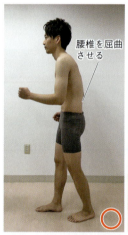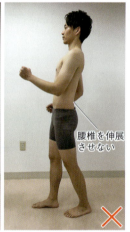

図50 歩行姿勢の指導
前かがみになって歩くことで，脊柱管の狭窄を回避でき症状を緩和することができる．

3 保存的リハビリテーションの留意点

腰部脊柱管狭窄症は急激に症状が悪化する可能性もあるため，下肢の麻痺や馬尾神経症状が出現していないかを常に確認しながら運動療法を実施する．

4 予防のポイント

過度な腰椎への負担は，腰部脊柱管狭窄症を招く恐れがある．発生の予防には前かがみで重いものを持つなどの動作は避けるように指導する．

4 術後リハビリテーション

術後の理学療法は，腰痛や下肢痛，ADL能力，QOLの改善に有効である[31,32]．本項では，腰部脊柱管狭窄症術後のリハビリテーションの進めかたについて解説する．

術前評価と術前教育

術前評価，術前教育では患者はどのようなことに期待して手術を選択しているかを把握しておく．手術に対する期待を表6に示す[33]．

表6 手術に対する期待

	期待する内容
疼痛	疼痛の軽減
身体機能	連続歩行距離の改善 座位保持時間の改善 階段昇降能力の改善 バランス能力の改善
社会生活	職業復帰
精神状態	精神的ストレスの緩和
その他	睡眠を妨げる症状の緩和 症状の再増悪の回避

1 術前評価

術前の評価は，保存療法と同様の評価項目を用いる．術前と術後を比較し，術後成績の効果判定に役立てる．

2 術前教育

術前の体幹筋トレーニングや有酸素運動は術後早期の術後成績に有効である[34]．手術前には，パンフレットなどを使用し，術後の回復過程，セルフエクササイズ指導，動作指導を行う．また，腰椎固定術が施行される症例には，骨癒合不全を発生させないように，過度な腰椎の運動を控えるように指導する．

 ここをおさえる

下肢の痺れは術前と比較して術後に改善するが，残存しやすい[35]．そのため，手術を行うことで，過度な期待を抱かないように，手術前に残存しやすい症状を説明しておくことも重要になる．手術による改善への期待が高すぎると，術後の満足度の低下につながる[36]．

時期	リハビリテーション	目的
術前	オリエンテーション，筋力トレーニング 有酸素運動，術前評価	術後経過の把握
手術当日		
術後翌日	離床，サークル歩行，コルセットの採型	離床動作の獲得
術後2日〜	筋力トレーニング，可動域エクササイズ，歩行練習	歩行動作の獲得
術後1週	退院に向けてのADL練習 階段昇降練習，床上動作練習	ADL動作自立
術後2週〜	退院時指導	退院

図 51　術後のリハビリテーションプロトコル

急性期（術後早期〜退院時）

　術後翌日より，プロトコルに準じてリハビリテーションを行う．図 51 に術後のリハビリテーションプロトコルの一例を示す．

1　情報収集

手術情報

　術式や手術範囲，術中所見，神経損傷や硬膜損傷などの術中合併症の有無，術中の出血量をカルテから確認する．

術後X線画像

　術後のX線画像から，スクリューの向きやケージの位置，腰椎のアライメントを矢状面と前額面画像より確認する．理想のスクリューとケージの位置を図 52 に示す．

> **ここをおさえる：術後X線画像のみかた**（図 53）
>
> ①椎間孔とスクリューの挿入位置
> 矢状面では，椎弓根（黄色矢印の範囲）にスクリューが真っすぐ入っているかを確認する．また，椎間孔にスクリューが入っていないかを確認する．椎間孔にスクリューが入っている場合は，新たな神経根障害の可能性を疑う．
> 前額面でも，椎弓根（赤点線円）にスクリューが入っているかを確認する．スクリューの投影が正中より内側に位置しすぎていないか，上に向きすぎていないかを確認する．正中より内側に位置しているスクリューは脊柱管内の損傷，上に向きすぎているスクリューは椎間関節の損傷を疑う．
>
> ②ケージの位置
> ケージは腰椎の生理的前弯を作るために，椎体間の前方部分に挿入される．矢状面画像により椎体の中央や後方に位置していないかを確認する．また，骨粗鬆症を呈する症例ではケージを入れることで椎体が骨折することもあるため，椎体に骨折線が入っていないか，ケージが椎体に沈み込んでいないかを確認する．

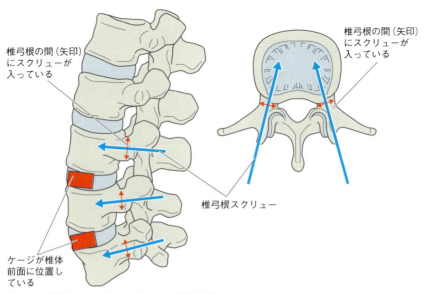

図 52　理想のスクリューとケージの位置

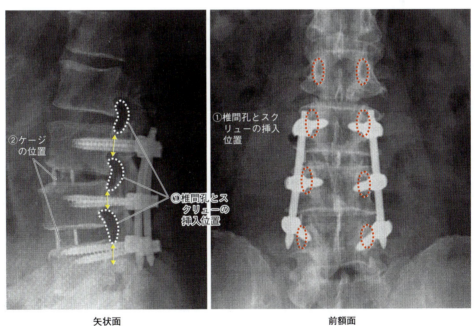

矢状面　　　　　　　　　　　　前額面

図 53　術後 X 線画像

③腰椎のアライメント
腰椎の生理的前弯を矢状面画像で確認する．生理的前弯の不足や過度な前弯は，骨癒合不全や隣接椎間障害を起こす可能性がある．

1．腰部脊柱管狭窄症

表7 検査値

項目	正常値
CRP	≦0.3 mg/dl
白血球	男性：3,600〜9,000/μl 女性：3,000〜7,800/μl
ヘモグロビン	男性：12.6〜16.5 g/dl 女性：10.6〜14.4 g/dl
総蛋白	6.5〜8.0 g/dl
アルブミン	4.0〜5.2 g/dl
D-ダイマー	<1.0 μg/ml

術後血液データ

1）炎症値

手術侵襲により，炎症値が上昇する．炎症値は，C反応蛋白（CRP），白血球を確認する（表7）．術後早期では炎症反応により多くのエネルギーが必要とされ，不足分は筋蛋白の分解によりエネルギーが算出される（異化期）．CRP値が0.3 mg/dl以上が異化期の目安とされるため，異化期ではレジスタンストレーニングは実施せず，日常生活動作練習などの運動に留める．

2）貧血

出血量が多く貧血状態のときは，ヘモグロビンが低値を示す．基準値との比較のみでなく，術前からの変化も確認する．

3）栄養値

栄養状態は，アルブミンや総蛋白を確認する．低栄養状態では高負荷の運動は適さないため，日常生活動作練習などの運動に留める．

4）D-ダイマー

血栓（血液の塊）中のフィブリンという物質が溶解された際に生じる物質の1つである．深部静脈血栓症や肺塞栓症を疑う際に，血液中のこの物質の量を測定する．腰椎術後患者は，深部静脈血栓症や肺塞栓症が発生しやすいため，必ず確認をする．D-ダイマーが2.5 μg/ml以上の場合は，下肢静脈エコー検査が行われる．

2 評価・測定（術後翌日，患者を目の前にして行うこと）

術後翌日，離床に必要な評価・測定を中心に実施する．必要なバイタルサインに加えて，術後合併症についても評価を行う．以下に，術後翌日に患者を目の前にして行う評価・測定について記述する．

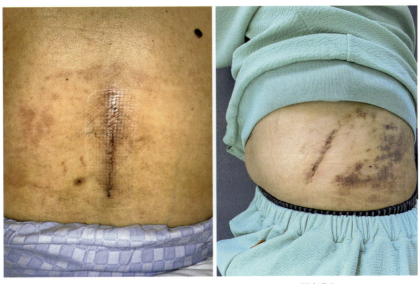

後方進入　　　　　　　　　側方進入

図54　術後早期の創部
術後翌日はガーゼで確認できないこともある．医師によるガーゼ交換などの際に確認する．

疼痛・痺れ

手術侵襲による創部痛や術前と比較した術後の疼痛や下肢の痺れの程度を確認する．

術後麻痺の確認

術後に脊髄硬膜外血腫や手術操作などによる術後麻痺がないかの確認を行う．術前より麻痺の増悪がないかを疼痛や痺れの評価，感覚検査（図17，18），筋力評価（図19）を用いて確認する．

> **用語：脊髄硬膜外血腫**
>
> 脊髄硬膜外血腫または硬膜下血腫は，手術による出血により硬膜外腔または硬膜下腔に脊髄の機械的圧迫につながりうる血液の蓄積が生じた状態のことである．診断にはMRIまたは脊髄造影CTが用いられる．脊髄硬膜外血腫により術後麻痺を呈している場合は，外科的な処置が行われる．

術創部の確認

術創部の疼痛，発赤，熱感を評価して術後感染が起こっていないかを，血液データも含めて確認する（図54）．

尿の確認

術後早期は，尿道から管を挿入して，膀胱にたまった尿を排出させる尿道カテーテル（尿道バルーン）が設置されている（図55）．排出された尿の量と色を確認する．濃縮尿だと脱水の可能性がある．

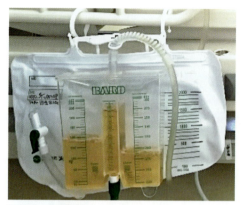

図 55　尿道カテーテル

髄液漏の確認

　術中操作にて硬膜が損傷し，脊髄を包んでいる膜に孔が開き，髄液が漏れることがある．症状として頭痛，吐き気，悪心といった症状が出現する．髄液漏が起こると術後ドレナージを行っているドレーン内が髄液様になり，排液量が増加する．通常，滲出液を確実に排液するためにドレーン内は陰圧になっているが，髄液漏があるとドレーン内を陽圧にする．髄液漏がある症例は，医師に相談のもと離床を進める．

> **用語：術後ドレナージ**
>
> 術後，創内の滲出液を確実に排液することを目的にドレーン（排液を通す管のこと）を留置する．術後ドレナージは，創外への出血の漏れの防止，創汚染予防の観点からも重要である（図 56）．

点滴・経静脈的自己調節鎮痛法の確認

　術後には点滴により抗菌薬投与と輸液が行われる．抗菌薬は術後 2 日間行われる．また，術後は，経静脈的自己調節鎮痛法（intravenous patient-controlled analgesia；IV-PCA）が使用されているかを確認する．IV-PCA を使用している症例は，気分不快を訴えやすいので注意する．

> **用語：経静脈的自己調節鎮痛法（IV-PCA）**
>
> 術後の疼痛を緩和する目的の鎮痛方法である．点滴から小さな機械に入った鎮痛薬を持続的に投与し，疼痛を強く感じた際に，患者自身が機械のボタンを押すことで追加の鎮痛薬を投与できる方法である（図 57）．

深部静脈血栓

　腰椎術後症例の約 30％に発生する[37]．血液検査である D-ダイマーや超音波診断装置にて診断が行われる．理学療法評価として，ホーマンズ徴候を確認する（図 58）．

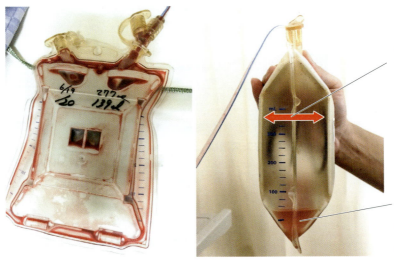

図56 創内の滲出液を溜める容器（J-VAC）

陽圧に設定されたJ-VACドレーン

ドレーン内の血液は髄液が混入することで薄いピンク色を呈し，粘性が低くなりサラサラした水様性を呈する．

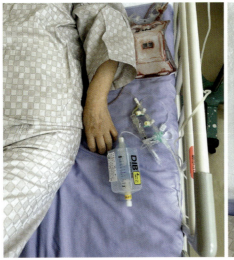
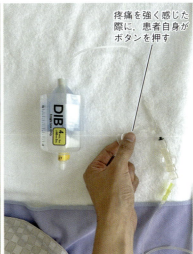

疼痛を強く感じた際に，患者自身がボタンを押す

図57 IV-PCA

 ここをおさえる

深部静脈血栓症予防に，弾性ストッキングや下腿をポンプで圧迫する機械であるメドマー®が設置されているかを確認する．また，術前から足関節の底背屈運動を行うように指導する．すでに新鮮血栓が存在している場合は禁忌である．

側方進入による大腰筋の筋力低下の確認

　側方進入症例，特に大腰筋を直接切開して進入するXLIF®では大腰筋の筋力低下が出現しやすい．術後翌日より，股関節屈曲筋力の左右差を評価し，筋力低下が出現していないかを確認する．股関節の屈曲筋力は，ハンドヘルドダイナモメーターなど

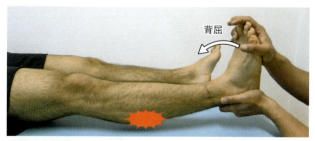

図58 ホーマンズ徴候
膝関節を伸展させた状態で足関節を背屈させる．腓腹筋部に疼痛が出現すると陽性と判断する．

を用いて数値化しておくと，介入効果や回復過程の判定に用いることができる．

3 リハビリテーションアプローチ

急性期の合併症には感染，神経障害，髄液の漏れ，血栓などがあることから，情報収集を行いながら進めていく．

腰椎固定術後症例は，移植した骨が骨癒合を起こすまでは，過度な腰椎の可動性を伴うような動きは避ける．除圧術後症例は，腰椎固定術後症例のような動作制限は行わない．

> **ここをおさえる**
>
> 腰椎椎体間固定術は，椎体間に自身の骨と人工骨を混ぜ合わせたケージを挿入し，椎体間を骨癒合させる方法である．移植された骨は，骨のリモデリングが行われ，破骨細胞と骨芽細胞によって2～5か月の期間で新生骨が形成される．骨癒合は最低でも半年～1年を要するが，約89～95%の症例で良好な骨癒合が得られる[38～41]．

ADLの獲得

1）離床

腰椎固定術後症例は，離床の際に腰椎の過度な回旋が起こらないように，丸太のように寝返り，体幹の屈曲・回旋・側屈を伴わないように起き上がる（図59，▶動画1-10）．

▶動画1-10

2）立ち上がり

立ち上がり動作の第1相（体幹の前方移動～殿部離床まで）においても，体幹の屈曲を伴わないように，股関節の屈曲を伴う動作を指導する（図60，▶動画1-11）．

▶動画1-11

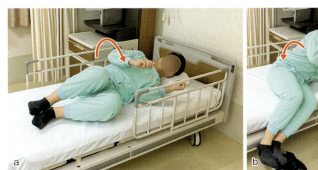
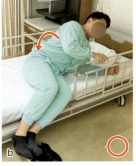
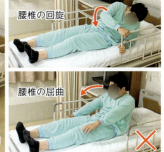

図 59 起居動作
a：寝返り，b：起き上がり
寝返りは，腰椎の回旋が起こらないように丸太のように寝返る．起き上がりは，側臥位から腰椎の屈曲・回旋・側屈が起こらないように上肢を利用して起き上がる．下腿をベッドから降ろすことで，体幹の側屈が生じにくくなる．

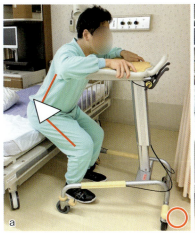
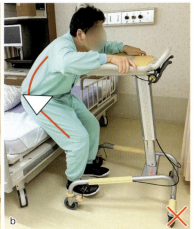

図 60 立ち上がり動作
a：良好例，b：不良例
前方への重心移動の際に，体幹の屈曲が伴わないよう，股関節の屈曲を意識させる．

 ここをおさえる：起立性低血圧

術後翌日の離床時は，出血による血液量減少に伴い起立性低血圧を起こすリスクが高くなる．起立性低血圧は体位変換時に血圧が下がることで脳への血流が低下し，めまいや立ちくらみなどの症状がみられる．よって，臥床時から血圧をモニタリングする．ギャッチアップ，端座位，足踏み，歩行の順番で進めるうえで血圧のモニタリングは必須である．

起立性低血圧は転倒の危険性も伴うため，めまい，ふらつき，冷や汗，目の前が見えにくい，意識が遠のくなどの症状もモニタリングしながら行う．起立性低血圧が出現した場合は，直ちに背臥位にして，下肢を挙上させる．

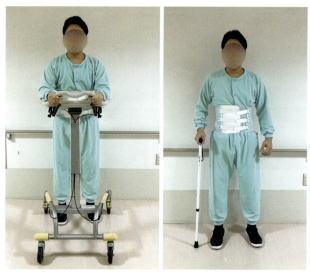

サークル歩行　　　　　　　　　杖歩行

図 61　歩行
筆者の施設の固定術後症例は，サークル歩行はコルセット未着用で歩行を許可している．杖歩行は着用下で行うよう指導している．

3) 歩行

歩行は，サークル歩行，杖歩行，独歩と段階的に進めていく（図 61，▶動画 1-12 ～15）．腰椎固定術後症例は，硬性コルセットを着用下で歩行練習を行う．サークル歩行では，上肢でサークルを把持した状態で，足踏みをして膝折れや体幹の過度な崩れがないかを確認する．膝折れや過度な体幹の崩れがなければ，サークル歩行を実施する．

サークル歩行が自立し，尿バルーン，J-VAC，点滴が外れたら，杖歩行，独歩獲得を目指す．

▶動画 1-12

▶動画 1-13

▶動画 1-14

▶動画 1-15

> ✓ **ここをおさえる：硬性コルセットの着用方法**
> 骨盤の位置がズレないように装着し，下段のベルトはきつくしっかりと締め，上段のベルトは少し弛めに装着するとコルセットのズレが予防できる（図 62）．

4) 入院生活での周囲動作

腰椎固定術後症例の入院中は，体幹を屈曲させなくても履けるような靴が望ましい．紐などの靴は履く際に体幹の可動性を伴うため，避けるように指導する．また，周囲の物を取る際は，体幹の回旋は控えるように指導する．

5) 階段昇降・床上動作

術後 1～2 週にかけて，階段昇降動作や床上動作の獲得を目指す．階段昇降や床上

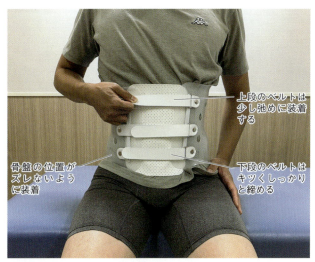

図62 コルセットの着用方法

動作の獲得は退院許可の目安とする．

術後疼痛に対するアプローチ

1）ポジショニング

　TLIFのような，腰背部から進入し，創部痛が強い症例は，側臥位をとらせ腰背部の筋をリラックスさせたポジショニングをとる．膝の間に枕を挟むと，より腰背部の筋をリラックスさせることができる．

　XLIF®やOLIFのような腹部を切開して側方から進入した症例は，大腿前面および鼠径部の疼痛を伴う症例が少なくない[26]．この疼痛は，手術による大腰筋への侵襲が原因であることが考えられている[42]．そのため術直後より，膝窩に高めのクッションを入れて股関節を屈曲位にしたポジショニングをすることで，大腰筋を伸張させないようにして疼痛の軽減を図る（図63）．

2）アイシング

　術後に術創周囲の皮膚感覚（知覚）が回復してきたら，積極的なアイシングを実施して鎮痛化を図る（図64）．術後2週間は術創部の熱感・腫脹が強いため，積極的に行う．退院後も継続して，アイシングができるように指導する．

 ここをおさえる

急性期での1回のアイシングは患部の感覚がなくなるまで15〜20分間冷却する．冷却したら一度冷却材を外す．感覚が戻ってきたら再度15〜20分冷却する．これを可能な限り繰り返す．退院後は，疼痛や熱感がある際に15〜20分冷却する．

3）軟部組織モビライゼーション

　手術侵襲による疼痛により，周囲の筋は筋緊張が亢進して疼痛が出現しやすくな

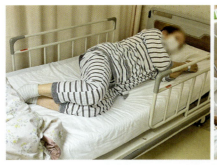
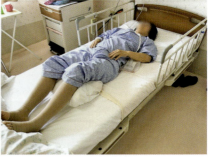

後方進入後患者　　　　　　　　側方進入後患者

図63　疼痛緩和にむけたポジショニング

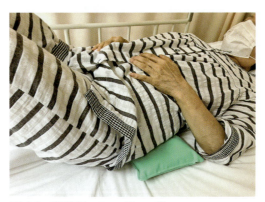

図64　術創部へのアイシング

る．筋緊張が出現している筋に対して軟部組織モビライゼーションを行う．軟部組織モビライゼーションは，疼痛を改善させる目的に加えて，瘢痕形成や隣接する組織の癒着を防止する目的で行う．

　TLIF，後方除圧術などの後方進入では，脊柱起立筋，腰方形筋の筋緊張が亢進しやすい．脊柱起立筋や腰方形筋に対する横断マッサージを行う（図31，32）．

　XLIF®やOLIFの側方進入では，術後早期には，大腰筋付近の軟部組織（腸骨筋などの股関節屈筋）に対する横断マッサージを実施する（図65）．XLIF®後症例の大腰筋に対する軟部組織モビライゼーションは，創部痛が軽減した時期より実施する（図66）．

> **ここに注意**
> 上前腸骨棘の上方は，椎体間に移植するための骨が一部採取されている症例もいる．そのような症例に対して腸骨筋のモビライゼーションを実施する場合は，疼痛に留意する必要がある．

4）電気療法

　術後の腰痛には，経皮的電気刺激療法（transcutaneous electrical nerve stimula-

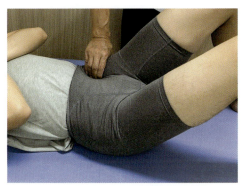

図65 腸骨筋に対する軟部組織モビライゼーション
腸骨筋のモビライゼーションは，患者を両膝立て位とし，上前腸骨棘の上方の内側に指を潜り込ませて，筋線維を横断するように圧を加えて動かす．

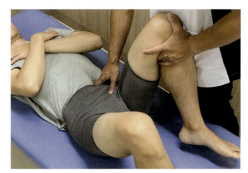

図66 大腰筋に対する軟部組織モビライゼーション
腹部前面の腹筋群の緊張を除くため股関節を屈曲位とし，腸骨稜の高さで腹直筋の筋腹外側から椎体に向かいゆっくりと手を押し込んでいき，モビライゼーションを行う．

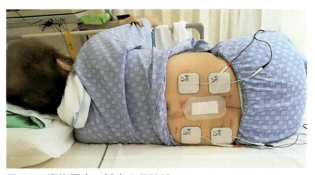

図67 術後腰痛に対するTENS
双方向電流，パルス幅0.25 msec，周波数100 Hz，強度10〜20 mA（最大許容値）にて30分行う．

tion；TENS）やパルス波を用いる[43,44]（図67）．

術後残存する神経根障害に対するアプローチ

術後に神経根障害による痺れや筋力低下が残存した症状に対して，神経モビライゼーションのスライダー法（図22）や神経の走行に応じた横断マッサージや梨状筋のストレッチングを行う（図47）．

また，残存した疼痛や痺れに対してTENSを行う．疼痛が出現している部位に電極を貼付して，パルス幅0.28 msec，35 Hz，強度は電気刺激によって不快感や疼痛が出現しない最大の強さにて1日1回30分間行う[45]（図68）．

可動域制限に対するアプローチ

腰椎固定術後症例において，腰椎の隣接関節である股関節や胸椎の可動域制限は，腰椎への過度なストレスの原因となる．そのため，術後早期より可能な範囲で，股関節中心にストレッチングを行い，股関節可動域や胸椎可動域の改善に努める．坐骨神

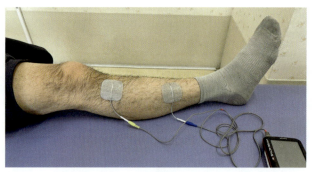

図68 下肢症状に対するTENS
疼痛が出現している部位に電極を貼付，パルス幅0.28 msec，35 Hz，強度は電気刺激によって不快感や疼痛が出現しない最大の強さにて30分行う．

経領域で疼痛を有している症例は，ハムストリングスや梨状筋の短縮を認めていることが多いため，ハムストリングスや梨状筋に対するストレッチングも行う（図40）．

胸椎の可動域制限に対しては，胸椎に対する関節モビライゼーションや壁を利用した胸椎伸展エクササイズを行う（図42）．

除圧術後症例においても，股関節の柔軟性の低下は，腰椎へのストレスの原因となるため，積極的に柔軟性を改善させていく．

> **ここに注意**
>
> 腰椎固定術後症例に対するストレッチングは，腰椎の過度な動きを出さないように注意して行う．

側方進入による大腰筋筋力低下に対するアプローチ

側方進入による術後，特に大腰筋を直接切開して進入するXLIF®では大腰筋の筋力低下が出現しやすい．術後に生じた大腰筋の筋力低下は転倒やADL障害を発生させる可能性があるため，術後早期より大腰筋のトレーニングを実施する．大腰筋（腸腰筋）は歩行スピードや歩幅に影響する筋であるため，歩容についても確認する．高齢者のすり足歩行は転倒の原因となるため，特に歩行中の股関節屈曲可動性不足がすり足歩行になっていないかを確認する．大腰筋の筋力低下は，術後6か月以内には改善することが報告されている[46]．

大腰筋は股関節の屈曲，外旋，外転作用以外に，腰椎前弯位では腰椎の伸展作用，腰椎後弯位では腰椎の屈曲作用といった，肢位により筋の習慣的機能の逆転を有する筋である．腰椎固定術後症例の腰椎後弯姿勢は，術後のADL障害や術後に起こり得る隣接椎間障害発生の要因となる[47,48]．そのため，腰椎の生理的前弯を意識した姿勢での大腰筋トレーニングを行う．座位で股関節屈曲運動を行う際は，股関節70°屈曲位になる高さに座面を調整すると，生理的前弯を保持しやすい．また，股関節屈筋の筋力低下が著明な症例には，座位にて体幹を前傾し股関節を屈曲させることで大腰筋の収縮を促す（図69）．

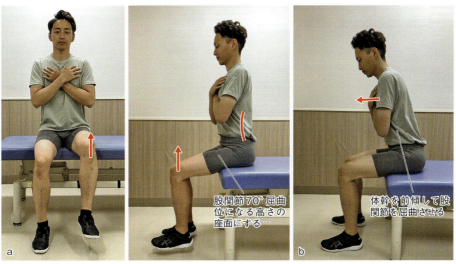

図69　大腰筋トレーニング
a: 股関節70°屈曲位になる高さに座面を調整すると，生理的前弯を保持しやすい．
b: 筋力低下が著明な症例には，体幹を前傾して股関節を屈曲させることで大腰筋の収縮を促す．

体幹筋に対するアプローチ

　腰椎術後には手術侵襲の影響で体幹筋力が低下する．体幹筋力の改善は，疼痛，ADLの改善に影響するため[49]，術後早期より積極的に腹横筋のトレーニングから開始し，段階的に負荷を増加させていく（図44，45）．
　腰椎固定術後症例は，骨癒合不全を起こさないように，過度な腰椎の動きを起こさない運動である脊柱中間位コントロールエクササイズ（neutral spine control exercises）を実施する．脊柱中間位コントロールエクササイズは体幹の可動性を伴うことなく体幹筋の筋活動を促せるエクササイズである[50]（図70，▶動画1-16，17）．
　除圧術後症例には，腰椎の可動性制限は特に設けず，疼痛の程度に応じた運動を実施する．

▶動画1-16

▶動画1-17

側方進入症例の腹横筋に対するアプローチ

　側方進入では外腹斜筋，内腹斜筋，腹横筋の各層を切開するため，後方進入の症例と比較して，腹横筋の機能不全が起こりやすい．また，下腹部手術を行った術創は，癒着性瘢痕形成を起こしやすく[51,52]，癒着性瘢痕形成は軟部組織の柔軟性を低下させ，腹横筋の収縮に影響を及ぼす．そのため，側方進入症例の腹横筋トレーニングでは，事前に術創部の柔軟性改善を目的とした術創へのモビライゼーションを行い[53]，腹横筋の収縮を促しやすくさせる（図71）．

ADL指導

　腰椎固定術後症例には，腰椎の動きを制限するために，硬性コルセットを3か月間着用するように指導する．靴下や靴の着脱動作は，座位にて下肢を組みながら行うと動作が行いやすい．また，動作中は腰椎屈曲（骨盤後傾）が生じないように，座面

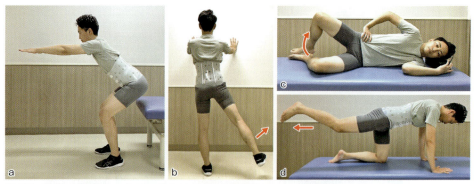

図70 脊柱中間位コントロールエクササイズ（Phase1：急性期）
a: スクワット，b: 股関節外転運動，c: 股関節開排運動による殿筋群トレーニング，d: 四つ這いでのトレーニング
a〜dでは腰椎の過度な運動を起こさないように注意する．立位，四つ這いのエクササイズはコルセット着用下で行うように指導する．

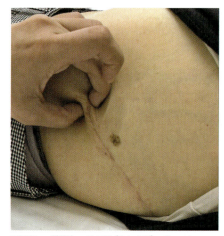

図71 術創へのモビライゼーション
術創へのモビライゼーションは，抜糸後，皮膚の上皮化が確認されてから実施する．創部周囲の組織から疼痛がでない範囲で，上下，左右，様々な方向に動かしていく．

の高さを高めに調整する．体幹の屈曲で床の物を拾う動作は，脊椎への負荷が高い動作であるため，膝を着き，なるべく物に近づきながら拾うように指導する（図72）．

除圧術後症例は，必要に応じてダーメンコルセットを着用する．ADLに特に制限は設けず，疼痛の程度に合わせた動作を行うように指導する．

外来フォローアップ（回復期）

1 評価・測定

股関節可動域，体幹筋機能，アライメント，歩行能力，バランス能力，身体活動

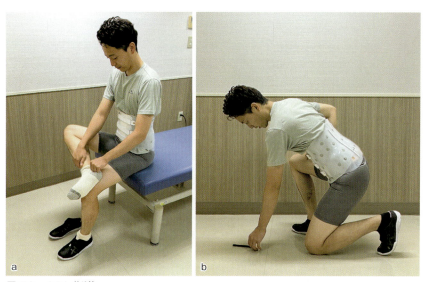

図72 ADL指導
a: 靴下の着脱, b: 床の物を拾う
術後3か月間は腰椎の過度な屈曲が起きないように指導する.

量, ADL能力を中心に評価を行う(保存療法の評価項目を参照).

身体活動量の評価

術後には, 疼痛やADL能力が改善するが, 身体活動量は同年代の健常者と比較すると低く, 長期成績においても改善しにくいといわれている[29]. 身体活動量の低下は, QOLの低下, 生活習慣病罹患率の増大, 死亡率の増大につながるため, 活動量計などを用いた評価を行い, 目標値の設定に役立てる.

腰椎不撓性によるADL制限の評価

腰椎固定術後には, 腰椎を固定することで腰椎の不撓性(柔軟性の低下)が出現し, 靴下を履く, 床の物を拾うなどの腰をかがめるADLが制限される. 特に3椎間以上の固定を伴う固定術で制限が生じやすい[54]. 腰椎不撓性によるADL制限の評価には日本語版 Lumbar Stiffness Disability Index (LSDI) を用いる[55]. LSDIは和式動作が反映されていないため, 筆者の施設ではLSDIに加えて, 和式動作5項目を加えた質問票を使用している(図73). 点数化する際は, 和式動作以外の1〜10の項目の結果を用いる.

2 リハビリテーションアプローチ

外来フォローアップでは, 筋力トレーニング(脊柱中間位コントロールエクササイズ), バランストレーニング, 有酸素運動(身体活動量改善)を中心としたリハビリテーションを実施する. また, 医師と相談しながら, 仕事復帰やスポーツ復帰を目指す.

	問題なく行える	少し難しく感じる	かなり難しく感じる	補助具やつかまる物が必要（靴ベラやベッド柵など）	全く行えない
1　一人で足をまげてズボンや下着をはく	0	1	2	3	4
2　腰をかがめて靴下や靴を履く	0	1	2	3	4
3　自動車を運転する	0	1	2	3	4
4　トイレでお尻を拭く	0	1	2	3	4
5　腰をかがめて床から小さな物を拾う	0	1	2	3	4
6　ベッド（布団）に寝る，または，ベッド（布団）から起きる	0	1	2	3	4
7　椅子に座る，または，椅子から立ち上がる	0	1	2	3	4
8　お風呂で腰をかがめて足を洗う	0	1	2	3	4
9　自動車に乗り込む，または，自動車から降りる	0	1	2	3	4
10　性行為をする	0	1	2	3	4
11　足の爪を切る	0	1	2	3	4
12　床に座る，または床から起き上がる	0	1	2	3	4
13　あぐらをかく	0	1	2	3	4
14　床に寝る，または，床から起き上がる	0	1	2	3	4
15　床を雑巾などでふく（雑巾がけ）	0	1	2	3	4

日常生活動作に関する質問表

腰の硬さやこわばりによって動作がどの程度難しくなっているか当てはまるものを選んで数字に1つ○をお付けください．（行っていない項目に関しては○をつけないで結構です）

▶動画 1-18

図73　日本語版 Lumbar Stiffness Disability Index ＋和式動作
日本語版 LSDI の 10 項目に和式動作 5 項目（11～15）を追加した評価票．
採点方法：(1～10 の合計点)/10（無回答がある場合は回答設問数で除す）×25
最大得点：100（得点が高いほど ADL 制限があることを示す）

▶動画 1-19

体幹筋に対するアプローチ

　腰椎固定術後症例は，術後3か月までは，脊柱中間位コントロールエクササイズを実施し，段階的に負荷量を増加させていく（図74，▶動画 1-18～21）．
　外来フォローアップ期間においても，除圧術後症例には，腰椎の可動性制限は特に設けず，疼痛の程度に応じた運動を実施する．

▶動画 1-20

▶動画 1-21

身体活動量に対するアプローチ

　生活習慣病の予防や健康寿命の延長の観点から積極的な身体活動量の向上が求めら

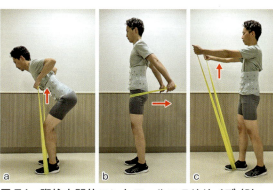
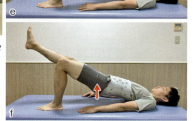

図74 脊柱中間位コントロールエクササイズ（Phase 2：回復期）
a～c：トレーニング用バンドによるトレーニング
d：体幹トレーニング
e：ブリッジエクササイズ
f：片脚ブリッジエクササイズ
腰椎の過度な運動を起こさないように注意する．立位，ブリッジエクササイズではコルセット着用下で行うように指導する．

れる．活動量計や歩数計を用いて，毎日の活動量（歩数など）を測り，日記などに記載し，セルフモニタリングすることで活動量を増加させることができる[56]．

腰椎不撓性によるADL制限に対するアプローチ

腰椎不撓性によるADL制限には，股関節屈曲の可動性を獲得することにより体幹の屈曲制限を代償させ，動作を獲得させていく．靴下やズボンの着脱，足の爪を切るなど，足元の動作には股関節屈曲に加えて外旋可動域が必要となる．股関節の可動性に加えて，困難な動作に対する動作練習も行っていく．術後3か月以降は体幹の屈曲運動を行っていく（図75）．

ADL指導

自動車の運転，仕事復帰，スポーツ活動の開始は，医師の許可のもと開始する．

1）自動車の運転，自転車

腰椎固定術後症例では，コルセットが外れる3か月を目安に，自動車の運転や自転車の運転を開始する．
除圧術後症例では，3～6週を目安に自動車の運転や自転車の運転を開始する．

2）仕事復帰

腰椎固定術後症例の仕事復帰は，デスクワークなどの軽労働であれば術後6週頃より，重労働であれば術後3～6か月頃より医師と相談しながら復帰を目指す．仕事の復帰率は軽労働と比較して重労働で低い[57]．
除圧術後症例の仕事復帰は，軽労働であれば術後2週頃より，重労働であれば術

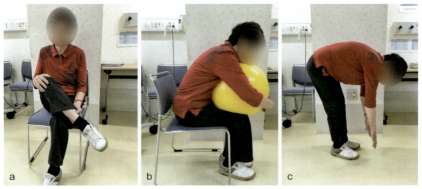

図 75　腰椎不撓性による ADL 制限に対するアプローチ
a: 靴の着脱練習，b: バランスボールを用いた体幹の屈曲運動，c: 立位体前屈運動
体幹の屈曲可動域の改善については，術後 3 か月以降に行っていく．腰椎を固定した部分は骨癒合して動かないので，固定椎体より上位の脊椎の柔軟性を改善させていく．

後 6 週頃より復帰を目指す．

3）スポーツ復帰

　腰椎固定術後の余暇活動，スポーツ復帰は，術後 3 か月頃よりスポーツの種類に合わせて，医師と相談しながら復帰を目指す．腰椎固定術後のゴルフは術後 6 か月頃からの復帰が多く[58]，術後 1 年頃には術前と同じレベルまで復帰が可能である[59]．ゴルフ動作のような体幹の回旋を伴うスポーツ動作は，十分に股関節の可動性を伴った動作ができるように指導する．

　除圧術後の余暇活動，スポーツ復帰は術後 4 週頃からスポーツの種目に合わせて開始する．

術後リハビリテーションの留意点

1　骨癒合不全

　腰椎固定術後に起こる骨癒合不全を発生させないために，術後 3 か月間は，腰椎の可動性（特に屈曲，回旋）を伴う運動療法や ADL は避けるように注意する．

2　隣接椎間障害（ASD）

　腰椎固定術後に発生する ASD は，アライメント不良も要因の 1 つとして考えられている[60,61]．術後の骨盤後傾，脊椎の後弯姿勢，スウェイバック姿勢には特に注意し，アライメント修正を行う．

　骨盤後傾，脊椎の後弯姿勢の改善には，体幹の伸展筋トレーニングを行うとともに，正しい姿勢を指導する（図 76）．
　スウェイバック姿勢には，トレーニング用バンドを使用したスウェイバック修正エクササイズを実施する（図 77，▶動画 1-22）．

▶動画 1-22

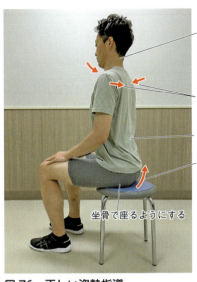

図76 正しい姿勢指導
骨盤を起こし，腰椎の生理的前弯を意識する．次に肩甲骨を内転させ胸を張る．軽く顎を引き，後頭部を軽く上に持ち上げる．腰背部は反りすぎず，筋はリラックスさせておくことがポイント．この姿勢を10〜20秒保持するようにし，5〜10回繰り返す．

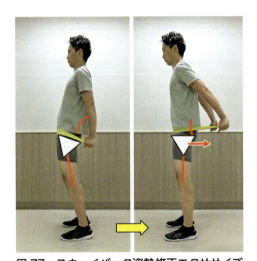

図77 スウェイバック姿勢修正エクササイズ
トレーニング用バンドを骨盤帯前面に置き，両手で握る．スウェイバックで前方に並進した骨盤を後方に引くとともに，上肢を伸展させトレーニング用バンドを引っ張る．骨盤を後方へ引き中間位に保持する感覚と背筋群への筋収縮を促すことができる．

1．腰部脊柱管狭窄症　87

文献

1) 日本整形外科学会診療ガイドライン委員会, 他（編）: 腰部脊柱管狭窄症ガイドライン2021. 改訂第2版, pp9-14, 南江堂, 2021
2) Sortland O, et al: Functional myelography with metrizamide in the diagnosis of lumbar spinal stenosis. *Acta Radiol* 355 (Suppl): 42-54, 1977
3) 大島正史, 他: 腰部脊柱管狭窄症の診断と治療—ガイドラインを中心に. *日大医誌* 71: 116-122, 2012
4) Kim HJ, et al: The risk assessment of a fall in patients with lumbar spinal stenosis. *Spine* 36: 588-592, 2011
5) Lee BH, et al: Comparison of effects of nonoperative treatment and decompression surgery on risk of patients with lumbar spinal stenosis falling: evaluation with functional mobility tests. *J Bone Joint Surg Am* 96: 1-6, 2014
6) Pourtaheri S, et al: Pelvic retroversion: a compensatory mechanism for lumbar stenosis. *J Neurosurg Spine* 27: 137-144, 2017
7) McDaniels-Davidson C, et al: Kyphosis and incident falls among community-dwelling older adults. *Osteoporos Int* 29: 163-169, 2018
8) Meyerding H: Spondylolisthesis. *Surg Gynecol Obstet* 54: 371-377, 1932
9) Wessberg P, et al: Central lumbar spinal stenosis: natural history of non-surgical patients. *Eur Spine J* 26: 2536-2542, 2017
10) Adamova B, et al: Outcomes and their predictors in lumbar spinal stenosis: a 12-year follow-up. *Eur Spine J* 24: 369-380, 2015
11) Minamide A, et al: The natural clinical course of lumbar spinal stenosis: a longitudinal cohort study over a minimum of 10 years. *J Orthop Sci* 18: 693-698, 2013
12) Matsudaira K, et al: The efficacy of prostaglandin E1 derivative in patients with lumbar spinal stenosis. *Spine* 34: 115-120, 2009
13) Onda A, et al: Limaprost alfadex and nonsteroidal anti-inflammatory drugs for sciatica due to lumbar spinal stenosis. *Eur Spine J* 22: 794-801, 2013
14) Fukusaki M, et al: Symptoms of spinal stenosis do not improve after epidural steroid injection. *Clin J Pain* 14: 148-151, 1998
15) Koc Z, et al: Effectiveness of physical therapy and epidural steroid injections in lumbar spinal stenosis. *Spine* 34: 985-989, 2009
16) Ammendolia C, et al: Effect of a prototype lumbar spinal stenosis belt versus a lumbar support on walking capacity in lumbar spinal stenosis: a randomized controlled trial. *Spine J* 19: 386-394, 2018
17) Goren A, et al: Efficacy of exercise and ultrasound in patients with lumbar spinal stenosis: a prospective randomized controlled trial. *Clin Rehabil* 24: 623-631, 2010
18) Delitto A, et al: Surgery versus nonsurgical treatment of lumbar spinal stenosis: a randomized trial. *Ann Intern Med* 162: 465-473, 2015
19) Minetama M, et al: Supervised physical therapy vs. home exercise for patients with lumbar spinal stenosis: a randomized controlled trial. *Spine J* 19: 1310-1318, 2019
20) Backstrom KM, et al: Lumbar spinal stenosis-diagnosis and management of the aging spine. *Man Ther* 16: 308-317, 2011
21) Whitman JM, et al: A comparison between two physical therapy treatment programs for patients with lumbar spinal stenosis: a randomized clinical clinical trial. *Spine (Phila Pa 1976)* 31: 2541-2549, 2006
22) Simotas AC, et al: Nonoperative treatment for lumbar spinal stenosis. Clinical and outcome results and a 3-year survivorship analysis. *Spine* 25: 197-203, 2000
23) Pua YH, et al: Treadmill walking with body weight support is no more effective than cycling when added to an exercise program for lumbar spinal stenosis: a randomised controlled trial. *Aust J Physiother* 53: 83-89, 2007
24) Tan MWP, et al: Comparison of outcomes between single-level lateral lumbar interbody fusion and transforaminal lumbar Interbody fusion: a meta-analysis and systematic review. *Clin Spine Surg* 34: 395-405, 2020
25) Hsieh PC, et al: Anterior lumbar interbody fusion in comparison with transforaminal lumbar interbody fusion: implications for the restoration of foraminal height, local disc angle, lumbar lordosis, and sagittal balance. *J Neurosurg Spine* 7: 379-386, 2007
26) Epstein NE: Review of risks and complications of extreme lateral interbody fusion (XLIF). *Surg Neurol Int* 10: 237, 2019
27) Li JX, et al: Oblique lumbar interbody fusion: technical aspects, operative outcomes, and complications. *World Neurosurg* 98: 113-123, 2017

28) Tousignant M, et al：The Modified-Modified Schober Test for range of motion assessment of lumbar flexion in patients with low back pain：a study of criterion validity, intra- and inter-rater reliability and minimum metrically detectable change. *Disabil Rehabil* 27：553-559, 2005
29) Smuck M, et al：Objective measurement of function following lumbar spinal stenosis decompression reveals improved functional capacity with stagnant real-life physical activity. *Spine J* 18：15-21, 2018
30) 竹井　仁，他（編）：系統別・治療手技の展開．改訂第3版，pp206-224，協同医書出版社，2014
31) McGregor AH, et al：Rehabilitation following surgery for lumbar spinal stenosis. A Cochrane review. *Spine* 39：1044-1054, 2014
32) Greenwood J, et al：Rehabilitation Following Lumbar Fusion Surgery：A Systematic Review and Meta-Analysis. *Spine* 41：E28-36, 2016
33) Mancuso CA, et al：Development and testing of an expectations survey for patients undergoing lumbar spine surgery. *J Bone Joint Surg Am* 95：1793-1800, 2013
34) Nielsen PR, et al：Prehabilitation and early rehabilitation after spinal surgery：randomized clinical trial. *Clin Rehabil* 24：137-148, 2010
35) Oba H, et al：A prospective study of recovery from leg numbness following decompression surgery for lumbar spinal stenosis. *J Orthop Sci* 22：670-675, 2017
36) Mancuso CA, et al：Fulfillment of patients' expectations of lumbar and cervical spine surgery. *Spine J* 16：1167-1174, 2016
37) Yamasaki K, et al：Prevalence and risk factors of deep vein thrombosis in patients undergoing lumbar spine surgery. *J Orthop Sci* 22：1021-1025, 2107
38) Bevevino AJ, et al：Systematic review and meta-analysis of minimally invasive transforaminal lumbar interbody fusion rates performed without posterolateral fusion. *J Clin Neurosci* 21：1686-1690, 2014
39) Wu RH, et al：Minimal access versus open transforaminal lumbar interbody fusion：meta-analysis of fusion rates. *Spine* 35：2273-2281, 2010
40) Hackenberg L, et al：Transforaminal lumbar interbody fusion：a safe technique with satisfactory three to five year results. *Eur Spine J* 14：551-558, 2005
41) Lauber S, et al：Clinical and radiologic 2-4-year results of transforaminal lumbar interbody fusion in degenerative and isthmic spondylolisthesis grades 1 and 2. *Spine* 31：1693-1698, 2006
42) Cummock MD, et al：An analysis of postoperative thigh symptoms after minimally invasive transpsoas lumbar interbody fusion. *J Neurosurg Spine* 15：11-18, 2011
43) Unterrainer AF, et al：Postoperative and preincisional electrical nerve stimulation TENS reduce postoperative opioid requirement after major spinal surgery. *J Neurosurg Anesthesiol* 22：1-5, 2010
44) Sorrell RG, et al：Evaluation of pulsed electromagnetic field therapy for the treatment of chronic postoperative pain following lumbar surgery：a pilot, double-blind, randomized, sham-controlled clinical trial. *J Pain Res* 11：1209-1222, 2018
45) Wang L, et al：Clinical effects of electrical stimulation therapy on lumbar disc herniation-induced sciatica and its influence on peripheral ROS level. *J Musculoskelet Neuronal Interact* 18：393-398, 2018
46) Sembrano JN, et al：Two-year comparative outcomes of MIS lateral and MIS transforaminal interbody fusion in the treatment of degenerative spondylolisthesis：part Ⅰ：clinical findings. *Spine* 41：S123-132, 2016
47) Blondel B, et al：Impact of magnitude and percentage of global sagittal plane correction on health-related quality of life at 2-years follow-up. *Neurosurgery* 71：341-348, 2012
48) Phan K, et al：Relationship between sagittal balance and adjacent segment disease in surgical treatment of degenerative lumbar spine disease：meta-analysis and implications for choice of fusion technique. *Eur Spine J* 27：1981-1991, 2018
49) Tarnanen S, et al：The early changes in trunk muscle strength and disability following lumbar spine fusion. *Disabil Rehabil* 35：134-139, 2013
50) Sami P, et al：Neutral spine control exercises in rehabilitation after lumbar spine fusion. *J Strength Cond Res* 28：2018-2025, 2014
51) Parker MC, et al：Postoperative adhesions：ten-year follow-up of 12,584 patients undergoing lower abdominal surgery. *Dis Colon Rectum* 44：822-829, 2001
52) Molegraaf MJ, et al：Twelve-year outcomes of laparoscopic adhesiolysis in patients with chronic abdominal pain：a randomized clinical trial. *Surgery* 161：415-421, 2017
53) Deflorin C, et al：Physical Management of Scar Tissue：A Systematic Review and Meta-Analysis. *J Altern Complement Med* 26：854-865, 2020
54) Kimura H, et al：Effects of Lumbar Stiffness After Lumbar Fusion Surgery on Activities of Daily Living. *Spine* 41：719-727, 2016
55) Furuya H, et al：Construct validity and reliability of the Japanese Version of the Lumbar Stiffness Dis-

ability Index. *Spine* 46：333-337, 2021
56) Bravata DM, et al：Using pedometers to increase physical activity and improve health：a systematic review. *JAMA* 298：2296-2304, 2007
57) Takahashi T, et al：Surgical outcome and postoperative work status of lumbar discogenic pain following transforaminal interbody fusion. *Neurol Med Chir (Tokyo)* 51：101-107, 2011
58) Abla AA, et al：Return to golf after spine surgery. *J Neurosurg Spine* 14：23-30, 2011
59) Shifflett GD, et al：Return to Golf After Lumbar Fusion. *Sports Health* 9：280-284, 2017
60) Kumar MN, et al：Correlation between sagittal plane changes and adjacent segment degeneration following lumbar spine fusion. *Eur Spine J* 10：314-319, 2001
61) Phan K, et al：Relationship between sagittal balance and adjacent segment disease in surgical treatment of degenerative lumbar spine disease：meta-analysis and implications for choice of fusion technique. *Eur Spine J* 27：1981-1991, 2018

〔古谷英孝〕

2 脊椎圧迫骨折

> **Check Point**
> - 脊椎圧迫骨折の疾患の特徴と症状を理解する
> - 脊椎圧迫骨折の保存療法（リハビリテーション）の進めかたを理解する
> - 脊椎圧迫骨折に対する手術療法と術後のリハビリテーションの進めかたを理解する

1 疾患の基礎

疾患の概念と特徴

　脊椎圧迫骨折（vertebral compression fracture；VCF）は，椎体に対する軸方向の圧迫力により生じる骨折である．骨折の原因として，高所からの転落・スポーツ外傷・交通事故などの高エネルギー外傷で起こる外傷性骨折や，椎体の構築学的強度が低下したことで起こる骨粗鬆症・骨軟化症などの脆弱性骨折，転移性・原発性骨腫瘍などの局所病変から生じる病的骨折がある．VCFの代表的な骨折として，胸椎・腰椎の骨粗鬆症性椎体骨折（osteoporotic vertebral fracture；OVF）が挙げられる．OVFはその社会的背景から，保存療法・術後後療法においてリハビリテーションが重要な役割を担っている．本項ではOVFの疫学的特徴からリハビリテーションの進めかたについて，その原疾患である骨粗鬆症も含めて解説する．

　日本における人口構造は，少子高齢化が進み，2025年には75歳以上の人口が全人口の約18％，2040年には65歳以上の人口が全人口の約35％となり，2070年には高齢化率は39％の水準になる[1]と推計されている．1947〜1949年生まれの「団塊の世代」が75歳以上になることで生じる労働資源の不足や社会保障費の増大などの「2025年問題」は，医療現場にとっても大きな課題となる．2019年の国民生活基礎調査[2]において，要介護度別にみた介護が必要となった主な原因として，要支援者・要介護者ともに骨折・転倒は第3位であった．高齢者の骨折において，その背景には骨粗鬆症が要因として挙げられる．国内での大規模疫学調査による骨粗鬆症の有病率は，Dual Energy X-ray Absorptiometry（DXA）法による骨密度測定で診断した場合は，第2〜第4腰椎（L2-L4）で男性3.4％，女性19.2％，大腿骨頸部で男性12.4％，女性26.5％であり，骨粗鬆症有病者数を推定すると1,280万人であった[3]．骨粗鬆症による脆弱性骨折のうち，OVFは大腿骨近位部骨折と比較して約2倍の頻度でみられ[4]，85歳以上の超高齢者患者が占める割合が年々増加している[5]．また，骨粗鬆症性の骨折後の追跡調査で，国外の報告ではOVFの既往がある女性は，骨折

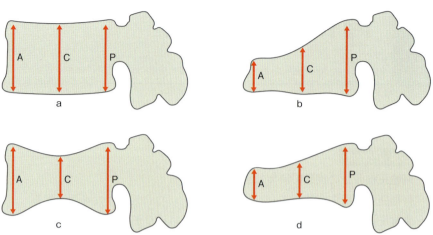

図1 定量的評価（QM）法
a：正常な椎体
b：楔状椎；椎体の前縁の高さが減少　A/P＜0.75
c：魚椎；椎体の中央がへこむ変形　C/A＜0.8またはC/P＜0.8
d：扁平椎；椎体の全体にわたって高さが減少する変形．上位または下位椎体と比較してA，C，Pおのおのが20％以上減少
C/A，C/Pのいずれかが0.8未満，またはA/Pが0.75未満の場合は圧迫骨折と判定する．椎体の高さが全体的に減少する場合（扁平椎）には，判定椎体の上位または下位のA，C，Pより各々が20％以上減少している場合を圧迫骨折とする．
[森　諭史，他：椎体骨折評価基準（2012年度改訂版）．Osteoporo Jpn 21：25-32，2013より一部改変]

の既往がない場合と比較して，OVFは4.4倍，大腿骨近位部骨折は2.3倍，橈骨遠位端骨折は1.4倍骨折のリスクが上昇し[6]，国内の報告でもOVF患者は大腿骨近位部骨折患者より骨折リスクが1.11倍高かった[7]．

OVFの診断は画像所見を用いる．X線検査では，胸腰椎側面画像から椎体変形を評価する．椎体骨折評価基準[8]では，定量的評価法（quantitative measurement；QM法），半定量的評価法（semiquantitative method；SQ法）を用いる．QM法は，椎体の前縁高，中央高，後縁高を計測する方法である(図1)．SQ法は，骨折による変形の程度を分類（グレード0〜3）する方法である(図2)．ただし，臨床的な骨折例でX線画像上明らかに骨皮質の連続性が断たれたものは，上記の変形に至らなくとも椎体骨折と判定する．MRI検査は，骨折が新鮮骨折か陳旧性骨折か判断することに有用であり，矢状面像のT1強調画像で，椎体に限局して低信号がみられる場合も椎体骨折と判定する．その他，CT検査は骨折線や骨片の転移など骨折の三次元立体構造の把握に有用であり，骨シンチグラフィーは新鮮骨折や多発椎体病変の把握に有用である．また，骨折の有無は，原発性骨粗鬆症の診断基準（2012年度改訂版）[9]として用いられる(表1)．

疾患のアプローチに必要な脊椎の生体力学的特徴

胸椎や腰椎の骨構造について，椎体は海綿骨の比率が高く，その周囲を薄くて硬い

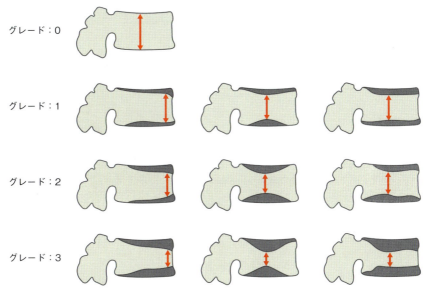

図2 半定量的評価（SQ）法
骨折椎体の変形の程度を，隣接椎体と比較した場合の椎体高または椎体面積の減少率から判定する．グレード1以上を椎体骨折とする．
グレード0：正常
グレード1（軽度の骨折）：椎体高（前縁高，中央高，後縁高）20〜25％低下，椎体面積10〜20％減少
グレード2（中等度の骨折）：椎体高25〜40％低下，椎体面積20〜40％減少
グレード3（高度の骨折）：椎体高40％低下，椎体面積40％減少
［森 諭史，他：椎体骨折評価基準（2012年度改訂版）．*Osteoporo Jpn* 21: 25-32, 2013 より一部改変］

表1　原発性骨粗鬆症の診断基準（2012年度改訂版）

I. 脆弱性骨折（注1）あり
1. 椎体骨折（注2）または大腿骨近位部骨折あり
2. その他の脆弱性骨折（注3）があり，骨密度（注4）がYAMの80％未満

II. 脆弱性骨折なし
骨密度（注4）がYAMの70％以下または−2.5 SD以下

YAM：若年成人平均値（腰椎では20〜44歳，大腿骨近位部では20〜29歳）
注1：軽微な外力によって発生した非外傷性骨折．軽微な外力とは，立った姿勢からの転倒か，それ以下の外力をさす．
注2：椎体骨折のうち，3分の2は無症候性であることに留意するとともに，鑑別診断の観点からも脊椎X線像を確認することが望ましい．
注3：その他の脆弱性骨折：軽微な外力によって発生した非外傷性骨折で，骨折部位は肋骨，骨盤（恥骨，坐骨，仙骨を含む），上腕骨近位部，橈骨遠位端，下腿骨．
注4：骨密度は原則として腰椎または大腿骨近位部骨密度とする．また，複数部位で測定した場合にはより低い％値またはSD値を採用することとする．腰椎においてはL1〜L4またはL2〜L4を基準値とする．ただし，高齢者において，脊柱変形などのために腰椎骨密度の測定が困難な場合には大腿骨近位部骨密度とする．大腿骨近位部骨密度には頸部またはtotal hip (total proximal femur) を用いる．これらの測定が困難な場合は橈骨，第二中手骨の骨密度とするが，この場合は％のみ使用する．
低骨量をきたす骨粗鬆症以外の疾患または続発性骨粗鬆症を認めず，骨評価の結果が上記の条件を満たす場合，原発性骨粗鬆症と診断する．
付記
　骨量減少（骨減少）[low bone mass (osteopenia)]：骨密度が−2.5 SDより大きく−1.0 SD未満の場合を骨量減少とする．
［宗圓 聰，他：原発性骨粗鬆症の診断基準（2012年度改訂版）．*Osteoporo Jpn* 21: 9-21, 2013 より］

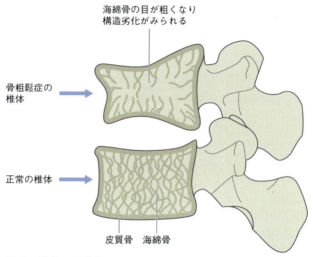

図3 椎体の骨構造
骨粗鬆症により海綿骨の骨代謝バランスが影響を受け，構造劣化を起こすことで骨強度の低下が生じる．

皮質骨が取り囲んでいる（図3）．海綿骨は，皮質骨に比べて骨代謝が活発であるがゆえに，骨代謝のバランスに影響を受けやすい．閉経後の女性でVCFを有すると海綿骨の構造劣化がみられ[10]，椎体の脆弱化には海綿骨の構造劣化が関与している．そのため骨粗鬆症では，海綿骨を多く含む椎体は早く骨量が減少し骨強度の低下が起こる．

　立位姿勢における脊椎矢状面アライメントは，良好な体幹機能の指標となる．通常の安静姿勢における脊椎の生理的な弯曲は，おおよそ頸椎前弯は30〜35°，胸椎後弯は40°，腰椎前弯は45°である[11]．脊椎の運動性について，胸椎は，肋骨や胸骨と胸郭を形成しており，力学的に安定している．そのため胸椎は，他の脊椎と比較して可動域が小さく，椎間関節は上関節突起が後方，下関節突起が前方と，前額面を向いていることから，ある程度の側屈・回旋可動域が許容されるが，屈曲・伸展の可動域は制限される．胸椎は，下位になるほど腰椎の構造と近づくため，回旋・側屈の可動域が制限され，屈曲・伸展の可動域がやや許容される．腰椎は，頭部・体幹部の質量を支え，下肢との連結があるため，頸椎・胸椎より椎体が大きく，強度が必要となる．腰椎の椎間関節は上関節突起が内方，下関節突起が外方と，矢状面を向いていることから，屈曲・伸展の可動域は大きいが，回旋は制限される（図4）[12]．胸椎と腰椎の移行部（胸腰椎移行部）は，一般的に第11胸椎（T11）からL2とされている．胸腰椎移行部は，矢状面方向の可動域が小さい胸椎と可動域が大きい腰椎の接合部であることから，屈曲・伸展の動きに伴う応力が集中しやすい特徴がある[13]．以上の生体力学的特徴から，胸腰椎移行部から腰椎にかけては，骨粗鬆症による海綿骨の構造劣化により骨強度が低下することで，体幹の質量を十分に支えることができずに圧迫骨折が生じやすい．

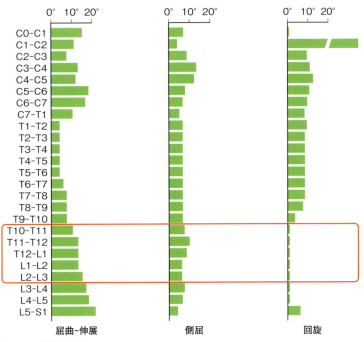

図4 脊椎可動性
胸腰椎移行部で回旋可動域が制限され，屈曲・伸展の可動域が大きくなる．
(White AA Ⅲ, et al: Clinical biomechanics of the spine. JB Lippincott, Philadelphia, 1978 より)

 ここをおさえる

骨粗鬆症による椎体の骨強度の低下，脊椎屈曲・伸展の動きに伴う胸腰椎移行部へのメカニカルストレスを理解することは，リハビリテーションの運動療法における姿勢や強度の設定，患者教育における姿勢・動作指導の方法を理解することにつながる．

病態

　骨折の不安定性の鑑別には，デニスのthree-column theory[14]が用いられることが多い．この分類では，脊椎を3本の柱（anterior column；前方支柱，middle column；中央支柱，posterior column；後方支柱）に分けて考える．anterior columnは前縦靱帯と椎体・椎間板の前方部分，middle columnは椎体・椎間板の後方部分と後縦靱帯，posterior columnは椎弓根より後方に位置する椎間関節，関節包，棘突起，棘上・棘間靱帯の後方要素で構成される（**図5**）[15]．anterior columnのみ損傷された骨折は，椎体後方部分と後方要素の損傷がないため神経障害が出現する可能性が低い安定型の骨折である．anterior columnとmiddle columnが損傷された骨折は破裂骨折（burst fracture）と呼ばれ，椎体後壁の脊柱管内突出による神経障害の危

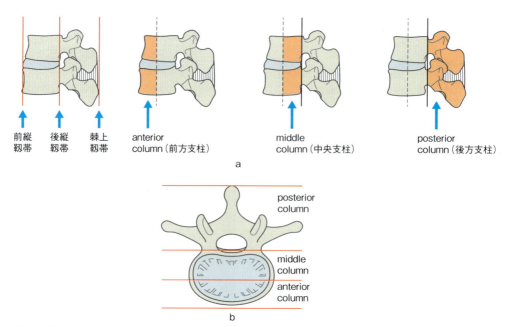

図5　three-column theory
a: 矢状面，b: 横断面
[中村博亮：脊椎・脊髄損傷．松野丈夫，他（編）：標準整形外科学．第12版，pp841-867，医学書院，2015より一部改変]

険性が高く，不安定型の骨折である．posterior column である後方要素と後方靱帯群が損傷された破裂骨折は最も不安定な骨折である．よくみられる圧迫骨折は，anterior column の損傷された状態である．

　骨粗鬆症は，それ自体で臨床症状が生じるわけではないが，骨強度が低下し，骨折の危険性が高まっており，椎体骨折がない症例においても生活の質（quality of life；QOL）の低下を有している[16]．骨粗鬆症を有する患者が，転倒などにより OVF を発症することで，骨・関節のアライメントの変化が起こり，結果として疼痛や運動機能低下，日常生活動作（activities of daily living；ADL）の障害を引き起こす．骨粗鬆症患者における ADL 調査では，椎体骨折および脊柱変形を有する群は，起居動作，歩行動作，身辺作業動作時間が遅延していた[17]．筋力や身体機能が低下している状態であるサルコペニアと OVF に関する調査では，女性骨粗鬆症患者において下肢筋量低下とサルコペニアを有することが OVF の危険因子[18]であり，OVF で入院加療した患者において，サルコペニアを有することが初診時および退院時の Barthel Index と退院後の転帰における在宅復帰に影響していた[19]．OVF では，サルコペニアを有することが機能障害や能力障害に影響を与える可能性がある．また，OVF 後の健康関連 QOL には心因性要素の関与が示唆されている[20]．このように OVF は，骨折の病態だけではなく，身体機能から QOL まで様々な障害を引き起こしており，加齢により受傷前からフレイルの状態を有している可能性もあるため，複雑な病態を呈している．

　さらに骨折椎体の圧潰進行，続発性骨折の発生など治療経過で問題が生じることも

ある．OVF後の偽関節の場合には，椎体圧潰が進行し，椎体後壁の破壊と脊柱管内への嵌入を認めた場合に遅発性神経障害を生じる可能性がある．また，VCFの存在や骨折椎体数は生命予後にも関連しており[21]，その治療経過によって，さらなるQOL障害へつながる可能性がある．

> **ここに注意**
>
> フレイルは，加齢とともに心身の活力（運動機能や認知機能など）が低下し，生活機能が障害され，心身の脆弱性が出現した状態である．OVF患者は高齢で，フレイルの状態を有している可能性があるため，骨折の治療だけではなく，多面的な評価・治療が必要であることを理解しておく．

臨床症状

1 急性期（臥床期・離床期）

疼痛

臥床期の疼痛は，寝返りや起き上がりといった体動時の骨折部の不安定性や骨膜刺激による腰背部痛であり，骨折レベルの圧痛と叩打痛がみられる．多くの場合は，骨折レベルに一致した疼痛がみられるが，腰背部外側や殿部，大腿部への放散痛など関連痛[22]として，骨折部位から離れた部位の疼痛を訴える場合もある．

離床期では，座位や立位で疼痛を訴える場合があり，骨折部の疼痛だけではなく，筋性，椎間板性，椎間関節性，仙腸関節性疼痛が関与している場合がある[23]．その原因として，臥床期の骨折部の疼痛による腰背部筋のスパズムの発生や，受傷前から退行変性していた腰部組織に対する非荷重位から荷重位になることでの圧縮ストレスによる可能性がある．また，不安定型の骨折では，椎体後壁が脊柱管内へ突出することでの神経障害が出現する可能性があり，骨折レベルの神経支配領域における疼痛がみられることもある．

筋力低下

急性期では，疼痛による筋出力の低下がみられる．また，不安定型の骨折では，神経障害により，骨折レベルの神経支配領域における筋力低下がみられることもある．ただし，OVF患者は高齢者が多く，フレイルの状態であれば受傷前から四肢・体幹筋量が低下している場合もある．

関節可動域制限

急性期では，疼痛により背臥位が困難であることが多い．そのため側臥位での臥床時間が長くなる．側臥位では持続的に頭頸部・脊柱・下肢の屈曲位をとりやすく，筋の柔軟性低下による可動域制限を生じやすい．また，受傷前からの後弯姿勢による体幹，四肢の可動域制限[24, 25]を有していることもある．

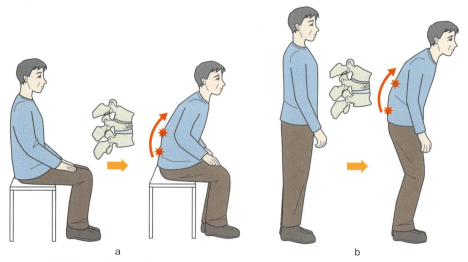

図6 後弯姿勢（座位・立位）
a: 圧迫骨折による座位姿勢の変化，b: 圧迫骨折による立位姿勢の変化
圧迫骨折により後弯姿勢を呈する．後弯姿勢による脊柱アライメント不良は，脊柱起立筋の過活動を生じ，筋・筋膜性腰痛，筋付着部痛の要因となる．

後弯姿勢

　急性期離床期の座位・立位姿勢で，後弯姿勢がみられる．臥床期で身体機能が低下していることから，抗重力姿勢での姿勢保持が困難であり，さらに圧迫骨折は anterior column の損傷で椎体前方が圧潰しているため，後弯姿勢をとりやすい（図6）．後弯姿勢は，重心が前方へ変位するため，椎体には圧縮ストレスが加わり，骨折椎体のさらなる圧潰，その他の椎体の新規骨折の発生につながる可能性がある．また，後弯姿勢は腰背部筋の過活動を生じ筋・筋膜性腰痛，筋付着部痛の要因にもなる．よって離床期では，脊柱の支持性を高めるとともに，後弯姿勢の予防として，体幹装具を装着する．

> **ここをおさえる**
>
> 後弯姿勢の要因は，骨折による椎体の圧潰や体幹筋機能低下であり，後弯姿勢が習慣化すると慢性腰痛の誘因となる．後弯姿勢の要因が骨・関節の変形であれば，姿勢の改善は困難な場合があり，疼痛に対するアプローチが主となる．後弯姿勢の要因を把握することは，治療プログラムを立案するうえでも大切である．

2 回復期

疼痛

　回復期において，骨癒合が順調に得られていれば疼痛は軽減している．骨折部の骨癒合が得られていない場合は，急性期と同様に体動時の腰背部痛がみられる．体幹装具装着の不具合がある場合に，骨癒合が完全でない骨折部へのメカニカルストレスによる疼痛がみられることもある．また，日常生活の活動量が高まったことで腰背部筋

をはじめとした腰部組織へのメカニカルストレスによる疼痛がみられることもある．急性疼痛がみられた場合は，骨折椎体の圧潰，隣接椎体などの続発性骨折の疑いがあるため，速やかに医師へ報告する．

筋力低下

疼痛が強い症例は，臥床期が長期化することで廃用性筋萎縮が生じ，脊柱起立筋をはじめ腸腰筋，大殿筋，大腿四頭筋，下腿三頭筋などの抗重力筋の機能不全による筋力低下がみられることがある．骨粗鬆症患者における等尺性背筋力は，脊椎後弯角やQOLと関連する[26,27]．

関節可動域制限

疼痛が強い症例は臥床期が長期化することで，廃用性の四肢・体幹筋の伸張性低下を生じる可能性がある．骨粗鬆症患者においては，脊柱の屈曲・伸展可動性低下がQOLに影響する[27,28]．

後弯姿勢

回復期では，身体活動量を増加させていくことが重要であり，立位動作の頻度も増加させていく．自宅退院を目標とする場合，床上動作や家事動作も必要となる．退院に向けて，それらのADLの獲得を進めるが，後弯姿勢により各動作での骨折椎体の圧潰，隣接椎体骨折発生のリスクが高まる．後弯姿勢の影響として，VCFの既往で胸椎後弯が大きいほど新規VCFの発生率が増加し[29]，下位腰椎の骨折では腰椎前弯が減少する．そのため，骨折に伴う局所後弯の代償ができずに体幹前方傾斜が大きくなることで腰痛強度も大きくなり[30]，QOLの低下[31]へとつながる．また，腹圧の上昇による逆流性食道炎の影響により食欲が減退することや，膀胱内圧を上昇させ失禁が起こりやすくなる[32]．

バランス能力低下

OVF患者の脊柱アライメントは，後弯姿勢が多くみられ，矢状面でのアライメント不良は，バランス能力の低下につながる．後弯姿勢とバランスの調査では，後弯角度の大きさが運動能力の低下と関連しており[33]，腰椎後弯が脊柱の傾斜と姿勢バランスに影響していた[34]との報告がある．

3 生活期

疼痛

生活期では，通常は骨折椎体の骨癒合は得られており，日常生活における後弯など不良姿勢に伴う腰部組織へのメカニカルストレスから生じる腰背部痛が主となる．OVF後の腰痛と脊柱アライメントについて，骨折椎体の後弯角が腰痛に強く影響を与えるが，受傷後24週の経過で全脊柱アライメントの変化はみられず，全脊柱アライメント不良による腰痛は受傷前からの可能性もある[35]との報告がある．急性疼痛がみられる場合は，新規骨折の疑いがあるため，速やかに医師へ報告する．

また，骨癒合が得られず，偽関節によって疼痛が生じる場合がある．新鮮骨折では，寝返りや起き上がりといった体動時痛が強いが，偽関節ではそれらの動作に加え，座位保持，立位保持での疼痛も生じる[36]．これは椎体内の不安定性に加え，椎体圧潰，楔状化による局所後弯が進行し[35]，腰背部筋の伸張，椎間関節や棘間靱帯の緊張による疼痛と考えられる．

関連痛については，胸腰椎移行部骨折後の遷延癒合例に，上殿皮神経障害で腸骨稜上に関連痛が生じる頻度が多く[37]，MRIで予後不良因子（T2強調画像で高信号型，または低信号広範型）を持たない保存加療症例で6か月後の遺残腰痛のリスクは初診時の殿部の関連痛であった[38]との報告がある．

日常生活動作障害

OVFに脊柱の後弯変形を伴うことで，起居動作や歩行動作において動作時間の遅延などの障害がみられる．また，急性期から回復期における廃用性の筋力低下，関節可動域制限により，日常生活における活動範囲の狭小化が生じる．その他，骨粗鬆症に伴う新鮮骨折の予防のため，前屈や回旋動作を避けることでの活動制限もみられる．

転倒

退院後の自宅，施設での生活では活動範囲が拡大するため，転倒リスクが高まる．また，転倒に関連する姿勢の要因として，頸椎弯曲も含めた後弯姿勢[39]や，胸椎後弯の増加[40]，背筋力や腰椎前弯の減少[41]が挙げられる．

QOL障害

骨折による脊柱の後弯変形によってQOLが低下する．脊柱の後弯変形を有する症例は，有さない症例と比較して，痛み，家事動作，姿勢・体型，転倒・心理的要素のQOL点数が低い[42]との報告がある．

自然経過

OVF患者の多くは，保存的治療で治癒が得られる[43]．OVFの病態は，「いつのまにか骨折」ともいわれる無症候性で経過する場合もあれば，疼痛が強くADL制限を伴う場合や後弯変形を呈する場合など様々である．そのため，正確な自然経過を把握するのは難しく，また，最も有効な保存的治療についてはいまだ明確な解答はない．

国内の報告では，OVFの進行性椎体圧潰や偽関節発生の調査で，36.6%が進行性椎体圧潰を呈し，最終的に13.9%が偽関節，神経障害の合併が発生し，そのうち手術治療が施行されたのは3.0%であった[44]．その他の報告では，OVF後偽関節の発生率は9.8%で，その危険因子は後壁損傷であった[45]．OVF後の長期予後，特に生命予後や，寝たきり，高度疼痛残存などの極度な日常生活制限についての調査では，受傷時の椎体後壁損傷と受傷後6か月時の高度椎体圧潰が重大な長期予後不良に影響を及ぼしていた[46]．住民コホート調査では，既存骨折は新規骨折の発生率を増加させるが骨折型に影響を及ぼさず，新規骨折の発生高位に影響し，胸腰椎移行部での

骨折率を増加させる傾向を認めた[47]．

国外での報告では，OVF発生後の自然経過における続発性骨折は，1年以内で19.2％に発生していた[48]．その他の報告では，スウェーデンではOVFはほぼ無治療であり，長期にわたり疼痛やADL，QOLに影響を及ぼしており，疼痛に関しては初期の椎体圧潰の程度が影響し，ADL，QOL障害に関しては既存骨折の数が大きな影響を与えていた．さらに骨折高位は胸腰椎で分けると胸椎で改善過程が悪い傾向を示し，骨折型はcrush typeの改善が悪い傾向を示したが，いずれも群間に統計学的有意差は認めず，その影響は大きくはなかった[49]．また，腰背部筋との関連については，多裂筋面積と多裂筋脂肪浸潤は，骨折後1年以内の隣接椎体骨折の発生に有意な影響を及ぼさず，副腎皮質ステロイド使用の既往がある患者は隣接骨折を起こしやすかった[50]．以上のことから，OVFの自然経過には骨折の既往，圧潰の程度，後壁損傷の有無などが影響している可能性がある．

OVFによる遅発性神経麻痺の調査では，保存的治療を実施した29症例のうち27例に症状の改善を認め，骨折から麻痺出現までの期間は平均4.0か月，治療後麻痺が改善し始めるまでの期間は平均2.6か月であった[51]．

OVF後に手術治療を要する病態は，骨折椎体の骨癒合が得られず，著しい腰背部痛や起き上がりなどの体動時痛により，ADLを著しく下げている場合（疼痛型），骨折椎体の後壁骨片が脊柱管に突出して神経組織を直接圧迫ないし骨折椎体で不安定性が増し，神経障害をきたしている場合（遅発性神経麻痺型），骨折椎体が著しく楔状化，後弯変形治癒となり，脊柱変形による胸郭腹部圧迫，強固な腰背部痛などの症状が出現した場合（脊柱変形型）である[52]．

画像所見

1 X線画像

胸腰椎移行部側面像

胸腰椎移行部側面像では，①骨折椎体，②骨折部位，③椎体変形の形状と変形の程度，④脊椎矢状面アライメント，⑤vacuum cleftを確認する（図7）．

胸腰椎移行部側面像は，椎体骨折による変形の程度を把握することに有用である．既存骨折の判定は一時点における変形の程度により診断する．新規骨折の判定は，二つの時点での違いにより診断する[8]．急性期には椎体変形がみられない場合もあるため，臨床症状と併せて経過観察する．その場合に，座位と臥位で撮影した画像で椎体高を比較して判定することも有用である．臨床骨折における不顕性骨折の診断は困難である．

> ここをおさえる：**胸腰椎移行部側面像のみかた**（図7）
>
> ①骨折椎体（黄色矢印）
> どの椎体が骨折しているか，骨折している椎体の数も含めて確認する．

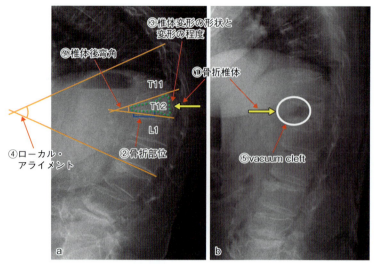

図7 胸腰椎移行部X線側面像
a: 座位：T12の椎体骨折（①黄色矢印）．② anterior column の圧潰あり．③楔状椎変形がみられ，椎体高40％以上低下したグレード3（高度の骨折）と判定．④脊椎矢状面アライメントで，椎体後弯角，ローカル・アライメントともに後弯角度が増加．
b: 臥位：背臥位で脊椎伸展位をとることで，T12の椎体が開大し，⑤ vacuum cleft がみられる．

②骨折部位（青線）
骨折部位の確認方法は図5を参照する．ここでは，anterior column（前方支柱）の損傷がみられる．

③椎体変形の形状と変形の程度（緑点線）
椎体変形の形状は図1，変形の程度は図2を参照する．ここでは，楔状椎変形がみられ，椎体高が40％以上低下したグレード3（高度の骨折）と判定される．

④脊椎矢状面アライメント（オレンジ線）
脊椎矢状面アライメントは，体幹機能の指標だけではなく，椎体の圧潰状況の把握にも有用であり，経時的な変化や手術前後の矯正角の把握にも利用される．そのため，椎体後弯角とローカル・アライメントを評価する．椎体後弯角は骨折椎体の上縁と下縁のなす角度，ローカル・アライメントは骨折椎体の2つ上位の椎体上縁と2つ下位の椎体下縁がなす角度を測定する．この画像では楔状椎変形により，椎体後弯角，ローカル・アライメントともに後弯角度が増加している．

⑤vacuum cleft（白丸）
骨癒合の過程で，椎体内に空隙ができる vacuum cleft がみられることがある．vacuum cleft は，椎体が陰圧になってガス（窒素）が貯留している状態であり，遷延治癒や偽関節と判定される．ここでは，座位（a）ではみられなかったが，背臥位（b）で脊椎伸展位をとることで，椎体が開大し vacuum cleft がみられる．
椎体内に vacuum cleft を伴う OVF の調査では，視覚的アナログスケール（Visual Analogue Scale；VAS），Oswestry Disability Index（ODI）と椎体不安定性に相関を認め，遅発性神経障害を有すると椎体不安定性が有意に大きく，vacuum cleft による椎体不安定性が臨床症状に影響を与えていた[53]．

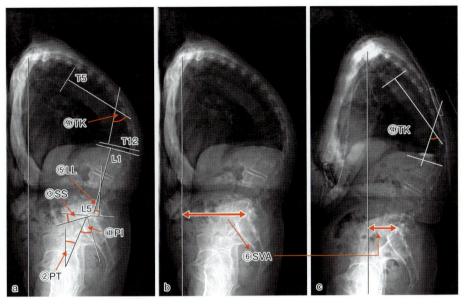

図8 立位脊椎全長X線側面像：術前（a，b）術後（c）

a: ① pelvic incidence (PI)；仙骨上縁の中点をとり，同点を通る仙骨上縁への垂線と同点と両大腿骨骨頭の中心を結ぶ線分の中点とを結ぶ線分のなす角
② pelvic tilt (PT)；仙骨上縁の中点と両大腿骨骨頭の中心を結ぶ線分と鉛直線のなす角
③ sacral slope (SS)；仙骨上縁と水平線のなす角
④ thoracic kyphosis (TK)；T5椎体上縁とT12椎体下縁のなす角
⑤ lumbar lordosis (LL)；L1椎体上縁とS1上縁のなす角

b: ⑥術前sagittal vertical axis (SVA)；C7 plumb line (C7椎体中心から降ろした垂線)とS1椎体の後上隅角との距離

c: 術後SVA；椎体形成術による後弯の改善がみられる．SVAは術前より短くなっており，TKは減少がみられる．

立位脊椎全長側面像

脊柱変形の治療において良好な臨床結果を得るには，適切なアライメントが必要であり，立位バランスや術後の脊椎アライメントの評価において脊椎骨盤パラメータが重要となる[54]．脊椎骨盤パラメータ[55]は，立位脊椎全長側面像より，① pelvic incidence (PI：仙骨上縁の中点をとり，同点を通る仙骨上縁への垂線と同点と両大腿骨骨頭の中心を結ぶ線分の中点とを結ぶ線分のなす角)，② pelvic tilt (PT：仙骨上縁の中点と両大腿骨骨頭の中心を結ぶ線分と鉛直線のなす角)，③ sacral slope (SS：仙骨上縁と水平線のなす角)，④ thoracic kyphosis (TK：T5椎体上縁とT12椎体下縁のなす角)，⑤ lumbar lordosis (LL：L1椎体上縁とS1上縁のなす角)，⑥ sagittal vertical axis (SVA：C7 plumb lineとS1椎体の後上隅角との距離) を評価する（図8）．

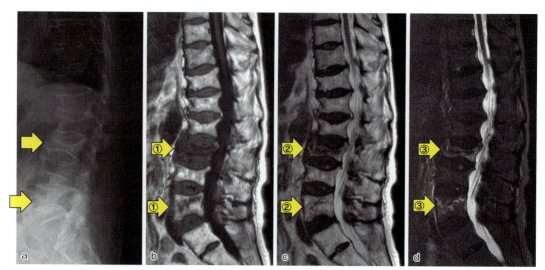

図9 X線所見とMRI所見の比較
a：X線画像；L3, L5椎体圧潰あり（黄色矢印）. L3架橋形成あり.
b：MRI T1強調画像；L3, L5椎体内に低信号がみられる（黄色矢印①）.
c：MRI T2強調画像；L3, L5椎体内に低信号がみられる（黄色矢印②）.
d：MRI STIR画像；L3, L5椎体内に高信号，浮腫や出血などが疑われる（黄色矢印③）.
T12, L1, L2, L3, L4陳旧性骨折あり．単純X線ではL3に架橋形成あり，L5の椎体骨折が疑われた．MRIでは，L3, L5ともに輝度変化がみられ新規骨折がある．

> **✓ ここをおさえる**
>
> SVAはグローバル・アライメントとして脊椎全体の傾きを把握するのに有用である．図8の術前 (b)，術後 (c) のSVAを比較すると，術後SVAは短くなっており体幹の前傾姿勢（後弯）が改善したことがわかる．さらに，PI, PT, SS, LL, TKといった角度を測定し，手術前後の比較をすることで脊椎アライメントの改善した要因（部位）が把握できる．ここではTKの改善（後弯角度の減少）がみられる．また，経時的な変化で脊椎アライメントが悪化して後弯変形を呈することもあり，定期的に計測することで，どの部位が悪化した原因であるかを把握することができる．

MRI

　MRIは，骨折範囲，椎体内出血の状況を把握でき，手術適応を判断するための指標ともなる．MRIでは，①T1強調画像からは低信号領域の範囲，②T2強調画像からは高信号領域と低信号領域の範囲，③脂肪抑制法（short tau inversion recovery；STIR）画像からは高信号領域を確認する **(図9)**.

ここをおさえる：MRI のみかた（図9）

① T1 強調画像
新鮮骨折では，T1 強調画像で低信号がみられる．骨癒合後の慢性期では，T1 強調画像では脂肪髄を反映して高信号がみられる．ここでは，L3，L5 椎体内に低信号がみられる（黄色矢印①）．また，陳旧性骨折で経過不良例は，後壁の正常化がみられず，椎体全体が低信号のままとなっている場合がある．

② T2 強調画像
新鮮骨折では，T2 強調画像では椎体内出血により高信号がみられるが，受傷後早期は低信号の場合もある．ここでは，L3，L5 椎体内に低信号がみられる（黄色矢印②）．偽関節では，T2 強調画像では高信号がみられ，椎体内の液体貯留の徴候（fluid sign）が確認されることがある．そのため，さらなる椎体の圧潰に注意しなければならない．MRI における予後不良因子で，T2 強調画像で高信号型（骨折椎体内に髄液と同程度の高信号領域を有するもの），または低信号広範型（骨折椎体内に低信号領域が受傷椎体面積中 50% 以上占めるもの）を有する OVF 症例は，高率に偽関節に至る[56]．

③ STIR 画像
STIR では椎体に限局してその一部が帯状，あるいはほぼ全部に高信号がみられ，椎体の浮腫や出血が疑われる．ここでは，L3，L5 椎体内に高信号がみられ，浮腫や出血などが疑われる（黄色矢印③）．

3 CT

CT は，椎体の骨梁など骨強度に関与する微細構造を含め，骨を形態学的に把握するのに適している．椎体圧潰のない例でも，骨折線で新鮮骨折の判定を下せることもあり，後壁損傷の有無を見極めるのにも有用である．よって，術前に後壁損傷の程度を確認し，椎体形成術において椎体内へ注入する骨セメントが脊柱管内へ漏出しないかの判断にも用いる．椎体圧潰している場合に，脊柱伸展位による撮像をすることで cleft の確認（椎体内の低信号）も可能である（図10）．

 ここをおさえる

X 線，MRI，CT それぞれの画像を確認し病態を把握する．図10 は，L1 の経皮的椎体形成術施行後，2 か月後に L2 隣接椎体骨折がみられた症例の X 線，MRI，CT 画像である．X 線では L2 椎体の圧潰がみられた（黄色矢印①）．MRI では L2 椎体内に，T1 強調画像では低信号（黄色矢印②），T2 強調画像では高信号（黄色矢印③），STIR 画像では高信号がみられ椎体内の浮腫や出血などが疑われる（黄色矢印④）．CT では椎体内に vacuum cleft がみられ（黄色矢印⑤），術後早期に隣接椎体骨折を生じていた可能性がある．

2 治療の概要

OVF の治療について，急性の麻痺症状などがなければ保存療法が選択される．安

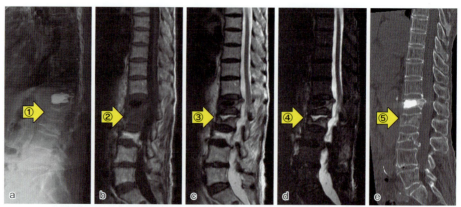

図10　X線，MRI，CT画像
L1の経皮的椎体形成術施行後，2か月後にL2隣接椎体骨折がみられた．
a：X線画像；L2椎体の圧潰あり（黄色矢印①）．
b：MRI T1強調画像；L2椎体内に低信号がみられる（黄色矢印②）．
c：MRI T2強調画像；L2椎体内に高信号がみられる（黄色矢印③）．
d：MRI STIR画像；L2椎体内に高信号，浮腫や出血などが疑われる（黄色矢印④）．
e：CT；L2椎体内にvacuum cleftがみられる（黄色矢印⑤）．

表2　OVFの治療法

保存療法	手術療法
安静臥床 外固定 　・体幹ギプス 　・装具療法（軟性/半硬性/硬性） リハビリテーション 　・運動療法 　・物理療法 　・生活指導 薬物療法 　・内服 　・注射	椎体形成術 　・vertebroplasty（VP） 　・balloon kyphoplasty（BKP） 　・vertebral body stenting（VBS） インストゥルメンテーション手術 　・後方固定術 　・前方固定術

保存療法の項目は手術療法の後療法としても実施される．

静臥床や装具療法により骨癒合を得られることも多く，骨粗鬆症に対しては薬物療法，ADL障害に対してはリハビリテーションを実施する（表2）．グレードの高いエビデンスを有する治療は薬物療法であり，急性期・慢性期疼痛に対するテリパラチド（副甲状腺ホルモン薬；PTH製剤）がグレードAである．その他の薬剤は，ビスホスホネート薬がグレードBであり，物理療法，ブロック注射などはグレードCである[57]．保存療法で問題となるのが，椎体圧潰，偽関節，神経症状の出現などである．入院による保存療法では，胸腰椎移行部骨折，後壁損傷合併例で成績不良例が多かったが，偽関節例，椎体後弯変形例ではフェイススケールは満足できる結果で自宅退院できていたことから，初期入院治療が重要とされている[58]．前向きコホート研究では，一般的な保存療法介入因子（硬性装具，軟性装具，市販既製装具，鎮痛薬，ビス

ホスホネート薬，入院）は，受傷後 6 か月時点での骨癒合や椎体変形，ADL，QOL，疼痛に影響が少なく，middle column の損傷が臨床的アウトカムと X 線学的アウトカムの両方に対する有意な危険因子であった[59]．以上のように，臨床的に保存療法で症状の軽快が得られるものの，どの保存療法がより効果的であるかは明らかではない．

手術療法については，椎体形成術やインストゥルメンテーション手術が行われる（表2）．椎体形成術はグレード C であり，インストゥルメンテーション手術は神経症状を有するか症候性脊柱変形の症例が対象であり，グレード C である[57]．椎体形成術は保存療法と比較して，疼痛緩和効果，再骨折予防，QOL の改善に優れ，機能予後は良好であり，医療費抑制の効果を示す[60,61]．

用語：エビデンスの強さ（確実性）

システマティックレビューによってまとめられた研究結果はエビデンス総体と呼ばれる．臨床研究の結果である益や害は，オッズ比，リスク比，治療必要数などで示され，これらを総称して，個別の研究では「効果指標」，システマティックレビューでは「効果推定値」と呼ばれる．エビデンス総体の強さ（確実性）は，特定の医療行為を行うこと，あるいは行わないことを推奨できるかどうかに関する確信の程度を示すものであり，効果推定値に対しグレード A～D で評価される．

エビデンスの強さ（確実性）
- **A（高）**：真の効果が効果推定値に近いことに大きな確信がある．
- **B（中）**：効果推定値に対し中等度の確信がある．つまり，真の効果は効果推定値に近いと考えられるが，大きく異なる可能性も否めない．
- **C（低）**：効果推定値に対する確信性には限界がある．真の効果は効果推定値とは大きく異なるかもしれない．
- **D（非常に低）**：効果推定値に対し，ほとんど確信が持てない．真の効果は，効果推定値とは大きく異なるものと考えられる．

用語：システマティックレビュー

明確に作られたクエスチョンに対して，研究論文を系統的に検索・収集し，複数の類似した研究を一定の基準で選択・評価したうえで，科学的な手法に基づいてまとめた総説のこと．

表3 骨粗鬆症治療薬の有効性の評価一覧

分類	薬物名	骨密度[#3]	椎体骨折[#4]	非椎体骨折[#4]	大腿骨近位部骨折[#4]
カルシウム薬	L-アスパラギン酸カルシウム	B	B	B	C
	リン酸水素カルシウム	B	B	B	C
女性ホルモン薬	エストリオール	C	C	C	C
	結合型エストロゲン[#1]	A	A	A	A
	エストラジオール	A	B	B	C
活性型ビタミンD_3薬	アルファカルシドール	B	B	B	C
	カルシトリオール	B	B	B	C
	エルデカルシトール	A	A	B	C
ビタミンK_2薬	メナテトレノン	B	B	B	C
ビスホスホネート薬	エチドロン酸	A	B	C	C
	アレンドロン酸	A	A	A	A
	リセドロン酸	A	A	A	A
	ミノドロン酸	A	A	C	C
	イバンドロン酸	A	A	B	C
SERM	ラロキシフェン	A	A	B	C
	バゼドキシフェン	A	A	B	C
カルシトニン薬[#2]	エルカトニン	B	B	C	C
	サケカルシトニン	B	B	C	C
副甲状腺ホルモン薬	テリパラチド（遺伝子組替え）	A	A	A	A
	テリパラチド酢酸塩	A	A	C	C
抗RANKL抗体薬	デノスマブ	A	A	A	A
その他	イプリフラボン	C	C	C	C
	ナンドロロン	C	C	C	C

[#1] 骨粗鬆症は保険適用外，[#2] 疼痛に関して鎮痛作用を有し，疼痛を改善する
薬剤に関する「有効性の評価（A，B，C）」
[#3] 骨密度上昇効果
　A：上昇効果がある，B：上昇するとの報告がある，C：上昇するとの報告はない
[#4] 骨折発生抑制効果（椎体，非椎体，大腿骨近位部それぞれについて）
　A：抑制する，B：抑制するとの報告がある，C：抑制するとの報告はない
［骨粗鬆症の予防と治療ガイドライン作成委員会（編）：骨粗鬆症の予防と治療ガイドライン2015年版, p158, ライフサイエンス出版, 2015 より一部改変］

保存療法

1 薬物療法

OVFに対する薬物療法は，骨粗鬆症治療が主となる．骨粗鬆症治療薬は大きく3つに分類され，骨吸収抑制薬（女性ホルモン薬，ビスホスホネート薬，SERM，カルシトニン薬，抗RANKL抗体薬），骨形成促進薬（活性型ビタミンD_3薬，ビタミン

K₂薬，副甲状腺ホルモン薬：PTH製剤），その他（カルシウム薬）の薬剤がある（**表3**）[62]．従来，骨代謝を抑制することにより骨密度を増加させる骨吸収抑制薬が使用されていたが，骨芽細胞を活性化して骨形成を促進させる骨形成促進薬のPTH製剤が開発され，骨密度の改善効果や骨折予防効果が得られた[63]．現在は，骨形成促進と骨吸収抑制の2つの作用を持つ骨粗鬆症治療薬も開発されている．薬剤選択は，骨量減少の機序が骨吸収亢進型か骨形成低下型かを判断して使用するが，患者の病態によって，作用機序の異なる薬物を併用することもある．骨粗鬆症治療薬の使用について，OVFの既往が大腿骨近位部骨折の二次性骨折につながり[64]，骨粗鬆症治療薬の適切な使用はOVFの発生を低下させるために有用である[65]．そのため，薬物療法は骨折後の保存療法および手術後の後療法として重要な治療であり，リハビリテーションを進めていくうえでも知っておくべき情報である．

その他，急性期の疼痛緩和手段として消炎鎮痛薬である非ステロイド性抗炎症薬（NSAIDs），アセトアミノフェン，オピオイド製剤などが利用される．カルシトニン薬は鎮痛作用としての効果もある．急性期では適切な薬物療法による疼痛コントロールを行うことが，離床やリハビリテーションを行ううえで必要であり，薬剤により内服，注射後に一定時間の安静が必要な場合もあるので，医師・看護師との連携が重要となる．

> **用語**
>
> **骨吸収**：破骨細胞により古い骨を壊す働き．
> **骨形成**：骨芽細胞が新しい骨を造る働き．
> 破骨細胞によって壊された部分に骨芽細胞が付着して骨を造る．このバランスが崩れて，破骨細胞の働きが亢進して骨破壊が進むと骨粗鬆症となる．

2 装具療法

OVF受傷後の装具療法の目的は，脊柱の固定，腹腔内圧上昇による脊柱の支持による体動時の疼痛緩和，椎体圧潰予防，後弯変形の予防である．外固定の方法として，体幹ギプスや体幹硬性装具（コルセット），軟性装具，一部のみ軟性素材である半硬性装具がある．装具の有効性の調査では，硬性装具は軟性装具と比較して圧潰率が低い傾向であった[66]．しかし，硬性装具の使用は，椎体変形およびQOL，疼痛の観点において軟性装具と比較して優位性があるとはいえず[67]，高齢やmiddle column損傷の合併など偽関節発生の危険因子を有する患者では，硬性装具を用いた保存療法では偽関節発生を予防しえなかった[44]との報告もある．システマティックレビュー[68]でも，OVFに対する装具の安全性は示されているが，硬性装具が軟性装具や装具なしよりも明らかに優れているとはいえないとしており，どの装具がより有効であるかは明らかではない．

臥床期では安静と外固定である体幹ギプスや体幹装具を装着し，疼痛緩和を図ることが多い．離床期にかけては，体動時の疼痛を軽減させ，日常生活での活動性を向上させる役割がある．装着期間は，骨癒合の状態や医師の判断にもよるが，おおむね受

傷後 12 週前後の期間となる．回復期から生活期において後弯変形の予防で軟性装具を継続して使用する場合もある．ただし，OVF は高齢者が多く，認知面の問題なども含め装具に対するコンプライアンスが不十分であることも多い．不適切な装着により体動時の疼痛増悪がみられることもある．そのため，入院時に装具療法の必要性やベルトの締めかたなど装具装着に関する患者教育が必要である．

3 リハビリテーション

OVF に対するリハビリテーションは，運動療法や生活指導が主体となる．OVF 後の後療法では，薬物療法と併用した運動療法として，転倒や再骨折予防を目的に下肢筋力強化，後弯変形の改善を目的に傍脊柱筋を強化するためのエクササイズが推奨されている[69]．運動療法の調査では，閉経後の健常成人女性に 2 年間の背筋群の強化などの運動療法を実施した群は，対照群と比較して，椎体骨折や後弯変形のリスクが有意に低下していた[70]．また，OVF に対する多施設共同前向き研究において，運動療法群，徒手療法群を患者教育群と比較し，12 か月後の費用対効果は低いものの，4 か月後で運動療法群では運動耐容能，バランス機能，活動性，歩行能力，徒手療法群では運動耐容能，バランス機能が有効であった[71]．以上のように，OVF 後の保存療法および手術療法の後療法では，転倒予防，続発性骨折・骨折椎体の圧潰予防を目的とした運動療法が有効な可能性があり，臨床においても実施されている．

一方，OVF に対する運動療法のシステマティックレビュー[72,73]では，疼痛，身体機能，バランス機能，QOL の改善に効果的であるが，調査結果が一貫していなかったとしている．また，回復期や生活期では運動療法が実施可能な症例が多いが，急性期では疼痛や認知機能低下，活動性低下による易疲労性により十分な運動療法を実施できずに，姿勢指導，動作指導のみ行うこともある．OVF はその背景から様々な要因が病態に影響している可能性があり，保存療法および術後後療法として，どのようなリハビリテーションを行うのがよいのか明確な根拠は明らかとなっていない．

手術療法

OVF に対する手術療法には，椎体形成術とインストゥルメンテーション手術がある．椎体形成術は，骨折椎体の遷延治癒や偽関節症例などで保存療法を実施しても，体動時に伴う骨折椎体由来の腰背部痛を呈している症例に対して適応される．インストゥルメンテーション手術は，後壁損傷などの椎体高度圧潰や骨折椎体の不安定性により神経障害を呈する場合に適応される．本項では，OVF に対してエビデンスが構築されている手術療法[74]である，balloon kyphoplasty（BKP）と呼ばれる経皮的椎体形成術について解説する．

椎体形成術とは，圧迫骨折した椎体を針で穿刺し，椎体中央まで針を進め，この針から polymethyl methacrylate（PMMA）などの医療用骨セメントを注入して，椎体由来の疼痛を緩和する方法である[75]．低侵襲の経皮的椎体形成術は，骨折椎体内へ骨セメントを充填する vertebroplasty（percutaneous vertebroplasty；PVP）が行われてきたが，骨折椎体における椎体高の修復効果をもたらす手技として BKP が開発

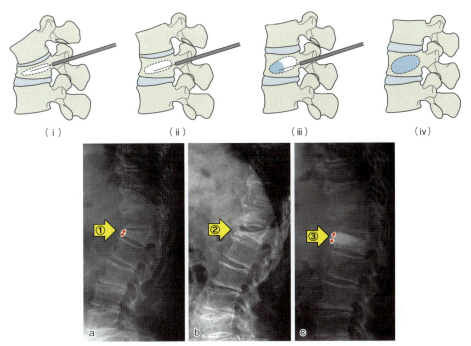

図 11　経皮的椎体形成術（BKP）
（ⅰ）背中から針を刺入し，骨折した椎体への細い経路を作る．そこへ小さな風船のついた器具を入れる．
（ⅱ）椎体の中に入れた風船を徐々に膨らませ，つぶれた骨を持ち上げて，できるだけ骨折前の形に戻す．
（ⅲ）風船を抜くと，椎体内に空間ができる．その空間を満たすように，骨セメントを充填する．
（ⅳ）手術は 1 時間程度で終わり，骨セメントは手術中に固まる．
a：単純 X 線（座位）；T12 椎体の anterior column 圧潰あり（黄色矢印①，赤矢印）．
b：単純 X 線（腹臥位）；T12 椎体内に vacuum cleft が認められる（黄色矢印②）．
c：単純 X 線（BKP 術後）；拡張したバルーン内に骨セメントが注入され椎体高が修復されている（黄色矢印③，赤矢印）．

された[76]．国内では，臨床試験で疼痛緩和と低い合併症率を得られることが示され[77]，2011 年 1 月に保険診療が可能となった．原則的に，十分な保存療法を実施しても，寝返りや起き上がりなどの体動時に伴う腰背部痛が改善せず，画像上も遷延治癒，もしくは偽関節がみられる 1 椎体の原発性骨粗鬆症性圧迫骨折に対して適応される．

　BKP では，術前計画で骨折椎体が疼痛の主因であることを確定する必要があるため，単純 X 線撮影に加えて，CT を利用することも有用である．また，術中に X 線透視下で骨折椎体の状況を正確に把握することが重要である．手術手技は，X 線透視下に刺入点を決定し，ニードルで椎体内に刺入後，バルーンを挿入する．骨折椎体内でバルーンを拡張することで椎体を可及的に整復し，骨折により損なわれた椎体高の修復を図る．バルーンが拡張することで形成される椎体内の空洞は，終板や前壁付近で壁の役割を果たし，そこに注入される骨セメントを椎体内に保持する役割となる（図 11）．

　BKP の術後成績について，システマティックレビュー[78,79]では，保存療法と比較

して，疼痛軽減，続発性骨折予防，QOL の改善に効果的であり，PVP と比較して，後弯減少，腰痛による日常生活障害および QOL の改善，骨セメント椎体外漏洩率の低下，椎体高の修復に効果的であったとされている．国内の調査では，受傷後早期の BKP により，疼痛軽減，ADL 低下の予防，QOL の向上，80 歳以上の高齢者の早期社会復帰による受傷前 QOL の獲得，椎体変形改善などが報告[80〜83]されている．

BKP 術後の合併症として，隣接椎体骨折などの続発性骨折，術後感染，骨セメントの椎体外漏洩，骨セメントによる一過性のアレルギー反応（重篤な場合はアナフィラキシーショック），肺塞栓，せん妄，深部静脈血栓などが挙げられる．そのうち続発性骨折は，術後 3 か月以内においても 20% 前後発生する[84〜86]ことが報告されており，頻度が高い合併症である（図 10）．その危険因子として，術前の低 YAM 値の女性[85]，椎体の過矯正[86]，椎間板への骨セメント漏出[87]などがある．隣接椎体骨折の発生機序[88]は，骨セメント注入により骨折椎体の硬性が増し，隣接椎体との力学的強度の差により骨折が誘発されることや髄核内圧の上昇が一因と考えられている．また，術後経過の調査では，改善した腰背部痛が最終観察時に悪化した[89]，局所後弯角が経時的に悪化する傾向であった[90]との報告もあり，BKP 術後は良好な治療成績が得られる一方，術後経過において続発性骨折，腰痛の再発，脊椎アライメント不良などを生じることもある．

近年では，BKP の課題であった，セメント充填の前に必ずバルーンを deflation（しぼませる）して椎体から抜去するために，拡張したバルーンで維持していた椎体変形の矯正効果が隣接椎間板圧に押されて部分的に失われてしまうという deflation effect（矯正損失）に対して，椎体用ステントを椎体内に残し，ステント内でバルーンを拡張させる vertebral body stenting（VBS）という手技も開発され，本邦でも 2021 年より導入されている．

> **用語**
>
> **インストゥルメンテーション（instrumentation）**：脊椎インストゥルメンテーション手術は，脊柱変形（脊柱側弯症など），脊椎損傷（圧迫骨折など），脊椎すべり症など脊椎の変形性・破壊性・不安定性を有する病変に対して行う脊柱再建術である．インプラント（体内に埋め込む医療材料）を用いて，椎間をまたいで固定，あるいは制動を行う手術である．
>
> **YAM**：「Young Adult Mean」の略で「若年成人平均値」を意味する．%YAM は，若年成人（20〜44 歳）の平均値に対して骨密度が減少している割合である．80% 以上は正常，70〜80% は骨量低下，70% 未満は骨粗鬆症と判定される．

3 保存的リハビリテーション

急性期臥床期

1 評価・測定

　OVFの急性期臥床期における評価では，疼痛評価，神経障害の有無など骨折椎体による症状の状態把握が重要になる．また筋力低下，関節可動域制限などの機能障害が受傷前から有していたものか，安静臥床により生じたものかを評価する．

疼痛

　疼痛の程度は，Visual Analogue Scale（VAS）やNumerical Rating Scale（NRS）で数値化する．安静時および寝返り時の疼痛を確認する．骨折椎体レベルの神経支配領域に症状がみられる場合は，神経障害の疑いがあるため，速やかに医師へ報告する．また，骨折椎体レベル以外の部位に疼痛の訴えがある場合は，圧痛刺激や筋のリラクゼーションによる疼痛変化があれば筋性疼痛の可能性があり，それらの機械的刺激で変化がなければ関連痛の可能性がある．入院前の疼痛に関するエピソードを聴取しておく．

筋力評価

　臥床期では，固有筋力を発揮する徒手筋力検査（MMT）では疼痛を誘発するため，骨折椎体レベルの神経支配領域における自動運動の確認を行う．また，抗重力筋の腸腰筋，大殿筋，大腿四頭筋，下腿三頭筋をはじめ，股関節，膝関節，足関節，足趾の自動運動の確認を行う．自動運動の確認が主であるため，関節可動域評価と合わせて実施するとよい．

関節可動域評価

　臥床期では，疼痛により側臥位をとる時間が長くなり，頭頸部屈曲位，脊柱屈曲位，肩甲骨外転位，上肢下垂軽度内転・肘屈曲位，下肢屈曲位をとりやすい．頭頸部中間位，肩甲骨内転位，肩屈曲位，肘伸展位，下肢伸展位まで自動運動，または自動介助運動で確認する．他動運動を行う場合は，上肢，下肢の動きに伴う脊柱の代償運動により疼痛を誘発する可能性があるため，脊柱・骨盤を固定して四肢を可動させる．

ADL評価

　臥位で寝返りを行うときに，脊柱の回旋が伴うことで骨折椎体へ回旋ストレスが加わり，疼痛を誘発する．手すりの使用方法や動作時の四肢・体幹の動きについて確認する．

2 リハビリテーションアプローチ

　OVFの急性期臥床期におけるアプローチの目的は，骨折以外の要因の疼痛を緩和すること，安静による廃用性の機能障害を予防すること，骨折椎体への負荷を考慮し

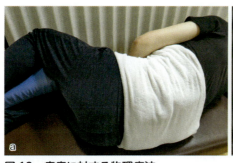
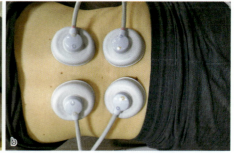

図12　疼痛に対する物理療法

a: 温熱療法(ホットパック)
治療時間は20分前後．治療上の注意として，治療前後の患部の表在感覚の確認，治療中の熱感の確認は必須である．また，安楽姿勢で行うことが望ましいが，ホットパックを身体の下に置く場合は，放熱が妨げられ熱傷の危険性が高まるため注意する．

b: 干渉電流療法
主に2,500 Hzまたは5,000 Hz程度の周波数が用いられることが多く，刺激強度は患者が快適に感じる程度が望ましい．治療時間は15分前後(筆者の臨床経験より)．治療上の注意として，治療前後の患部の表在感覚や血行状態の確認，治療中の強度の確認，電極を十分に湿らせ患部に均一に密着させる，急激に電流の強さを強めないことに注意する．

た運動を行いスムーズに離床期への移行を進めることである．受傷後早期のアプローチは，OVFの予後においてADLの改善に寄与する因子[91]であり，ベッド上での上下肢の愛護的な運動はADLの回復に関連する[92]．

疼痛に対するアプローチ

1) 温熱療法

　腰背部の筋性疼痛が疑われた場合は，筋スパズムの改善を目的にホットパックなどの温熱療法を行う(図12a)．ホットパックは湿熱療法と乾熱療法があり，乾熱は湿熱よりも熱伝導性が低いため，パックを包むタオルの枚数を減らす必要がある．また，湿熱療法ではホットパック除去後の皮膚表面温度の低下が早いため，パックを皮膚の上に当てるようにする[93]．湿熱療法は，乾熱療法より熱伝導性が高く，血流量が増大するが，肌の露出や熱傷の危険性，装着の手間などもあるため，患者・施設の状況によって使い分けるとよい．

2) 電気刺激療法

　電気刺激療法は疼痛の軽減に対して使用されることが多く，周波数や刺激波形によって分類される．OVF後は，骨折部の機械的刺激が繰り返されることで，疼痛の閾値が低くなり，疼痛を過剰に認識することがある．その場合は，閾値を上げるために腰背部に対して経皮的電気刺激療法(transcutaneous electrical nerve stimulation；TENS)を用いる．TENSは，矩形波による高周波数(110 Hz)，高刺激強度(耐えられる最大の強度)，パルス幅200 μsec，30分の施行により閾値の上昇効果[94]が報告されているが，刺激強度が強く患者にとって不快感となる可能性もあるため，患者の状態を観察して刺激強度を調整することが望ましいと考える．

また，腰背部痛や筋スパズムなどに対して，皮膚抵抗が少なく深部組織への通電が可能な中周波を利用した干渉電流療法（interferential current therapy；IFC）を用いることもある(図12b)．IFCは，周波数の異なる2つの交流を相互に直角になるよう磁場を作って流すと，2つの周波数が組み合わされ，新しい周波数の電流が発振され体内に流れる仕組みである[95]．治療機器も豊富であることから臨床で使用される頻度も多いが，根拠のある刺激強度，治療時間は明らかではない．

筋機能に対するアプローチ

患部外の四肢関節運動を中心に行う．運動姿勢は，疼痛の状態により背臥位または側臥位を選択する．この時期のベッド上での運動療法は，背臥位により疼痛を誘発する場合がある．床面に対して水平位の完全背臥位をとろうとすることで，椎体の骨折面の解離を引き起こし疼痛の原因となる可能性がある．その場合は，ベッドのギャッチアップを20～30°起こしたセミファーラー位とし，クッションなどを用いて股関節・膝関節を軽度屈曲位とする．それにより軽度の骨盤後傾保持が可能となり，脊柱の過度な伸展を防ぐことができる[96]．遠位の関節で骨折椎体への影響が少ない手指・手・肘・足趾・足関節については自動運動を行う．肩・膝・股関節については脊柱の代償運動を伴いやすいので，自動介助運動で脊柱の動きから分離した運動を行う．各関節屈曲・伸展方向の運動を中心に，疼痛を誘発しない範囲で内・外転，回旋運動も行う．頸部はretraction（上位頸椎屈曲，下位頸椎伸展）自動運動を脊柱の過剰な代償運動が伴わないよう監視下で行う(図13)．

関節可動域に対するアプローチ

臥床傾向になると，筋群の柔軟性が低下するため，四肢の他動的なストレッチングを行う．肩・股・膝関節では，筋群の起始・停止により，ストレッチした際に脊柱・骨盤の代償運動を伴いやすく，骨折部へのメカニカルストレスにより疼痛を生じる．よって，他動的なストレッチングは，疼痛に留意したポジショニングや徒手的に脊柱・骨盤を固定して行う．疼痛を誘発させるようなストレッチングは，動作に対する心理的な不安を助長し，運動に対するネガティブな影響を与える可能性があるため注意する(図13)．

生活動作指導

寝返り動作は，頭部・脊柱・骨盤・下肢帯を分離せずに，脊柱・骨盤を安定化して自身を丸太のようにイメージしてもらい，下肢の重量を利用して，胸椎・腰椎の回旋を抑制した寝返り動作を行うよう指導する．セラピストが徒手的に誘導を行い，自動介助運動からはじめるとよい．疼痛の訴えが強い症例や高齢で筋力低下がみられる症例では，手すりを利用して上肢で体を引き寄せる動作を指導する(図14)．

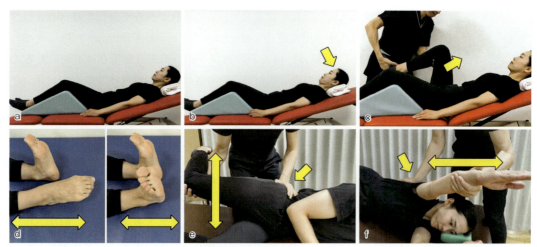

図 13 臥床期の筋力・関節可動域の評価およびアプローチ
a: セミファーラー位のポジショニング；ギャッチアップ 20〜30°程度で，クッションなどを用いて股関節・膝関節軽度屈曲位をとる．
b: 頸部 Retraction（上位頸椎屈曲，下位頸椎伸展）運動；セミファーラー位で枕に後頭部を押しつけるようにする．頭頸部は後方へ平行に動かす．顎が挙がる（上位頸椎伸展），脊柱の過剰な伸展など代償運動が伴わないよう指導する．
c: 下肢の自動介助運動；脊柱の代償運動を抑制するように頭頸部・脊柱・骨盤をベッドに接するようにして行う．
d: 足関節底屈背屈運動；両側同時・左右交互の自動運動を行う．
e: 側臥位での股関節屈曲・伸展運動；股関節の動きに伴い骨盤前後傾の代償運動が生じやすいため，セラピストが徒手的に代償運動を抑制して評価・運動を行う．
f: 側臥位での肩屈曲・伸展運動；肩関節の動きに伴い胸椎屈曲・伸展の代償運動が生じやすいため，セラピストが徒手的に代償運動を抑制して評価・運動を行う．

> **ここをおさえる**
>
> retraction と同じような頸部運動で，チン・インという運動がある．これは，顎を下に引く，うなずき動作であり，頸部深層屈筋のエクササイズで用いられる．retraction は頭頸部を平行に後方へ動かす運動である．

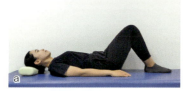 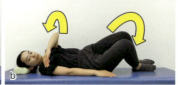 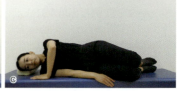

図 14 寝返り動作
a: 背臥位で両膝を立てる．
b: 頭部・脊柱・骨盤・下肢帯を分離せずに，自身を丸太のようにイメージしてもらい，両膝を揃えて寝返る側に倒しながら，寝返る側の反対側の上肢を水平内転方向へ動かし，寝返り動作を行う．手すりを利用する場合は，上肢で体を引き寄せるよう指導する．
c: 側臥位

> **✓ ここをおさえる**
>
> 脊柱・骨盤の安定化とは，上肢や下肢を動かしたときに，脊柱と骨盤を中間位のまま維持した状態である．上肢や下肢の動きに伴い，意図せずに脊柱・骨盤が動くことは正常運動ではなく，代償運動である．代償運動が生じると組織に対してメカニカルストレスが生じて，障害発生の誘因となる．脊柱・骨盤の安定化にはローカル筋の働きが重要となる．

急性期離床期

1 評価・測定

OVF の急性期離床期では，体幹装具を装着して荷重下での動作を開始していくため，日常での骨折椎体への圧縮ストレスが増加する．体動時の疼痛評価，座位・立位姿勢評価，動作能力評価など姿勢・動作の把握が重要となる．

疼痛

疼痛の程度は，VAS や NRS で数値化する．安静時および寝返り・起き上がり・立ち上がりといった体動時の疼痛を確認する．体動時痛の調査では，OVF 後 2 週の体動時（起き上がり，寝返り）腰痛が強い（NRS 5 以上）場合には，入院期間は約 2 倍延長する．歩行能力も有意に低下し，内科系をはじめとする様々な有害事象がより高率に起こっていたことから，体動時痛は，早期 ADL 回復，健康寿命延伸の有用な指標となりうる[97]との報告がある．また，座位・立位保持や歩行による疼痛も確認する．骨折椎体の疼痛は，座位から立位直後，歩行開始時に疼痛がみられることもあるが，徐々に軽減してくる．後弯姿勢からの筋性疼痛であれば姿勢保持や動作の持続により疼痛が増悪する．

筋力評価

離床期では，荷重位での動作を進めていくことから，下肢の抗重力筋である腸腰筋，大殿筋，大腿四頭筋，下腿三頭筋などの筋力を疼痛に応じて MMT で評価する．疼痛が強い場合は，MMT では骨折椎体へのメカニカルストレスを助長する可能性があるため，それらの筋群の自動運動を行う．また，骨折椎体レベルの神経支配領域における自動運動の確認も行う．

また，腰椎の安定性制御には体幹筋が重要な役割を担っており，ローカル筋は体幹深部に位置して腰椎の分節的安定性を制御している．ローカル筋の機能不全は，動作時の脊椎安定性の低下を起こし，骨折椎体へのメカニカルストレスを助長することで疼痛を誘発する可能性がある．体幹安定化運動の基本となるのは，ローカル筋の腹横筋の筋活動である腹部引込みによるドローインである．セラピストは上前腸骨棘より 2 横指内側，2 横指下方を手指で触知し，ドローインでの深部の筋緊張の高まりを触知する．腹横筋の機能不全がある場合は，ドローインでの腹横筋の筋緊張を確認できない（図 15）．

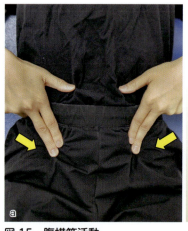
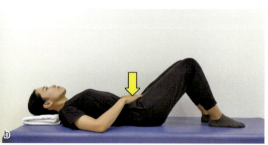

図15 腹横筋活動
a：上前腸骨棘より2横指内側，2横指下方を手指で触知し，ドローインで深部の筋緊張の高まりを触知する．
b：息を吐きながら，ドローインを行う．臍を背中に近づけるように腹部を引き込むとよい．

関節可動域評価

離床期では，臥床期の安静や体幹装具の装着により，頸部・体幹・四肢の関節可動域の低下を引き起こしている可能性がある．骨折椎体へ圧縮・回旋ストレスがかからないよう配慮して評価を行う．

姿勢評価

離床時の座位・立位姿勢において，矢状面でのアライメント評価を行う．OVF後の荷重位での後弯姿勢は，骨折椎体の圧潰を助長する．座位では頭頸部，上肢帯，脊柱，骨盤位の評価を行う．立位では，座位の評価に加え，股・膝・足関節位の評価を行う．後弯姿勢では，頭頸部前突，肩甲骨外転，上腕骨頭前方偏位，胸椎後弯増加，腰椎前弯減少，骨盤後傾，下肢外旋，膝屈曲位をとることが多い．静的な評価に加え，アライメント不良を自己で修正できるか，修正したときに代償運動が生じていないかを確認する(図16)．

ADL評価

離床期では，寝返り動作に加え，ベッドからの起き上がり動作，立ち上がり動作といった起居動作の評価を行う．起き上がり動作では脊柱の屈曲・回旋が伴うことが多い．立ち上がり動作では初動時に体幹深屈曲を伴うことが多い．これらの動作に伴う脊柱の代償運動が骨折椎体へのメカニカルストレスとなり，疼痛を誘発する可能性がある．手すりの使用方法や動作時の四肢・体幹の動きについて確認する．

2 リハビリテーションアプローチ

OVFの急性期離床期におけるアプローチの目的は，日常生活での活動性向上のため，骨折椎体への負荷を考慮した運動および動作を習得することである．

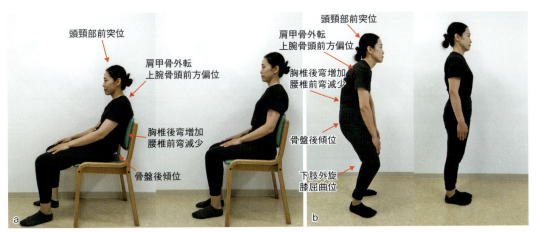

図16 姿勢評価
a: 座位姿勢；頭頸部，上肢帯，脊柱，骨盤位の評価を行う（右写真：正常姿勢）．
b: 立位姿勢；頭頸部，上肢帯，脊柱，骨盤位，下肢帯の評価を行う（右写真：正常姿勢）．

疼痛に対するアプローチ

離床期では，急性期の疼痛軽減にあわせて活動性を向上させるため，運動療法を進めていく．よって，運動療法実施時にできるだけ疼痛を誘発させないような姿勢・動作の工夫が必要となる．

ベッド上での運動療法において，背臥位による骨折椎体の疼痛は徐々に軽減しはじめるが，受傷前からの後弯姿勢により脊柱可撓性が低下しているため，背部の後弯頂点部が圧迫され疼痛を訴えることがある．よって，臥床期同様に疼痛が生じないような脊柱・下肢のアライメントを考慮したポジショニングで運動療法を行う．

座位姿勢での運動療法は，荷重位となり骨折椎体への垂直外力が加わるため，床面に対して60〜70°程度体幹後屈位となる背もたれ座位から開始するとよい．それにより骨折椎体への垂直外力の軽減とともに，四肢関節運動に伴う過度な体幹屈曲・回旋運動を背もたれによって抑制することができる[96]．

筋機能に対するアプローチ

離床期では，日常生活動作での脊柱の安定化が必要となるため，ローカル筋運動の基本となる腹部引き込み運動によるドローインを行う．背臥位で両膝屈曲位とし，下腹部の筋収縮を意識して息を吐きながら腹部を引き込ませる．ドローインでは，グローバル筋（腹直筋，外腹斜筋）の活動量が抑制された中で腹横筋の活動量が最も大きくなる．特に背臥位で下腹部のみを引き込ませることが腹横筋の下部および中部線維の促通に有効であることから，背臥位にて腹直筋や外腹斜筋を過剰収縮させずに，腹横筋の選択的収縮を促通させることが重要である[98]．骨盤後傾運動を行い腹横筋の収縮を促すこともあるが，腰椎の代償運動を伴うため，ここでは骨盤は中間位に安定させて行う（図15）．

四肢・体幹筋群の運動は，筋機能の維持・向上を目的に段階的に進めていく．ベッドのギャッチアップを45°程度起こしたファーラー位では，頭頸部・背部をベッドや

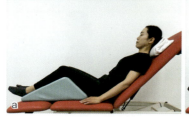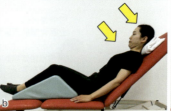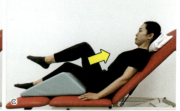

図17 ファーラー位での運動
a: ベッドのギャッチアップを45°程度起こしたファーラー位．膝下へクッションなどを入れてポジショニングする．
b: 頭頸部・体幹背筋群等尺性運動（ベッドに頭頸部・背部を押しつける）
c: 頭頸部・脊柱・骨盤をベッドに接して，ドローインにより脊柱・骨盤を安定化させて，下肢屈曲・伸展運動を行う．

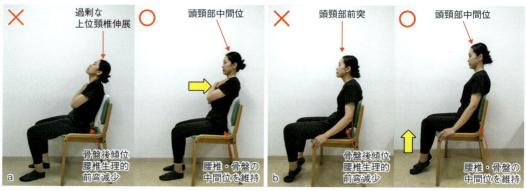

図18 椅子座位での運動
a: 背筋群等尺性運動（左写真：代償運動　右写真：正常運動）．
b: 股関節屈曲・足関節底屈複合運動（左写真：代償運動　右写真：正常運動）
ドローインにより脊柱・骨盤を安定化させて行う．

枕に押し付ける背筋群の等尺性運動を行う．股関節屈曲・伸展運動では，腰椎や骨盤の代償運動が生じやすいため，運動制御（motor control；モーターコントロール）が必要となる．ドローインにより脊柱・骨盤を安定化させ，下肢屈曲・伸展運動を行う（図17）．

座位では，背もたれに押しつける背筋群等尺性運動，股関節屈曲・足関節底屈複合運動を行う．いずれも腰椎や骨盤の代償運動が生じやすいため，背もたれつきの椅子座位で実施し，四肢関節運動時の脊柱・骨盤のモーターコントロールの習得を進める（図18）．なお，疼痛を含めた全身状態，脊柱・骨盤のモーターコントロール習得状況に合わせて，後述の回復期で紹介する運動療法を早期に開始してもよい．

関節可動域に対するアプローチ

臥床期での安静による四肢可動域制限に対して，徒手的に脊柱・骨盤の固定を行い，他動的なストレッチングで可動域拡大を図る．また，後弯姿勢による頸部・胸郭の可動域制限を生じている場合もあり，それらは呼吸機能にも影響するため，上肢挙上運動と呼吸運動を利用して胸郭の可動性向上を図る（図19）．

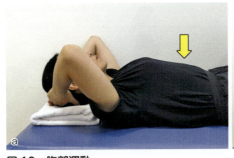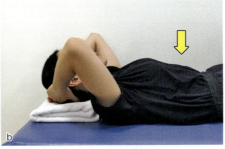

図19 胸郭運動
a: 吸気時；胸郭が拡張する．b: 呼気時；胸郭が縮小する．
上肢挙上位でポンプハンドル・モーション，バケットハンドル・モーションを意識した呼吸を行い，胸郭拡張・縮小を促す．

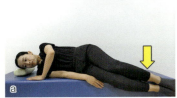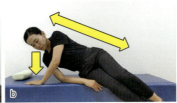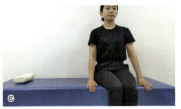

図20 起き上がり動作
a: 側臥位で下肢をベッド下へ垂らす．b: 手と肘でベッドを押すようにして体を起こす．寝返り同様に，自身を丸太のようにイメージしてもらい，起き上がる．c: 座位

姿勢・動作指導

離床期では，起き上がり，立ち上がりといった骨折椎体への圧縮・回旋ストレスが生じやすい動作を行う機会が増える．これらの動作において，疼痛を誘発させないような工夫が必要となる．

1) 起き上がり動作

体幹屈曲運動や回旋運動を伴うため，疼痛を生じやすい．寝返り動作で側臥位となり，下肢をベッド下へ降ろし，腰椎・骨盤を安定化させ，支持面側の上肢によるプッシュアップを行いながら体幹を起こす．セラピストが徒手的に誘導を行い，自動介助運動から始めるとよい．背臥位から，体幹屈曲動作で長座位になるような動作は控えるよう指導する(図20)．

2) 立ち上がり動作

初動時に体幹深屈曲を行うことで疼痛が生じやすい．腰椎・骨盤を安定化させ，股関節での屈曲運動を行うよう指導する．高齢で筋力低下がみられる症例では，電動ベッドであれば膝屈曲角度が60〜70°程度になるようベッドの高さを調整してから立ち上がるよう指導する(図21)．また，立ち上がり後期の伸展相で，ベッドの手すりを利用して上肢のプッシュアップを行うとよい[96]．

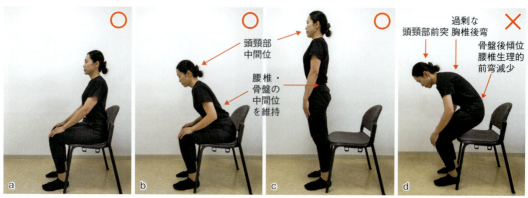

図21 立ち上がり動作
a：座位
b：腰椎・骨盤を安定化させ，股関節での屈曲運動を行い，重心位置を前方へ移動する．
c：天井に向かって伸び上がるように立ち上がる．
d：代償運動；腰椎・骨盤は安定化しておらず，後弯を深めて重心位置を前方へ移動する．

回復期（生活期）

1 評価・測定

　OVFの回復期における評価では，退院に向けて身体活動量を増加させる時期であるため，動作時の疼痛評価やバランス能力評価，ADL評価による身体機能の把握が重要になる．また，生活期に向けた家屋環境の工夫やQOLに関連する個人の趣味・活動参加についても現在の状態から可能であるかを判断していく．これらの患者背景は急性期から情報収集しておくとよい．

疼痛

　回復期では，身体機能向上，ADL向上を目的として身体活動量を増加させていくため，動作時の疼痛評価を行う．退院後の生活期に向けて，ADLでは動作を持続することでの疼痛評価や，日常生活における応用的な動作である手段的日常生活動作（instrumental activities of daily living；IADL）を想定した動作時の疼痛評価も必要である．疼痛の程度は，VASやNRSで数値化する．骨折椎体の骨癒合も進んでおり，骨折部の疼痛が残存しているのか，腰背部筋をはじめとした腰部組織由来の疼痛なのかを評価する．

筋力評価

　回復期では，生活期を想定した筋持久力が問題となる．固有筋力の評価については，徒手筋力検査（MMT）を行うが，OVF患者は高齢者が多く，骨粗鬆症が背景にあることから，高負荷での筋力評価が適さない患者もいる．また，検査中の代償運動により疼痛を誘発する可能性もある．MMTを実施する場合は，自動運動で代償運動の出現を確認し，制御が困難で疼痛を誘発する，またはその可能性があれば自動運動までの評価でとどめておく．筋持久力の評価は，脊柱起立筋をはじめ腸腰筋，大殿

表 4　サルコペニアの診断基準

項目	方法	基準
筋力	握力	男性＜28 kg，女性＜18 kg
身体機能	歩行速度（6 m）	＜1.0 m/秒
	5回椅子立ち上がりテスト	≧12秒
	SPBB[#1]	≦9点
骨格筋量	BIA法	男性＜7.0 kg/m^2，女性＜5.7 kg/m^2
	DXA法	男性＜7.0 kg/m^2，女性＜5.4 kg/m^2

[#1] SPPB (Short Physical Performance Battery)：簡易身体機能バッテリー
測定項目：バランステスト[#2]，歩行速度[#3]，椅子立ち上がりテスト[#4]
各テストの点数（4点満点）を合計し，0〜12点で評価する．
0〜6点：低パフォーマンス，7〜9点：標準パフォーマンス，10〜12点：高パフォーマンス
[#2] バランステスト：閉脚立位→セミタンデム立位→タンデム立位の順に各10秒間保持し，実施困難となったところで歩行テストに移行する．
判定：実施施困難：0点，閉脚まで可能：1点，セミタンデムまで可能：2点，タンデムまで可能4点
[#3] 歩行速度：4 mの歩行時間を測る．2回測定し良いほうの時間を採用する．
判定：実施困難：0点，8.71秒以上：1点，6.21〜8.70秒：2点，4.82〜6.20秒：3点，4.82秒未満：4点
[#4] 椅子立ち上がりテスト：腕を組んだままで，できる限り早く椅子からの起立，着座を5回繰り返す
判定：実施困難：0点，16.70秒以上：1点，13.70〜16.69秒：2点，11.20〜13.69秒：3点，11.19秒未満：4点

筋，大腿四頭筋，下腿三頭筋などの抗重力筋や骨盤・下肢の側方安定性に関わる中殿筋，小殿筋の運動回数から判断するなど，評価で骨折椎体へ負担をかけないよう工夫する．

また，OVFではサルコペニアを有している患者も存在する．サルコペニアの診断は，AWGS2019 (Asian Working Group for Sarcopenia)[99]を用いる．サルコペニアの状態を，筋力（握力），身体機能（歩行速度，5回椅子立ち上がりテスト，Short Physical Performance Battery；SPPB），骨格筋量（生体電気インピーダンス法，Bioelectrical Impedance Analysis；BIA法，DXA法）の3つの指標によって判定する**（表4）**．サルコペニアの判定には，骨格筋量が減少していることが必須条件となる．これに加え，筋力低下もしくは身体機能低下のいずれかが認められた場合にサルコペニア，骨格筋量減少・筋力低下・身体機能低下のすべてが認められる場合に重症サルコペニアと判定する．骨格筋量については，体組成計やX線撮影が必要となるため，サルコペニアのリスクを簡便に特定する方法として，握力低下（男性28 kg未満，女性18 kg未満）または5回椅子立ち上がりテストが12秒以上の場合，サルコペニアの可能性ありと診断できる．

> **用語**
> **BIA法**：体組成計で身体に微弱な電流を流し，その際の電気抵抗値であるインピーダンスを測定し，体重や身長などを用いて体組成を導き出す方法である．

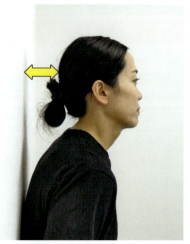

図 22　OWD
踵を壁につけた状態で立位をとり，壁と後頭部の最も突出している部分（矢印⇔）との距離を 0.5 cm 間隔で 1 回測定する．頭部はできる限り中間位（目じりと耳の上部を結ぶ線が床と平行）になるようにする．測定機器はメジャーより直角定規を用いると測定しやすい．

> **DXA 法**：2 種類の異なる X 線を照射し，それぞれのエネルギーが体内組織によって吸収率が異なることから，検査対象の組成を測定する方法である．骨量，骨密度を測定するために使用されるが，同時に筋肉量，脂肪量といった軟部組織を定量することができる．

関節可動域評価

　回復期では，臥床期・離床期から残存している四肢・体幹の関節可動域を評価する．体幹可動域は，後弯姿勢が正中位姿勢まで自動運動可能か評価する．生活期では主治医の判断となるが体幹装具を外しているため，体幹可動域評価も可能ではあるが，前屈，回旋動作を積極的に評価することは患者の不安を助長することや，再骨折，隣接椎体骨折の要因にもなる．骨折後の変形や退行性変化により脊椎可動性が低下している場合もあり，自動運動で代償運動が生じていないか確認する．

後弯姿勢

　回復期から生活期では，荷重位での生活時間も長くなり，立位保持での作業も増加する．立位時の後弯姿勢がどの程度修正可能か評価する．後弯姿勢の評価指標として，後頭骨・壁間距離（occiput-to-wall distance；OWD）[100] は，簡便で信頼性も検証されている検査である（図 22）．

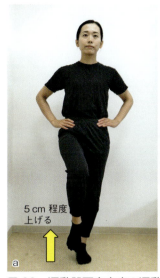
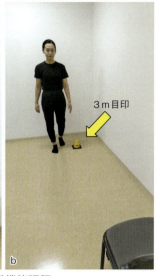

図 23 運動器不安定症の運動機能評価
a: 開眼片脚起立時間；靴を履いた状態または素足で，床に立ってもらう．患者は両手を腰に当て，左右いずれかの片足を床から 5 cm ほど上げ，保持できる時間を測定する．測定者は上げた足の側か後方に立ち，転倒防止に備える．患者が大きく体を動かして倒れそうになるか，上げた足が床に接地するまでの時間をストップウォッチで測定する．あらかじめ 1～2 回練習させて安全性を確かめ，左右それぞれ 2 回ずつ測定し，最大値を採用する．60 秒以上立てる場合は測定を打ち切る．
b: 3 m timed up-and-go (TUG) テスト；椅子に座った姿勢から立ち上がり，3 m 先の目印点で折り返し，再び椅子に座るまでの時間を測定する．危険のない範囲でできるだけ速く歩くように指示する．

バランス評価（転倒に関連する移動能力評価含む）

OVF 患者は，後弯姿勢による重心位置の変化から生じる立位バランス能力の低下だけではなく，その病態の背景から身体的フレイルを有している場合も多くみられる．運動器不安定症やロコモティブシンドローム[101]といった運動器の障害により，姿勢・動作時のバランス能力低下が生じている可能性がある．

1) 運動器不安定症

運動器不安定症は保険収載された疾患概念で，高齢化に伴って運動機能低下をきたす運動器疾患により，バランス能力および移動歩行能力の低下が生じ，閉じこもり，転倒リスクが高まった状態と定義され，脊椎圧迫骨折，骨粗鬆症ともに対象疾患とされている．運動器不安定症の運動機能評価として，開眼片脚起立時間（陽性：15 秒未満），3 m timed up-and-go (TUG) テスト（陽性：11 秒以上）が用いられる（図 23）．

2) ロコモティブシンドローム

ロコモティブシンドローム（ロコモ，または運動器症候群）は，より広い概念で，

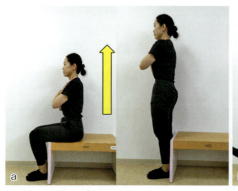
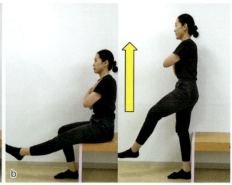

図 24 立ち上がりテスト

台は 40 cm，30 cm，20 cm，10 cm の 4 種類の高さの台を用意し，両脚または片脚で行う．各高さでの難易度比較は，両脚 40 cm＜両脚 30 cm＜両脚 20 cm＜両脚 10 cm＜片脚 40 cm＜片脚 30 cm＜片脚 20 cm＜片脚 10 cm である．

a: まず 40 cm の台に両腕を組んで腰かけ，両脚は肩幅くらいに広げ，床に対して脛がおよそ 70°（40 cm の台の場合）になるようにする．反動をつけずに立ち上がり，そのまま 3 秒間保持する．

b: 両脚で立ち上がれたら，片脚でテストを行う．左右どちらかの脚を上げ，上げたほうの脚の膝は軽度屈曲する．反動をつけずに立ち上がり，そのまま 3 秒間保持する．

【判定】
・移動機能の低下が始まっている状態：どちらか一方の脚で 40 cm の台から立ち上がれないが，両脚で 20 cm の台から立ち上がれる
・移動機能の低下が進行している状態：両脚で 20 cm の台から立ち上がれないが，30 cm の台から立ち上がれる
・移動機能の低下が進行し，社会参加に支障をきたしている状態：両脚で 30 cm の台から立ち上がれない

運動器の障害のために立ったり歩いたりするための身体能力（移動機能）が低下した状態で，進行すると要介護の状態および，要介護リスクが高くなる．ロコモ度テスト[102]として，立ち上がりテスト（移動機能に関連する下肢筋力の評価，図 24），2 ステップテスト（歩幅による下肢の筋力・バランス能力・柔軟性などを含めた歩行能力の総合的評価，図 25）が用いられる．

ADL 評価

退院に向けて，洗顔や入浴といった日常生活動作から，台所周辺の動作（調理，食器洗い），洗濯に関連する動作（洗濯機から洗濯物を取り出す，洗濯物を干すなど），掃除に関する動作（物の片付け，掃除機使用，拭き掃除など）など日常生活における応用的な動作である IADL を評価する．

ADL を評価する尺度は，Functional Independence Measure (FIM) や Barthel Index (BI) を用いることが多い．疾患特異的尺度として，患者立脚型評価である Oswestry Disability Index (ODI)[103]，日本整形外科学会腰痛評価質問票（Japanese Orthopaedic Association Back Pain Evaluation Questionnaire；JOABPEQ)[104] がある．ODI や JOABPEQ は QOL 評価としても用いられる．

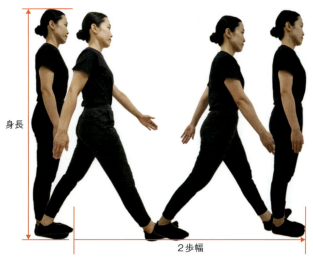

図 25　2 ステップテスト
ラインを引いて患者に両足のつま先を合わせて立ってもらう．その後，患者はできる限り大股で 2 歩歩き両足を揃える．歩き始めは左右の下肢，いずれから開始しても自由とする．2 歩分の歩幅（最初に立ったラインから，着地点のつま先まで）を測定し，2 回測定して最大値を採用する．2 ステップ値は，2 歩幅（cm）÷身長（cm）＝2 ステップ値として算出する．
【判定】
・移動機能の低下が始まっている状態：2 ステップ値が 1.1 以上 1.3 未満
・移動機能の低下が進行している状態：2 ステップ値が 0.9 以上 1.1 未満
・移動機能の低下が進行し，社会参加に支障をきたしている状態：2 ステップ値が 0.9 未満

1) ODI

腰痛による具体的な日常生活の障害度を評価するために行うものであり，「身の回りのこと（洗濯や着替えなど）」，「物を持ち上げること」，「歩くこと」など 10 項目の質問に対して，その程度を 6 段階（0〜5 点）で回答してもらう自己回答記入式の質問紙票である．

2) JOABPEQ

腰痛による腰部機能，歩行，社会生活，心理面の障害といった多面的な評価指標であり，「腰痛を和らげるために，何回も姿勢を変える」，「腰痛のため，いつもより横になって休むことが多い」など 25 項目の質問に対して，その程度を 2〜5 段階で回答してもらう自己回答記入式の質問紙票である．

QOL 評価

退院後の回復期から生活期において，QOL は治療のメインアウトカムとされることも多い．QOL を測定する代表的な評価法として，MOS 36-Item Short-Form Health Survey (SF-36®)[105]，EuroQol 5dimensions 5-level22 (EQ-5D-5L)[106] が

ある．

1) SF-36

SF-36 は，健康状態を測定し，包括的で多目的に使用できる評価指標で，8 つの下位尺度である身体機能（Physical Functioning；PF），日常役割機能・身体（Role Physical；RP），体の痛み（Bodily Pain；BP），全体的健康感（General Health；GH），活力（Vitality；VT），社会生活機能（Social Functioning；SF），日常役割機能・精神（Role Emotional；RE），心の健康（Mental Health；MH）と身体的サマリースコア（Physical Component Summary；PCS），精神的サマリースコア（Mental Component Summary；MCS），役割・社会的サマリースコア（Role・Social Component Summary；RCS）が算出可能な自己回答記入式の質問紙票である．算出された尺度は国民標準値との比較も可能である．短縮版の SF-8 Health Survey（SF-8™）や SF-12® Health Survey（SF-12®）もあり，いずれも使用にはライセンス登録が必要である．

2) EQ-5D-5L

EQ-5D-5L は，医療技術の経済評価についての評価指標で，「移動の程度」や「身の回りの管理」など 5 項目の質問に対して，その程度を 5 段階で回答してもらう自己回答記入式の質問紙票である．これらの質問紙票は受傷前の評価ができないため，受傷前との比較はできず，現状を評価する．

2 リハビリテーションアプローチ

OVF の回復期から生活期におけるアプローチの目的は，退院後の生活における QOL の維持・向上のために，骨折椎体の再骨折予防と同時に身体機能向上，ADL 能力向上を進めることである．

疼痛に対するアプローチ

回復期では，骨癒合が順調に進んでいれば骨折椎体の疼痛は軽減している．日常での活動量が増加していることで筋性，椎間板性，椎間関節性疼痛が出現する可能性がある．後弯姿勢の患者では，腰背部筋群の過緊張による腰痛が多くみられるため，状態に合わせて温熱療法，電気療法，ストレッチングや徒手療法を行う．

筋機能に対するアプローチ

骨折椎体の再骨折予防を目的として，自宅での生活や社会生活における脊柱の安定化を図るため，上肢・下肢筋群の運動を含めた体幹筋群の運動療法を行い，四肢関節運動時の脊柱・骨盤のモーターコントロールの習得を進める．運動姿勢が抗重力位であることも運動負荷となるので，臥位，座位，立位と段階的に実施するとよい（図 26，27，▶動画 2-1，28）．

▶動画 2-1
（音声説明あり）

自宅でのホームエクササイズでは，代償運動の確認ができないため，運動姿勢について配慮した患者教育を行う．OVF は後弯変形の患者が多く，背臥位ではベッドと

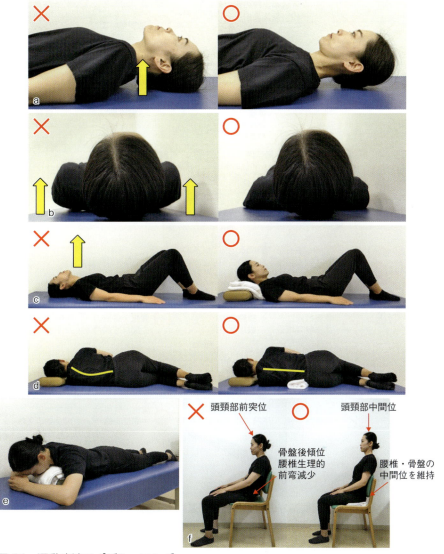

図 26 運動療法のポジショニング
ドローインにより脊柱・骨盤を安定化させて行う．
a：背臥位側面（左写真：代償運動　右写真：正常運動）；右写真では頭頸部・肩甲帯は中間位維持が可能であるが，左写真では後弯姿勢により上位頸椎伸展，上腕骨頭前方偏位，肩甲骨外転の代償運動がみられる．
b：背臥位頭頂面（左写真：代償運動　右写真：正常運動）；左写真では上腕骨頭前方偏位，肩甲骨外転の代償運動がみられる．
c：背臥位全長側面（左写真：代償運動　右写真：正常運動）；背臥位で頭頸部・肩甲帯の代償運動が出現する場合は，タオルや枕で安楽姿勢をとれるよう調整する．
d：側臥位背面（左写真：代償運動　右写真：正常運動）；左写真では右体幹側屈の代償運動がみられる．右写真では側腹部へタオルを挟み，脊柱中間位を維持している．
e：腹臥位頭頂側面：後弯姿勢により腹臥位が困難な場合に，頸部・胸部とベッドの間にタオルやクッションなどを入れて体幹を保持し，安楽姿勢をとれるよう調整する．
f：椅子座位側面（左写真：代償運動　右写真：正常運動）；左写真では後弯姿勢により頭頸部前突，腰椎前弯減少，骨盤後傾位がみられる．右写真ではタオルを坐骨下に挟み骨盤前傾することで脊柱中間位を維持している．

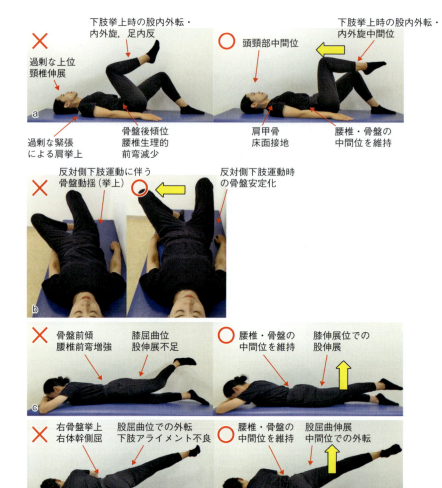

図27　回復期での四肢・体幹筋運動（臥位）

a: leg lift【動画2-1】（左写真：代償運動　右写真：正常運動）；背臥位で脊柱・骨盤を安定化させて，股関節屈曲・伸展運動を行う．
b: hip rotation【動画2-1】（左写真：代償運動　右写真：正常運動）；背臥位で脊柱・骨盤を安定化させて，股関節回旋運動を行う．
c: hip extension（左写真：代償運動　右写真：正常運動）；腹臥位で脊柱・骨盤を安定化させて，膝伸展位維持して股関節伸展運動を行う．
d: hip abduction（左写真：代償運動　右写真：正常運動）；側臥位で脊柱・骨盤を安定化させて，膝伸展位維持して股関節外転運動を行う．

 ここをおさえる

- leg liftでは，股関節屈曲・伸展に伴い骨盤後傾が起きやすいので，脊柱・骨盤を安定化させて，脚をまっすぐ平行に動かすよう意識する．まず膝屈曲位から行い，可能なら膝伸展位でも同様に行う．
- hip rotationでは，外に開く脚の反対側の骨盤が挙上しやすいので，骨盤を床面に接地させたまま脚を動かすことを意識する．
- hip extensionでは，骨盤前傾や腰椎前弯が起きやすいので，脊柱・骨盤を安定化させて，股関節の伸展を行うことを意識する．

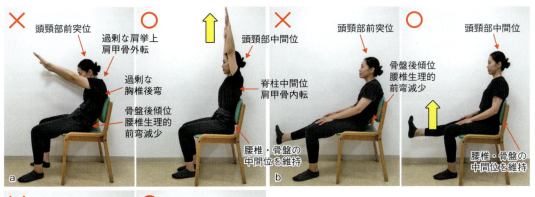

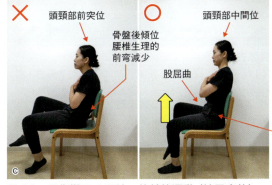

図28 回復期での四肢・体幹筋運動（椅子座位）
背もたれの支持を利用した運動を行う．
a: shoulder extension & flexion（左写真：代償運動　右写真：正常運動）；脊柱・骨盤および頭頸部・肩甲帯を安定化させて上肢挙上運動を行う．
b: knee extension（左写真：代償運動　右写真：正常運動）；脊柱・骨盤を安定化させて，膝関節伸展運動を行う．
c: hip flexion（左写真：代償運動　右写真：正常運動）；脊柱・骨盤を安定化させて，股関節屈曲運動を行う（足底を床から離す）．

背部の接地面が少なくなり，回旋運動や側屈運動が生じやすい．そのため，肩甲帯や頸部から上位胸椎部の背面へタオルなどを入れ，接地面を増やす．腹臥位でもベッドに水平姿勢をとるのが難しい場合が多く，胸部へクッションなどを入れて接地面を増やし，体幹を保持する．側臥位では，肩甲帯・骨盤帯の構造から脊柱が側屈位となりやすいため，ベッドに接地する側の側腹部にタオルなどを入れて脊柱中間位を維持する．座位では骨盤後傾位となりやすいため，両側坐骨下へタオルを設置し，骨盤前傾を促す．骨盤帯の左右非対称がみられる場合は，片側坐骨下へのみタオルを設置する[107]など患者ごとに調整する．

関節可動域に対するアプローチ

退院後の生活において，活動性低下により上肢，下肢筋群の柔軟性低下を生じると，筋機能の低下，後弯姿勢を助長することにつながる．また，骨癒合が得られたら体幹装具を除去するが，装着期間により脊椎可動性が低下している可能性がある．よって，ストレッチングの要素を含む運動として，上肢挙上運動，体幹伸展運動など

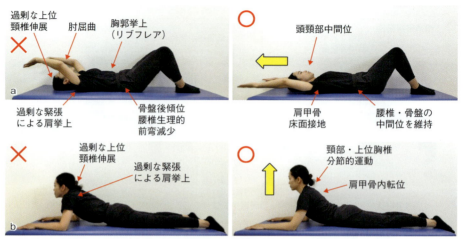

図 29　回復期での ROM 運動（体幹装具除去後）
a: shoulder extension & flexion（左写真：代償運動　右写真：正常運動）；背臥位で脊柱・骨盤および頭頸部・肩甲帯を安定化させて上肢挙上運動を行う.
b: 体幹伸展運動【動画 2-2】（左写真：代償運動　右写真：正常運動）；腹臥位で puppy position (on elbow) から頭頸部，上位胸椎までの伸展運動を行う.

> ✓ **ここをおさえる**
>
> 体幹伸展運動で胸椎の可動性が低下している場合は，頭頸部伸展および retraction（上位頸椎屈曲，下位頸椎伸展）運動から開始する．過剰に緊張すると肩が挙上してくるため，肩甲骨内転位を意識する．

▶動画 2-2
（音声説明あり）

を指導する（図 29，▶動画 2-2）.

バランス能力（移動能力含む）に対するアプローチ

バランス能力向上に，荷重位での運動を勧める．ロコモティブシンドロームに対するトレーニングであるロコモーショントレーニング（ロコトレ）の片脚立ちや，壁を支持しての上肢・下肢運動を行う．これらのトレーニングにおいては，脊柱・骨盤の安定化を意識して行う（図 30）.

姿勢・動作指導（転倒予防，環境整備含む）[108]

回復期から生活期においては，寝返り，起き上がり，立ち上がりといった起居動作から，退院後の日常生活に向けた応用的な動作が必要となる．日常生活で頻回にみられる体幹前屈動作は椎体への圧縮ストレスが生じやすいため再骨折予防を考慮した姿勢・動作指導を行う．

1）リーチ動作

日常生活で床の物を拾うとき，清掃するときなど様々な場面で側方や下方へのリーチ動作を行うが，これらの動作では体幹屈曲運動や回旋運動が起こり骨折椎体への圧

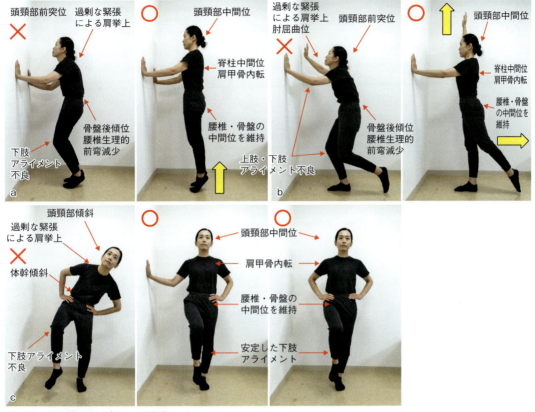

図30 回復期でのバランス運動
a: calf raise（左写真：代償運動　右写真：正常運動）；壁に手をついて，頭頸部・肩甲帯・脊柱・骨盤を安定化させて足関節底屈運動を行う．
b: 上肢挙上・下肢伸展複合運動（左写真：代償運動　右写真：正常運動）；壁に手をついて，頭頸部・肩甲帯・脊柱・骨盤を安定化させて，上肢挙上，反対側の下肢伸展複合運動を左右交互に行う．
c: 片脚立ち（左写真：代償運動　右写真：正常運動）；頭頸部・肩甲帯・脊柱・骨盤を安定化させて片脚立ちを行う．壁に手をついて脊柱・骨盤を安定化させた運動から行う．左右とも1分間で1セット，1日3セット程度を目安に行う．

> **ここをおさえる**
>
> 片脚立ちの運動では，体幹が側屈や後弯した状態のまま行っていることがある．後弯姿勢は可能な範囲で修正し，脊柱・骨盤を安定化した状態で片脚立ちするとよい．

縮・回旋ストレスが生じやすい．これらの動作での工夫として，脊柱・骨盤を安定化させた下肢屈曲動作の指導や，下肢筋力低下がある場合はリーチャーの使用を勧め，頻回に使用する物は床に近い箇所への収納は避けるなどの環境設定を行う（図31）．また，靴下や靴の着脱では，股関節の屈曲・外転・外旋の複合的な動作を指導することや，靴ベラの使用を勧める．

2）起立・着座動作

起立・着座動作では，自宅でのトイレやソファーで，座面が低い場合や座面が柔ら

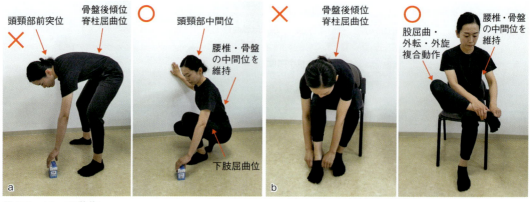

図31 リーチ動作
a: 床の物を拾うとき（左写真：悪い姿勢　右写真：正しい姿勢）
b: 靴下・靴の着脱（左写真：悪い姿勢　右写真：正しい姿勢）

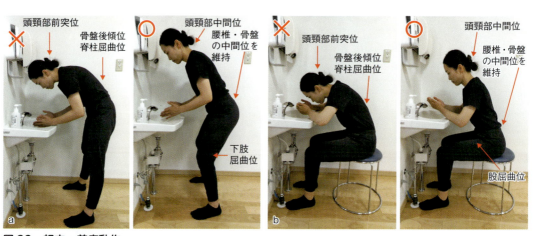

図32 起立・着座動作
a: 立位での洗顔動作（左写真：悪い姿勢　右写真：正しい姿勢）
b: 座位での洗顔動作（左写真：悪い姿勢　右写真：正しい姿勢）

かい場合に，体幹屈曲動作が起こりやすい．自宅での物の配置，手すりの設置や座面の高さ調整などの環境整備が必要となる（図32）．また，洗顔動作のような前屈み姿勢になる動作では，脊柱・骨盤を安定化させた下肢屈曲動作での指導や，下肢筋力低下がある場合は椅子を利用するなどの環境整備を行う．

3）床上動作

　自宅生活が和式の場合は，畳の生活により床上動作が必要となり，体幹屈曲動作が起こりやすい．胡坐や長座位では脊柱屈曲を強いられるため，背もたれつきの椅子や殿部へ座布団やクッションを入れるなど環境整備が必要となる（図33）．床からの立ち上がりは，テーブルの支持など上肢を利用することを指導する．床上動作では転倒のリスクも生じるため，バランス能力が低下している患者であれば，和式から洋式へ生活様式を変換することも患者と話し合う必要がある．

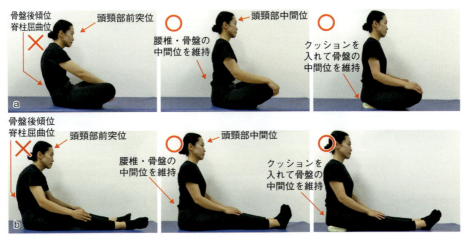

図 33 床上動作
a: 胡坐（左写真：悪い姿勢　中央写真：正しい姿勢　右写真：正しい姿勢—クッションあり）
b: 長座位（左写真：悪い姿勢　中央写真：正しい姿勢　右写真：正しい姿勢—クッションあり）

4) 入浴関連動作

入浴に関連した動作には，浴槽をまたぐ動作がある．座りまたぎ動作は座面が安定しているが，下肢挙上する動作で脊柱屈曲が起こりやすい．立ちまたぎ動作は，体幹伸展位を保ちやすいが，股関節外転可動域や外転位保持に筋力が必要であり，片脚立ちとしてバランス能力も必要となる．そのため，浴室内の手すりや浴槽内の椅子の設置など環境整備が必要となる（図 34）．洗体では，回旋動作が起こりやすいため，柄付きブラシの利用を勧める．

5) 歩行

歩行では，体幹屈曲を助長しないよう杖や歩行器を把持する高さを調整する．通常は持ち手の位置を肘が軽度屈曲位となる大転子の高さに調整する．また，シルバーカーを身体よりも前方へ出しすぎると脊柱屈曲を助長する．これら歩行補助具は，患者個々の四肢長の違いによる個体差もあるため，静止時の姿勢確認および動作時姿勢を確認する（図 35）．

> **ここに注意**
>
> OVF 後は転倒予防の観点から，杖の利用を推奨することが多い．安定した歩行をするうえで必要な歩行補助具だが，持ち手の高さ，使用方法により後弯姿勢を助長するため注意する．トレッキングポールのように最初から持ち手が高い位置にあるものを使用するのもよい．

保存的リハビリテーションの留意点

OVF の保存的アプローチで留意することは，骨折椎体の圧潰を進行させないこと

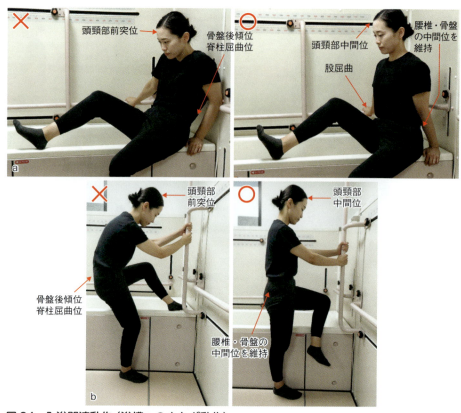

図34　入浴関連動作（浴槽へのまたぎ動作）
a：座りまたぎ（左写真：悪い姿勢　右写真：正しい姿勢）
b：立ちまたぎ（左写真：悪い姿勢　右写真：正しい姿勢）

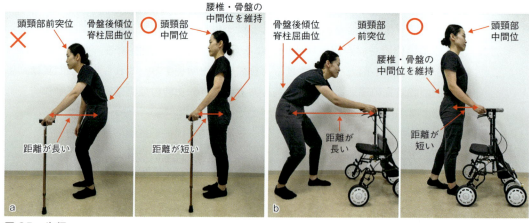

図35　歩行
a：杖歩行（左写真：悪い姿勢　右写真：正しい姿勢），b：シルバーカー歩行（左写真：悪い姿勢　右写真：正しい姿勢）

である．急性期では疼痛が強く，骨癒合を得る期間も必要であるため，身体機能を評価するベースラインを必ずしも受傷直後の臥床期から早期の離床期とする必要はない．離床期から回復期の骨折椎体の疼痛が軽減した状態で身体機能を評価し，状態にあったプログラムを立案するとよい．また，保存療法では椎体圧潰により後弯した脊椎アライメントが矯正されるわけではないため，運動療法は患者が実施可能な姿勢や運動強度で行う．疼痛軽減が比較的早期に得られ，高度の後弯変形がなければ，後述の術後アプローチにおける運動強度が高い運動療法も参照してほしい．

OVF症例は高齢者が多く，受傷前より身体機能が低下していた可能性もある．よって，可能であれば早期からQOL評価など退院後の生活期を想定した評価を行い，受傷前の状況を評価（情報収集含め）しておくことが望ましい．また，家庭背景により介護保険サービスの利用も必要となるため，入院時からの情報収集と医師・看護師・社会福祉士など他職種と家族との情報共有・連携を深めるなど，患者ごとの背景を把握したうえでアプローチを進めることが重要である．

予防のポイント

OVFは機能障害，能力障害など様々な病態を呈することから，予防活動を行うことは健康寿命延伸につながり，ひいては増大する社会保障費への対策につながる．OVFの予防は，まず背景にある骨粗鬆症を早期に発見することが重要である．骨密度の検診を定期的に受けることで早期発見・治療につながる．検診情報を発信している地方自治体も多いので定期的な検診を推奨したい．骨粗鬆症を有する患者では，転倒リスクを軽減するため，ウォーキングなどの全身調整運動をはじめ，バランス能力向上のため四肢・体幹筋運動を定期的に行うことが望ましい．

4 術後リハビリテーション

BKP術後は早期の退院が可能となり，リハビリテーションは外来通院が主となる．しかし，退院後の外来通院における運動療法の実施状況は各施設で異なり，リハビリテーションの効果は明らかではない．BKPの保存療法との大きな違いは，骨折椎体の椎体高矯正による脊椎アライメントの改善である．BKP術後の後療法における目的は，隣接椎体骨折および手術椎体再骨折の予防，BKPにより改善が得られた脊椎アライメントの維持である．本項ではOVFの病態およびBKPの術後成績から必要と考えるリハビリテーションの進めかたについて解説する．

術前評価と術前教育

1 術前評価

術前の評価は，受傷後急性期では疼痛が強く，身体機能検査は実施困難で問診による疼痛評価および質問紙票でのADL・QOL評価のみになることが多い．受傷後一定期間経過している場合は，疼痛は残存しているが動作は可能であるため，疼痛に応じて移動能力，バランス能力の身体機能検査を行う．評価項目は保存的アプローチの回

表5 術後のリハビリテーションプロトコルの例

時期	リハビリテーション	目的
術前	・術前評価：問診，疼痛評価，質問紙票，運動機能評価（疼痛に応じて） ・術前教育：術後生活指導，薬物療法・装具療法・リハビリテーションの必要性	・術後経過の把握 ・術後早期のADL獲得 ・アドヒアランス向上
手術当日		
術後翌日	・離床開始（コルセット装着）：疼痛に応じて座位保持〜歩行まで開始． 　歩行補助具は身体機能に応じて使用する． ・生活指導：寝返り，起き上がり，立ち上がり，歩行 ・足関節底屈背屈自動運動開始	・離床動作の獲得 ・深部静脈血栓予防
術後2〜7日	・運動療法：下肢ストレッチ（他動） 　　　　　　下肢筋エクササイズ（臥位，自動〜自動介助運動） 　　　　　　※脊柱・骨盤の安定化を意識した運動 　　　　　　体幹筋エクササイズ（ドローイン） ・生活指導：退院に向けたADL練習，階段昇降・床上動作練習	・身体機能向上 ・歩行機能向上 ・転倒予防 ・ADL自立
術後8日〜	退院時指導	・退院後の自己管理
術後1〜3か月	・術後評価（質問紙票，運動機能評価） ・運動療法：下肢ストレッチ（他動，自動） 　　　　　　四肢・体幹筋エクササイズ（臥位・座位・立位，自動） 　　　　　　※脊柱・骨盤の安定化を意識した運動 　　　　　　バランス練習 　　　　　　有酸素運動 ・生活指導：趣味活動，就労など社会生活に必要な姿勢・動作練習	・身体機能向上 ・転倒予防 ・続発性骨折予防 ・QOL向上
術後6か月	・術後評価（質問紙票，運動機能評価）	・術後経過の把握 ・続発性骨折予防
術後12か月	・術後評価（質問紙票，運動機能評価）	・術後経過の把握 ・続発性骨折予防
術後24か月	・術後評価（質問紙票，運動機能評価）	・術後経過の把握 ・続発性骨折予防

復期と同様の評価項目を用いる．術前と術後を比較し，術後成績の効果判定に役立てる．

2 術前教育

術前教育は，パンフレットなどを使用し，術後の姿勢・動作指導を行う．BKP術後の合併症として隣接椎体骨折は，術後3か月以内でも20％前後の頻度で発生するため，術後療法として薬物療法をはじめ，装具療法，リハビリテーションを継続することの必要性について患者教育を行う．

急性期（術後早期〜退院時）

術後翌日より，プロトコルに準じてリハビリテーションを行う．表5に術後のリ

ハビリテーションプロトコルの一例を示す．運動器リハビリテーションは術後150日間が上限期間となるため，それ以降は自己での運動を継続するよう指導する．BKPは術後の続発性骨折が一定の割合で発生していることから，退院後も定期的な診察で経過観察することが望ましいが，患者自身や施設の事情により定期的な通院が難しい場合もあるため，入院中の退院後生活指導が重要となる．

1 情報収集

手術情報
術式や手術範囲，術中所見，神経損傷などの術中合併症の有無，術中の出血量をカルテから確認する．

術後X線評価
椎体高の修復状況（図11a，c赤矢印），骨セメントの椎体外漏洩の有無を確認する．BKP術後早期に続発性骨折を生じることもあるため，手術椎体だけではなく隣接椎体の変形の程度も確認する（図7，8）．

術後血液データ
炎症値としてCRP，貧血の指標としてヘモグロビン，栄養値としてアルブミンや総蛋白などを確認する．OVF症例は高齢者が多く，手術前より身体的フレイルを有している可能性もあるため，これらの情報をもとに，日常生活における活動量やリハビリテーションの強度・頻度を調整する．

2 評価・測定

BKPは低侵襲手術であり，術後早期の除痛が得られることから，入院期間も短期間となる．離床も術後当日から翌日に可能となるため，術後に廃用性の関節可動域制限，筋力低下が生じることも少ない（術前に安静臥床期間があった場合，術後疼痛の訴えが強く安静を要する場合を除く）．よって，退院後の生活に向けて必要な身体機能評価や環境整備の情報収集が必要となる．OVF患者は，受傷前より身体機能が低下している可能性もあるため，離床後には転倒予防に向けたバランス評価を確認しておく．術後に疼痛寛解は得られるが，個々の状況により介護保険サービスの利用も必要となるため，各種情報収集と他職種・家族との連携を進めておく．

また，BKP術後は合併症を伴うことがあるため，リハビリテーション実施にはバイタルサインに加えて，以下の合併症の確認も行う．

続発性骨折
臥床期から離床期にかけて，寝返り，起き上がりなど体動時痛の有無を確認する．術後もこれらの動作で強い疼痛を訴える場合は，主治医へ報告する．

術後感染
術創部の熱感，発熱，CRPの上昇を確認する．

骨セメントの椎体外漏洩

骨セメントが骨折の隙間から漏れ，脊柱管内への漏出による神経症状の惹起や血管内漏出に伴う肺塞栓を引き起こす可能性がある．そのため，神経症状（疼痛，筋力，感覚検査など）や呼吸困難感などの肺塞栓症状の確認をする．

深部静脈血栓

ホーマンズ徴候を確認する．

3 リハビリテーションアプローチ

生活動作指導

BKP術後の生活指導では，手術椎体の再骨折，隣接椎体骨折の予防に配慮した姿勢・動作の習得が目的となる．脊椎の動きを制限するために，体幹装具を2〜3か月間装着する．隣接椎体骨折は，BKP椎体とその上下椎体の力学的強度の差によって生じることから，急性期の臥床期・離床期における寝返り，起き上がりなどの動作は椎体へ圧縮・回旋ストレスが生じやすい．そのため，脊柱・骨盤を安定化させた動作指導が必要となる．動作指導の方法は保存療法と同様であるが，術後に疼痛が軽減していることから，指導された動作を遵守しないこともあるため，術後の患者教育が必要である．歩行については，転倒予防および立位姿勢時の後弯姿勢を予防するため，身体機能に応じて杖など歩行補助具を利用する．

関節可動域に対するアプローチ

保存療法の急性期とは違い，術後早期に疼痛寛解が得られており，術後2〜3か月間体幹装具を装着する．よって，日常生活での活動範囲の維持・拡大と，後弯姿勢を助長しないよう，頭頸部および肩関節，股関節を中心とした四肢の関節可動域維持・拡大を図る．骨折椎体へ圧縮・回旋ストレスがかからないよう他動的なストレッチングから開始する．

筋機能に対するアプローチ

筋機能については，ローカル筋の運動から開始し，段階的に負荷を上げた運動へ進めていく．

回復期（外来フォローアップを含む）

1 評価・測定

BKP術後は，受傷前からの身体機能低下がなければ，この時期では退院していることが多い．そのため，退院後の日常生活状況の情報収集を改めて行う．BKP術後リハビリテーションは，隣接椎体骨折および再骨折の予防，術後改善が得られたアライメント（局所後弯角）の維持，腰痛など遺残症状の改善および再発予防，QOL向上が目的である．よって，リハビリテーションでは身体機能として，股関節を主とした四肢関節可動域，体幹筋機能，バランス能力，ADL能力，活動量の評価を行う．

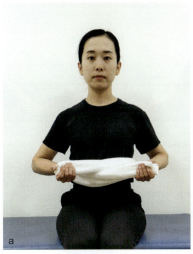
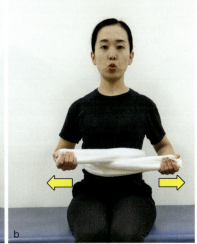

図36　breathing【動画2-3】
下部肋骨のバケットハンドル・モーションを促通し，横隔膜の機能向上を図る．
a：吸気時；下部肋骨を取り囲むようにバンド（タオルなどでも可）を巻いて，胸郭の拡張に伴い，バンドを弛める．
b：呼気時；呼気時にバンドを両手で外側に引っ張る．

▶動画2-3
（音声説明あり）

✅ **ここをおさえる**

胸郭について，風船を膨らます，風船をしぼませるようなイメージとして，呼吸してみるとよい．

▶動画2-4
（音声説明あり）

▶動画2-5
（音声説明あり）

2　リハビリテーションアプローチ

筋機能に対するアプローチ

日常生活における重力下での姿勢・移動動作において，手術により改善が得られた脊椎アライメントを維持するため，頭頸部，胸郭，肩甲帯の良肢位の維持，脊柱起立筋・広背筋を中心に抗重力筋群である腹直筋・腸腰筋，大腿四頭筋，大殿筋，下腿三頭筋強化のエクササイズを行う．これらの四肢・体幹筋群エクササイズの視点として，モーターコントロール向上を目的に，breathing（呼吸），core control（腰椎骨盤帯の安定化），axial elongation（軸の伸張），hip disassociation（股関節分離）を促す．インナーユニットである腹横筋，多裂筋，横隔膜，骨盤底筋は呼吸でのフォースカップルとしての作用（図36，▶動画2-3），動作時の腰椎・骨盤の安定化メカニズムに関与する．また，姿勢・移動動作において，脊柱の長軸方向（頭尾側）への伸張や，脊柱中間位維持での股関節運動（股関節分離）を促すことで，脊柱の代償運動をコントロールする（図37，▶動画2-4〜6，38，▶動画2-7，39，▶動画2-8，9）．これら表在筋と深部筋が共働して運動課題を遂行することで，手術椎体への剪断力や圧縮力などのメカニカルストレスの抑制を図る[109]．

運動強度について，OVF患者の大多数は高齢者であり，骨・関節・心血管系への負担，自主トレの実施しやすさという点から，自重を用いた[110]，低強度のスロー

▶動画2-6
（音声説明あり）

▶動画2-7
（音声説明あり）

▶動画2-8
（音声説明あり）

▶動画2-9
（音声説明あり）

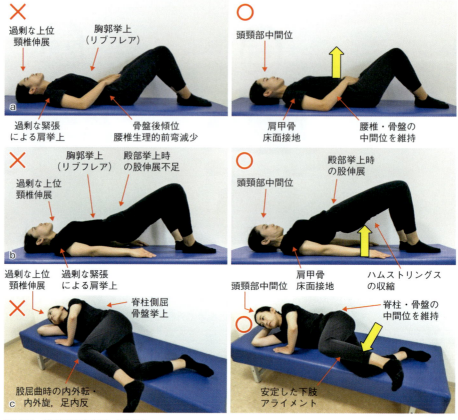

図37 術後運動療法（臥位）
a: bracing【動画 2-4】（左写真：代償運動　右写真：正常運動）；体幹インナーユニット（横隔膜，腹横筋，多裂筋，骨盤底筋）賦活を目的とする．背臥位で脊柱・骨盤を安定化させて呼吸をする．吸気時は胸郭を拡げ，腹部を膨らませるように意識して，呼気時は胸郭を絞りこむように意識する．
b: bridge【動画 2-5】（左写真：代償運動　右写真：正常運動）；体幹・下肢背部筋群の強化を目的とする．背臥位で脊柱・骨盤を安定化させて，股関節伸展運動（殿部挙上）を行う．
c: side kick【動画 2-6】（左写真：代償運動　右写真：正常運動）；体幹・下肢側面筋群の強化を目的とする．側臥位で脊柱・骨盤を安定化させて，上側下肢の股関節屈曲・伸展運動を行う．

 ここをおさえる

side kick は，下肢が中間位になるよう外転位を維持することが大切である（中殿筋強化）．両脚の間にボールを一つはさむイメージを持ちながら，上側下肢の屈曲伸展運動を行うとよい．

レーニング[111]で実施する．これらの方法は高齢者の筋力向上に有効である．頻度・時間は，強度（セット数）を自覚的運動強度（rating of perceived exertion）として，有酸素運動から無酸素運動に変わる AT ポイントの運動強度の範囲である最大酸素摂取量（%）の 40～60%，Borg Scale 11～13（楽である～ややきつい）を目標に設定する[112]．また，運動姿勢も背臥位から側臥位，座位，立位と段階的に抗重力姿勢で

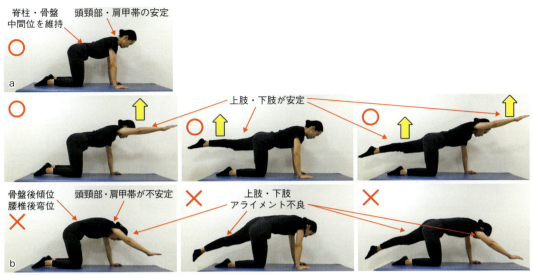

図38 術後運動療法（四つ這い）
a: 正常運動，b: 代償運動
bird dog【動画2-7】：空間における体幹・四肢筋群の強化を目的とする．四つ這いで脊柱・骨盤を安定化させて，上肢挙上（肩屈曲），下肢挙上（伸展），対側上肢・下肢挙上運動を行う．

 ここをおさえる

bird dog は，両手・両膝が床面に接地しているが支持範囲が狭いため，姿勢保持のバランストレーニングとなる．脊柱・骨盤を安定化させることが大切であり，そのうえで四肢の運動を行う．

のエクササイズへ移行する．1つの運動につき，3〜5秒かけて5〜10回行う．1日2〜3セットを目標にし，運動中に痛みがでない範囲で行う．

関節可動域に対するアプローチ

手術後に体幹装具を一定期間装着することで，自覚的な脊柱不撓性によりADL制限を生じる可能性がある．特にOVFでは，体幹屈曲動作を避けるよう常に指導を受けることから，代償として股関節の可動性が必要となる．OVF患者でみられる後弯姿勢では，骨盤後傾位となり股関節は相対的に伸展位となる．そのため，股関節後方組織の短縮が生じている場合がある[113]．BKPでは脊椎アライメントの改善が得られるが，骨盤・下肢の筋群の可動域を改善するわけではない．術後の骨盤・股関節の状態により，姿勢・動作において体幹・下肢のバランスを調整するため，脊柱が再び後弯姿勢となる可能性がある．よって，股関節周囲筋のストレッチング，股関節モビライゼーションなどにより股関節屈曲の可動性を獲得することで，ADL制限の改善，脊椎アライメントの維持を進める．

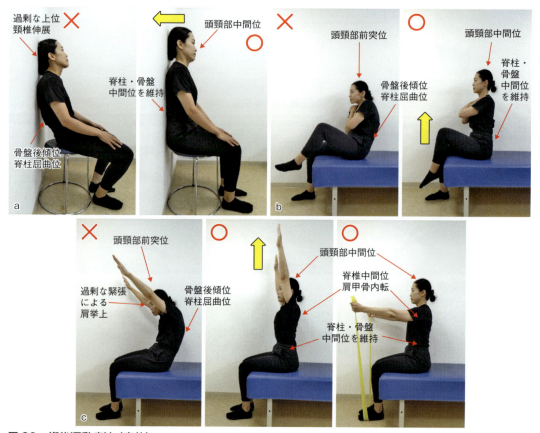

図39 術後運動療法（座位）

a: cervical & thoracic extension【動画2-8】(左写真：代償運動　右写真：正常運動)；頸部・体幹伸展筋群の強化および脊柱の長軸方向への伸張を目的とする．座位で頭頸部・脊柱・骨盤を安定化させて，頭頸部と体幹を壁に押し付けるように等尺性伸展運動を行う．

b: hip flexion【動画2-9】(左写真：代償運動　右写真：正常運動)；体幹・股関節屈筋群の強化を目的とする．背もたれなしの座位で脊柱・骨盤を安定化させて，股関節屈曲運動を行う．

c: shoulder extension & flexion【動画2-9】(左写真：代償運動　中央・右写真：正常運動)；体幹・上肢・肩甲帯筋群の強化を目的とする．背もたれなしの座位で脊柱・骨盤を安定化させて，上肢挙上運動を行う．代償運動を抑制可能であればチューブなどで負荷を加えてもよい(右写真)．

 ここをおさえる

- hip flexion では背もたれがないため，骨盤後傾や挙上が起きやすいので，脊柱・骨盤を安定化させて，脚をまっすぐ平行に上げるように股関節の屈曲を行うことを意識する．
- shoulder extension & flexion では背もたれがないため，脊柱屈曲が起きやすいので，脊柱・骨盤を安定化させて，指先までしっかり上肢を伸ばして肩関節の屈曲・伸展を行うことを意識する．

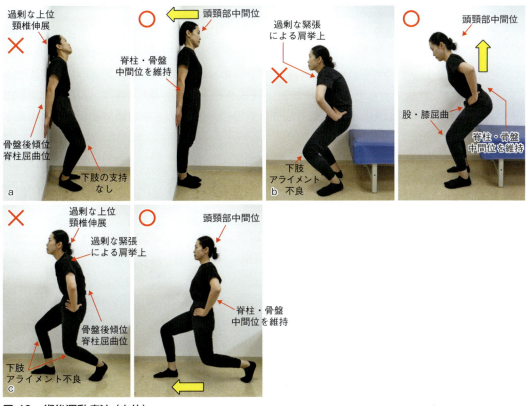

図 40 術後運動療法（立位）

a: cervical & thoracic extension（左写真：代償運動　右写真：正常運動）；頸部・体幹伸展筋群の強化および脊柱の長軸方向への伸張を目的とする．立位で頭頸部・脊柱・骨盤を安定化させて，頭頸部と体幹を壁に押し付けるように等尺性伸展運動を行う．

b: スクワット【動画 2-10】（左写真：代償運動　右写真：正常運動）；荷重位での体幹・下肢筋群の強化を目的とする．立位で頭頸部・脊柱・骨盤を安定化させて，股・膝屈曲運動を行う．

c: フロントランジ（左写真：代償運動　右写真：正常運動）；荷重位動作での体幹・下肢筋群の強化を目的とする．立位で頭頸部・脊柱・骨盤を安定化させて，片側下肢を前方へ 1 歩踏み出し股・膝屈曲運動，対側下肢は股中間位のまま膝屈曲運動を行う．

> ✅ **ここをおさえる**
>
> スクワットは，脊柱・骨盤を安定化させて，しゃがむ動作は，股関節屈曲のときに両手を脚の付け根にあてると股関節が動きやすい．立ち上がる動作は，天井へ伸びあがるようなイメージで行う．まずは浅く膝を屈曲した姿勢から開始するとよい．

バランス機能に対するアプローチ

脊柱中間位を意識して荷重位の運動を行う．支持基底面が変化しない片脚立ち，スクワットから開始し，支持基底面が変化するランジ動作へと移行する．転倒予防を考慮して手すりや壁の使用を指導してもよい（図 40，▶動画 2-10）．

▶動画 2-10
（音声説明あり）

持久力に対するアプローチ（有酸素運動）

活動量が増加することは行動範囲の拡大，QOL向上へとつながる．日常生活でのウォーキングなど全身調整運動を推奨する．運動量は患者個々の身体機能に応じたものでよいが，参考として「健康日本21」[114]における70歳以上高齢者の日常生活での歩数目標値である男性6,700歩，女性5,900歩（高齢者にとって1,300歩は約15分の歩行時間に相当し，距離としては650〜800 m）などを目標値として利用するとよい．

生活動作指導

BKP術後の回復期における生活動作指導は，保存療法と同様に，椎体への圧縮ストレスが生じやすい脊柱の動きを抑制した姿勢・動作指導を行う．術後は保存療法より早期に疼痛寛解が得られており，行動範囲も拡大するため，患者ごとの退院後の社会生活を聴取し，それに応じた環境での生活動作指導が必要となる．

生活期

BKP術後経過の身体機能は明らかではないが，臨床経験として，術後長期経過で腰痛が残存・再発する症例や脊柱の後弯変形を呈する症例がみられる．

生活期では主治医の判断となるが体幹装具を外しているため，体幹の可動域評価も可能ではあるが，屈曲，回旋動作を積極的に評価することは患者の不安を助長し，再骨折，隣接椎体骨折の要因になる可能性もある．骨折後の変形や退行性変化により脊椎可動性が低下している可能性もあり，評価する場合は自動運動で代償運動を確認しながら行う．また，体幹装具を着用していないことで腰背部筋へのメカニカルストレスが増大すると筋性疼痛が生じる．疼痛や身体機能障害について，患者個々の日常生活での姿勢・動作を構成する要素で，何が異常で組織へメカニカルストレスを与えているのか評価し，それに応じた運動療法が必要となる．

術後リハビリテーションの留意点

BKPの術後アプローチで留意することは，手術により改善が得られた脊椎アライメントを維持し，続発性骨折を発生させないように身体機能を高めることである．保存療法と比較して，術後に疼痛寛解が得られ離床も早いことから，術後早期に身体機能を評価するベースラインを設定し，そこで必要とされる運動療法プログラムを進めていく．術後に脊柱の安定性を高めるため，身体状況に合わせて早期に運動療法を進めていく．BKP患者は高齢者が多く，受傷前より身体機能が低下していた可能性もある．よって，QOL評価も含め早期から受傷前の状況を評価（情報収集含む）し，手術の効果に加え，リハビリテーションの効果によって，さらなるQOL向上および健康寿命延伸を図る．

文献

1) 厚生労働省：我が国の人口について．https://www.mhlw.go.jp/stf/newpage_21481.html
2) 厚生労働省：2019年　国民生活基礎調査の概況．https://www.mhlw.go.jp/toukei/saikin/hw/k-tyosa/k-tyosa19/index.html
3) 吉村典子：骨粗鬆症の疫学-地域住民コホートROADスタディより．Jpn J Rehabil Med 56：344-348, 2019
4) Sakuma M, et al：Incidence of osteoporotic fractures in Sado, Japan in 2010. J Bone Miner Metab 32：200-205, 2014
5) 安田達也, 他：骨粗鬆症性椎体骨折における超高齢化．J Spine Res 8：1179-1181, 2017
6) Klotzbuecher CM, et al：Patients with prior fractures have an increased risk of future fractures：a summary of the literature and statistical synthesis. J Bone Miner Res 15：721-739, 2000
7) Fujiwara S, et al：Real-world evaluation of osteoporotic fractures using the Japan Medical Data Vision database. Osteoporos Int 33：2205-2216, 2022
8) 森　諭史, 他：椎体骨折評価基準（2012年度改訂版）．Osteoporo Jpn 21：25-32, 2013
9) 宗圓　聰, 他：原発性骨粗鬆症の診断基準（2012年度改訂版）．Osteoporo Jpn 21：9-21, 2013
10) Aaron JE, et al：Trabecular architecture in women and men of similar bone mass with and without vertebral fracture：II. three-dimensional histology. Bone 27：277-282, 2000
11) Donald AN（著），嶋田智明, 他（訳）：筋骨格系のキネシオロジー．第2版, pp341-418, 医歯薬出版, 2016
12) White AA Ⅲ, et al：Clinical biomechanics of the spine. JB Lippincott, Philadelphia, 1978
13) 馬場久敏：胸椎・腰椎．松野丈夫, 他（編）：標準整形外科学, 第12版, pp548-598, 医学書院, 2015
14) Denis F：The three column spine and its significance in the classification of acute thoracolumbar spinal injuries. Spine 8：817-831, 1983
15) 中村博亮：脊椎・脊髄損傷．松野丈夫, 他（編）：標準整形外科学, 第12版, pp841-867, 医学書院, 2015
16) Wilson S, et al：Health-related quality of life in patients with osteoporosis in the absence of vertebral fracture：a systematic review. Osteoporos Int 23：2749-2768, 2012
17) 森　諭史：骨粗鬆症患者の椎体圧迫骨折, 脊柱変形ADL低下の関連．日本腰痛会誌 8：58-63, 2002
18) Hida T, et al：Sarcopenia and sarcopenic leg as potential risk factors for acute osteoporotic vertebral fracture among older women. Eur Spine J 25：3424-3431, 2016
19) Iida H, et al：Sarcopenia affects conservative treatment of osteoporotic vertebral fracture. Osteoporos Sarcopenia 4：114-117, 2018
20) 木島和也, 他：BS-POPを用いた骨粗鬆症性椎体骨折後の健康関連QOLに対する心因性要素の検討．J Spine Res 10：983-986, 2019
21) Ikeda Y, et al：Mortality after vertebral fractures in a Japanese population. J Orthop Surg（Hong Kong）18：148-152, 2010
22) 日本整形外科学会骨粗鬆症委員会骨粗鬆症性椎体骨折診療マニュアルワーキンググループ：骨粗鬆症性椎体骨折診療マニュアル．日整会誌 94：882-906, 2020
23) 森川大貴, 他：脊椎圧迫骨折後の臥床期における理学療法の工夫．PTジャーナル 56：1403-1412, 2022
24) Barrett E, et al：Is thoracic spine posture associated with shoulder pain, range of motion and function？ a systematic review. Man Ther 26：38-46, 2016
25) Shimizu M, et al：Adult spinal deformity and its relationship with hip range of motion：a cohort study of community-dwelling females. Spine J 19：1202-1209, 2019
26) Miyakoshi N, et al：Factors related to spinal mobility in patients with postmenopausal osteoporosis. Osteoporos Int 16：1871-1874, 2005
27) Miyakoshi N, et al：Back extensor strength and lumbar spinal mobility are predictors of quality of life in patients with postmenopausal osteoporosis. Osteoporos Int 18：1397-1403, 2007
28) Miyakoshi N, et al：Impact of postural deformities and spinal mobility on quality of life in postmenopausal osteoporosis. Osteoporos Int 14：1007-1012, 2003
29) Katzman WB, et al：Thoracic kyphosis and rate of incident vertebral fractures：the Fracture Intervention Trial. Osteoporos Int 27：899-903, 2016
30) 喜安克仁, 他：骨粗鬆症性椎体骨折に伴う脊柱矢状面アライメント変化．J Spine Res 11：1323-1328, 2020
31) 圓尾圭史, 他：骨粗鬆症性椎体骨折後の遺残性後弯変形と代償メカニズムについて―許容される指標とは？ J Spine Res 10：99-104, 2019
32) 伊藤　学：骨粗鬆症性椎体骨折に関する外科治療の変遷と進歩．Spinal Surgery 28：29-34, 2014
33) Eum R, et al：Is kyphosis related to mobility, balance, and disability？ Am J Phys Med Rehabil 92：

980-989, 2013
34) Ishikawa Y, et al：Spinal curvature and postural balance in patients with osteoporosis. *Osteoporos Int* 20：2049-2053, 2009
35) 岩田 玲, 他：骨粗鬆症性椎体骨折後の腰痛に椎体変形や偽関節および全脊柱アライメントが及ぼす影響. *J Spine Res* 9：142-146, 2018
36) 喜安克仁, 他：脊椎圧迫骨折の腰痛発現様式―新鮮例と偽関節例での検討. *J Spine Res* 2：1173-1177, 2011
37) 國谷 洋, 他：脊椎椎体骨折を有する患者における上殿皮神経障害の調査. *J Spine Res* 7：31-36, 2016
38) 岩前真由, 他：MRIの予後不良因子を持たない新鮮骨粗鬆症性椎体骨折の保存加療における腰痛遺残リスク. *J Spine Res* 14：786-793, 2023
39) McDaniels-Davidson C, et al：Kyphosis and 3-year fall risk in community-dwelling older men. *Osteoporos Int* 31：1097-1104, 2020
40) van der Jagt-Willems HC, et al：Associations between vertebral fractures, increased thoracic kyphosis, a flexed posture and falls in older adults：a prospective cohort study. *BMC Geriatr* 15：34, 2015
41) Ishikawa Y, et al：Spinal sagittal contour affecting falls：cut-off value of the lumbar spine for falls. *Gait Posture* 38：260-263, 2013
42) 遠藤直人：骨粗鬆症患者QOL評価. *整形外科* 54：973-977, 2003
43) Venmans A, et al：Natural history of pain in patients with conservatively treated osteoporotic vertebral compression fractures：results from VERTOS II. *AJNR Am J Neuroradiol* 33：519-521, 2012
44) 種市 洋, 他：骨粗鬆症性椎体圧潰（偽関節）発生のリスクファクター解析. *臨整外* 37：437-442, 2002
45) 若尾典充, 他：骨粗鬆症性椎体骨折後偽関節の危険因子, 発生率, ADLへの影響. *J Spine Res* 12：744-750, 2021
46) 星野雅俊, 他：骨粗鬆症性椎体骨折の長期予後（5年以上）・生存・ADL・遺残疼痛に影響する因子解析. *J Spine Res* 6：12-16, 2015
47) 明田浩司, 他：脊椎椎体骨折の追跡コホート調査-既存骨骨折が新規骨折の発生様式に与える影響. *J Spine Res* 5：145-150, 2014
48) Lindsay R, et al：Risk of new vertebral fracture in the year following a fracture. *JAMA* 285：320-323, 2001
49) 鈴木伸幸, 他：新鮮骨粗鬆性脊椎圧迫骨折後の痛み, 生活障害の程度, 生活の質の変化への骨折高位, 骨折型, 初期の骨折程度の影響. *J Spine Res* 4：996-1000, 2013
50) Osterhoff G, et al：Impact of Multifidus Muscle Atrophy on the Occurrence of Secondary Symptomatic Adjacent Osteoporotic Vertebral Compression Fractures. *Calcif Tissue Int* 110：421-427, 2022
51) 伹田敏且, 他：骨粗鬆症性椎体骨折による遅発性神経麻痺の保存的治療. *J Spine Res* 10：873-878, 2019
52) 川西昌浩：骨粗鬆症性椎体骨折に対する長期予後からみた外科的治療の適応と今後の課題. *Spinal Surgery* 32：10-18, 2018
53) 中前稔生, 他：椎体内クレフトを伴う骨粗鬆症性椎体骨折の画像所見と臨床症状の関連性. *J Spine Res* 7：1714-1718, 2016
54) Schwab F, et al：Sagittal plane considerations and the pelvis in the adult patient. *Spine* 34：1828-1833, 2009
55) 日本脊椎脊髄病学会（編）：脊椎脊髄病用語辞典. 改訂第6版, pp100-101, 南江堂, 2020
56) Tsujio T, et al：Characteristic radiographic or magnetic resonance images of fresh osteoporotic vertebral fractures predicting potential risk for nonunion：a prospective multicenter study. *Spine* 36：1229-1235, 2011
57) 尾原裕康：骨粗鬆症性椎体骨折に対する保存的治療と手術適応. *Jpn J Neurosurg* 27：291-299, 2018
58) 津田圭一, 他：骨粗鬆症性椎体骨折に対する保存療法の検討. *J Spine Res* 2：1178-1181, 2011
59) Hoshino M, et al：Impact of initial conservative treatment interventions on the outcomes of patients with osteoporotic vertebral fractures. *Spine* 38：E641-648, 2013
60) Van Meirhaeghe J, et al：A randomized trial of balloon kyphoplasty and nonsurgical management for treating acute vertebral compression fractures：vertebral body kyphosis correction and surgical parameters. *Spine* 38：971-983, 2013
61) Klazen CA, et al：Vertebroplasty versus conservative treatment in acute osteoporotic vertebral compression fractures（Vertos II）：an open-label randomised trial. *Lancet* 376：1085-1092, 2010
62) 骨粗鬆症の予防と治療ガイドライン作成委員会（編）：骨粗鬆症の予防と治療ガイドライン2015年版. p158, ライフサイエンス出版, 2015
63) 児玉隆夫：骨折リスクの高い骨粗鬆症に対するPTH製剤による治療. *臨整外* 53：287-293, 2018
64) Sakuma M, et al：Incidence and outcome of osteoporotic fractures in 2004 in Sado City, Niigata Prefecture, Japan. *J Bone Miner Metab* 26：373-378, 2008
65) Imai N, et al：Incidence of four major types of osteoporotic fragility fractures among elderly individu-

als in Sado, Japan, in 2015. *J Bone Miner Metab* 37：484-490, 2019
66) 加藤 剛, 他：骨粗鬆症性椎体骨折に対する装具療法の検討, 全国多施設前向き研究結果中間報告. *臨整外* 53：279-286, 2018
67) 猪瀬弘之, 他：急性期骨粗鬆症性椎体骨折への装具治療. *整・災外* 63：135-140, 2020
68) Hofler RC, et al：Bracing for acute and subacute osteoporotic compression fractures：a systematic review of the literature. *World Neurosurg* 141：453-460, 2020
69) Pfeifer M, et al：Musculoskeletal rehabilitation in osteoporosis：a review. *J Bone Miner Res* 19：1208-1214, 2004
70) Sinaki M, et al：Stronger back muscles reduce the incidence of vertebral fractures：a prospective 10 year follow-up of postmenopausal women. *Bone* 30：836-841, 2002
71) Barker KL, et al：Physiotherapy rehabilitation for osteoporotic vertebral fracture-a randomised controlled trial and economic evaluation (PROVE trial). *Osteoporos Int* 31：277-289, 2020
72) Dusdal K, et al：Effects of therapeutic exercise for persons with osteoporotic vertebral fractures：a systematic review. *Osteoporos Int* 22：755-769, 2011
73) Gibbs JC, et al：Exercise for improving outcomes after osteoporotic vertebral fracture. *Cochrane Database Syst Rev* 7：CD008618, 2019
74) 上井 浩, 他：骨粗鬆症性椎体骨折に対する手術治療のエビデンス. *J Spine Res* 9：982-986, 2018
75) 川西昌浩：圧迫骨折に対する椎体形成術-穿孔術から BKP まで. *Jpn J Neurosurg* 23：484-491, 2014
76) Garfin SR, et al：New technologies in spine：kyphoplasty and vertebroplasty for the treatment of painful osteoporotic compression fractures. *Spine* 26：1511-1515, 2001
77) 戸川大輔：原発性骨粗鬆症性圧迫骨折に対する Balloon Kyphoplasty-日本の臨床試験成績. *J Spine Res* 2：1485-1493, 2011
78) Papanastassiou ID, et al：Comparing effects of kyphoplasty, vertebroplasty, and non-surgical management in a systematic review of randomized and non-randomized controlled studies. *Eur Spine J* 21：1826-1843, 2012
79) Piazzolla A, et al：Vertebral fragility fractures：clinical and radiological results of augmentation and fixation-a systematic review of randomized controlled clinical trials. *Aging Clin Exp Res* 32：1219-1232, 2020
80) 星野雅俊, 他：予後不良因子を持つ骨粗鬆症性新鮮椎体骨折に対する BKP の有用性―多施設前向き介入研究・第 1 報. *J Spine Res* 9：959-964, 2018
81) 葉 清規, 他：骨粗鬆症性椎体骨折に対する BKP 術後 1 年後の健康関連 QOL の関連因子の解明. *J Spine Res* 12：1210-1217, 2021
82) 南出晃人, 他：高齢者の骨粗鬆症性椎体骨折に対する早期経皮的椎体形成術の QOL に与える影響. *J Spine Res* 14：773-778, 2023
83) 酒井 翼：離床後も疼痛の強い骨粗鬆症性椎体骨折には早期に Balloon Kyphoplasty をしたほうがよい. *J Spine Res* 11：1329-1332, 2020
84) 新井 学, 他：Balloon Kyphoplasty (BKP) の治療成績―わが国における現状を含めて. *臨整外* 53：295-298, 2018
85) 澤田利匡, 他：BKP 術後新規骨折の骨密度を中心とした検討. *J Spine Res* 8：1164-1166, 2017
86) 大石陽介, 他：BKP 術後早期の隣接椎骨折の危険因子. *J Spine Res* 4：1789-1792, 2013
87) Lin EP, et al：Vertebroplasty：cement leakage into the disc increases the risk of new fracture of adjacent vertebral body. *Am J Neuroradiol* 25：175-180, 2004
88) 高橋真治, 他：Balloon Kyphoplasty 後隣接椎体骨折の臨床的意義とその予測. *J Spine Res* 11：811-819, 2020
89) 茶薗昌明, 他：骨粗鬆症性椎体骨折に対する BKP 患者の脊柱骨盤矢状面アライメントと QOL. *J Spine Res* 7：1451-1456, 2016
90) Oishi Y, et al：Presence or absence of adjacent vertebral fractures has no effect on long-term global alignment and quality of life in patients with osteoporotic vertebral fractures treated with balloon kyphoplasty. *J Orthop Sci* 25：931-937, 2020
91) 永井多賀子, 他：骨粗鬆症性脊椎圧迫骨折の予後に寄与する因子の検討. *臨整外* 46：1097-1100, 2011
92) Kataoka H, et al：Association of early physical activity time with pain, activities of daily living, and progression of vertebral body collapse in patients with vertebral compression fractures. *Euro J Phys Rehabil Med* 53：366-376, 2017
93) 木村貞治：温熱療法. 細田多穂, 他 (編)：理学療法ハンドブック. 改訂第 4 版, 第 2 巻治療アプローチ, pp717-745, 協同医書出版社, 2010
94) Chesterton LS, et al：Effects of TENS frequency, intensity and stimulation site parameter manipulation on pressure pain thresholds in healthy human subjects. *Pain* 106：73-80, 2003
95) 嶋田智明：電気刺激療法. 細田多穂, 他 (編)：理学療法ハンドブック. 改訂第 4 版, 第 2 巻治療アプロー

96) 岡安 健：脊椎圧迫骨折後の離床期における理学療法の工夫．PTジャーナル 56：1413-1421, 2022
97) 酒井 翼：骨粗鬆症性椎体骨折受傷後2週の体動時腰痛評価は短期予後を予測しうる．J Spine Res 12：1124-1129, 2021
98) 大久保優：体幹筋トレーニングのエビデンス．金岡恒治（編）：スポーツ傷害―予防と治療のための体幹モーターコントロール，pp11-29, 中外医学社, 2019
99) サルコペニア診療ガイドライン作成委員会（編）：サルコペニア診療ガイドライン2017年版一部改訂．pp4-8, ライフサイエンス出版, 2020
100) Wiyanad A, et al：Is the occiput-wall distance valid and reliable to determine the presence of thoracic hyperkyphosis？ Musculoskelet Sci Pract 38：63-68, 2018
101) 日本整形外科学会：「運動器不安定症」と「ロコモティブシンドローム」．https://www.joa.or.jp/public/sick/condition/mads.html
102) ロコモチャレンジ！推進協議会：ロコモ度テスト．https://locomo-joa.jp/check/test/
103) 藤原 淳，他：Oswestry Disability Index―日本語版について．日本腰痛会誌 15：11-16, 2009
104) 宮本雅史，他：日本整形外科学会腰痛疾患問診票（JOABPEQ）の科学性と有用性について．日本腰痛会誌 15：23-31, 2009
105) 福原俊一，他：SF-36v2 日本語版マニュアル．pp33-46, 特定非営利活動法人健康医療評価研究機構, 2004
106) 池田俊也，他：日本語版 EQ-5D-5L におけるスコアリング法の開発．保健医療科学 64：47-55, 2015
107) 西田直弥：続発性骨折を予防するための理学療法の工夫―ホームエクササイズの指導．PTジャーナル 56：1444-1453, 2022
108) 中村 学：脊椎圧迫骨折後の回復期における理学療法の工夫．PTジャーナル 56：1422-1428, 2022
109) 葉 清規：脊椎圧迫骨折術後の理学療法の工夫―BKP術後．PTジャーナル 56：1429-1435, 2022
110) Tsuzuku S, et al：Favorable effects of non-instrumental resistance training on fat distribution and metabolic profiles in healthy elderly people. Eur J Appl Physiol 99：549-555, 2007
111) Watanabe Y, et al：Effect of very low-intensity resistance training with slow movement on muscle size and strength in healthy older adults. Clin Physiol Funct Imaging 34：463-470, 2014
112) Ratamess NA, et al：American college of sports medicine position stand. Progression models in resistance training for healthy adults. Med Sci Sports Exerc 41：687-708, 2011
113) 大坂祐樹：脊椎圧迫骨折術後の理学療法の工夫-外傷性後彎症術後．PTジャーナル 56：1436-1443, 2022
114) 厚生労働省：健康日本21（身体活動・運動）．https://www.mhlw.go.jp/www1/topics/kenko21_11/b2f.html

（葉　清規）

3 腰椎椎間板ヘルニア

> **Check Point**
> - 腰椎椎間板ヘルニアに対するリハビリテーションのコンセプトは，患部に対する機械的ストレスを回避し，患部を保護することである
> - 患部に対する機械的ストレスを回避する方法は，患部外の柔軟性を確保すること，患部の安定性を確保すること（体幹の安定化エクササイズのみでなく，ADL指導も含む），神経系の滑走性を確保することである
> - 手術に至るケースでは，腰部の安定化機構が破綻しており，手術によって椎間板厚が減少すると，さらに安定化機構が脆弱化する．体幹筋による安定化機構を構築し，再発を予防する

1 疾患の基礎

疾患の概念と特徴

　腰椎椎間板ヘルニア（lumber disc herniation）は，椎間板の退行変性によって生じた線維輪の亀裂から，変性髄核が脊柱管から突出または脱出して神経根を圧迫し，腰痛または根性坐骨神経痛を引き起こす疾患である[1]．ヘルニア腫瘤が神経根あるいは馬尾を圧迫すると，広義の炎症が発生する．その結果，神経根や馬尾は機械的刺激と炎症物質による化学的侵害刺激を受け，疼痛を引き起こす．

　ヘルニア腫瘤のサイズが大きくても無症状の場合もあれば，小さな腫瘤でも強い疼痛が生じる場合もある．これは突出または脱出した髄核が炎症を引き起こし，隣接する神経に炎症物質が放散することで疼痛が発生するからである[2]．

　発症は男性に多く，好発年齢は20〜40歳台，好発部位はL4/5，L5/S1，次いでL3/4間である[1]．2椎間以上に発生する多発性ヘルニアもあるが，複数のヘルニアが同時に症状を起こしている頻度は低い[2]．また，この疾患の発症は，家族歴（同一家系内に同じ疾患が多発する）や精神社会的問題（不安，抑うつ，自制心，結婚生活），仕事に関する問題（仕事上のストレス，仕事への集中度や満足度，失職）があることも指摘されている[2]（表1）．

疾患のアプローチに必要な脊椎の生態力学的特徴（椎間板の機能と特徴）

　椎間板は上下の椎体を連結し，脊椎の支持性と運動性を担う．また，荷重や衝撃の

表1 腰椎椎間板ヘルニアに罹患しやすい患者の特徴

性別	男性に多い
好発年齢	20〜40歳台
職業	デスクワーク，重量挙げなどのスポーツ
家族歴	同一家系内に同一疾患が多発
精神社会面	不安・抑うつ，仕事上のストレスなどが背景にある

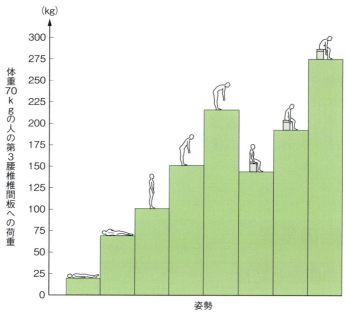

図1 体重70kgの人の様々な姿勢におけるL3椎間板への荷重
(Nachemson AL: The Lumbar Spine, An Orthopaedic Challenge. *Spine* 1: 59-71, 1976 より)

 吸収，緩衝という重要な役割を持つ[3]．椎間板は一生を通じ力学的荷重にさらされる．荷重や衝撃による椎間板の内圧は姿勢によっても変化し，立位を100％とした場合，上体の屈曲で150％，屈曲位での物の挙上では220％以上になる (図1)[4]．

 椎間板の変性は10歳台後半から髄核内に多量に含まれるプロテオグリカンの減少によって始まり，クッション作用が低下する．個体差が最も大きく関与しているが，脊椎の屈曲をはじめとした後方軟部組織に対する伸張ストレスの頻度によっても変性と進行の程度が左右される (図2)．この髄核の変性と呼応して，周囲を取り巻く線維輪に大小様々な亀裂が入り始める．亀裂はまず後方線維輪に起こる．また，日頃の労働やスポーツに伴う急激な椎間板内圧の上昇によっても，髄核組織が線維輪の亀裂によって脱出することがある．このときに脱出した椎間板の腫瘤は，感覚終末の多い後縦靱帯を押し上げ，あるいは貫通して神経根を圧迫する (図3)．その結果，腰痛・下肢痛が生じる．しかし，疼痛の発生には椎間板による機械的圧迫以外に様々な生化学的要因が関与している (図4)[2]．

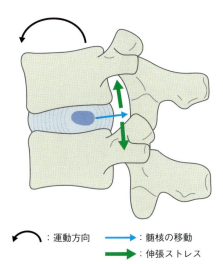

図2 屈曲時における髄核の移動と後方組織への伸張ストレス

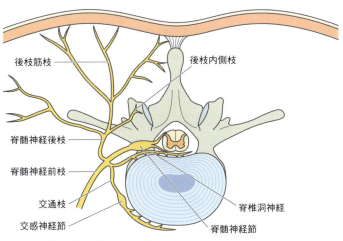

図3 後縦靱帯に隣接する感覚終末

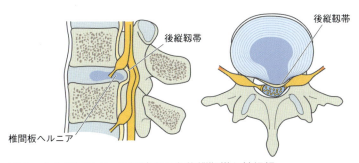

図4 ヘルニアによって圧迫された後縦靱帯と神経根
椎間板が感覚終末の多い後縦靱帯を押し上げ，あるいは貫通して神経根を圧迫する．

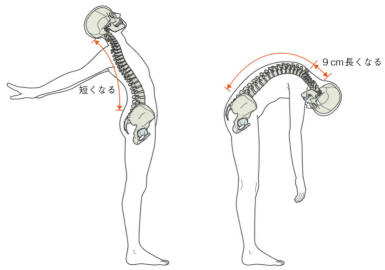

図5　屈曲動作における脊柱管の長さの変化
〔Shacklock M（著），齋藤昭彦（訳）：クリニカルニューロダイナミクス─神経筋骨格障害の新しい評価・治療システム．pp31-47，産学社，2008より〕

　脊椎の神経組織と脊柱管は，脊柱の後方に位置するため，脊柱全体が屈曲すると脊髄の神経組織は伸張される．脊柱全体が屈曲するとき，脊柱管は9cm伸びる（腰椎領域は5cm）．神経組織の尾側は弾性のある終糸を介して尾骨に付着し，神経組織の頭側端は硬膜を介して後頭骨に付着するため，屈曲によって神経組織は両端から伸張される（図5）[5]．

　また，脊椎の屈曲は脊椎の神経組織を伸張させるだけでなく，神経組織の緊張を増加させる．神経組織の緊張がどの程度変化するかについては正確には解明されていないが，脊椎が伸展位から屈曲位になる際，腰椎の髄膜は30％，仙椎神経根は16％，脊髄は10〜20％伸張される．屈曲により脊髄が脊柱管内を頭側に動き，やがて屈曲に伴う緊張が脊髄の神経組織に伝わり，終糸が伸張されるようになる[5]．

　同様に，下肢伸展挙上（straight leg raising；SLR）テストは腰仙椎領域の椎間孔内の神経根と頚髄の尾側への滑走を引き起こす．このことは，SLRテストによって腰部における脊髄も尾側へ伸張され，緊張が高まることを示している[5]．

病態

　腰椎椎間板ヘルニアは，脱出の程度によって，突出（髄核が後方線維輪を完全に破っていない）と脱出（線維輪または後縦靱帯を破って脊柱管内へ出ている）に分類できる（図6）．稀に，脱出した髄核組織が脊柱管内で遊離し，頭側または尾側へ移動し（遊離脱出ヘルニア），硬膜を破って硬膜内へ脱出することがある．

　L4/5椎間板ヘルニアでは，通常はL5神経根が圧迫される（図7a）．これは，L4/5椎間板のやや頭側の高位で硬膜管から分岐したL5神経根が同椎間板を横切って外側に向かって尾側に下行するところを，ヘルニア腫瘤が圧迫するからである．同様に，

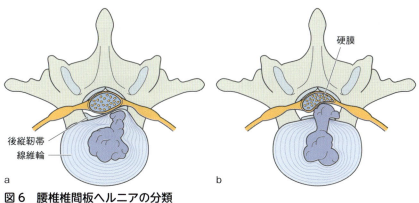

図6　腰椎椎間板ヘルニアの分類
a: 髄核の突出, b: 脱出

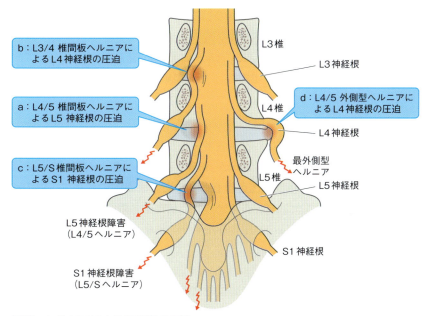

図7　ヘルニアによる神経根の圧迫

　L3/4椎間板ヘルニアはL4神経根を（図7b），L5/S椎間板ヘルニアは，S1神経根を圧迫する（図7c）．結果，それぞれの神経を支配する下腿や足部の領域に疼痛，表在感覚障害，あるいは運動障害（筋力低下）を引き起こす．また，稀ではあるが，ヘルニア腫瘤が外側に移動することや，脊柱管の外に脱出して，本来障害される神経根より1本頭側の神経根を圧迫することがある．L4/5外側型椎間板ヘルニアでは，L4/5で構成される椎間孔を走行するL4神経根を椎間孔外で圧迫する[2]（図7d）．

　また，大きな椎間板ヘルニアが硬膜管内にある馬尾全体を圧迫すると，下肢に多根性の感覚運動障害のほか，排尿（S2, 3神経支配）障害を引き起こすことがある．このような障害を馬尾症候群と呼ぶ．

　椎間板はスポーツによる急激な負荷によって損傷を引き起こすと考えられるが，その負荷の程度は競技種目ごとに異なる．MRIによる大学生競技スポーツ選手の腰椎

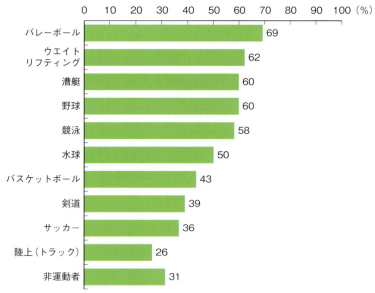

図8　大学生スポーツ選手の種目別腰椎椎間板変性の保有率
（金岡恒治：椎間板性腰痛に対する運動療法．臨スポーツ医 33: 974-979, 2016 より）

　椎間板変性の保有率は，バレーボールが69％，ウエイトリフティングが62％，漕艇が60％，野球が60％，競泳が58％と高頻度に変性を認めた．また，非運動者においても3割が椎間板変性を保有していたことが報告されている(図8)．これは，バレーボールのジャンプ・着地動作，重量物挙上動作，漕艇動作，野球の守備姿勢やスウィング動作，競泳の水中動作やターン動作が椎間板内圧を上昇させていることが考えられる[6]．

　しかし，154例の椎間板ヘルニア患者の発生機序を解析した研究では，62％の症例は重量物を持つなどの受傷機転は明らかでなく，自然発生であることが報告されており，外的要因の関与は限定的である可能性が高い[7]．

臨床症状

　腰椎椎間板ヘルニアの典型的な臨床症状には，①腰痛と下肢まで放散する疼痛，②神経根の走行に一致する疼痛，③咳やくしゃみにより悪化する疼痛，④発作性の疼痛，⑤SLRテストやラセーグ徴候にて誘発する疼痛の5つがある[2](表2)．

1　自覚症状の特徴

　腰痛と片側の下肢痛が主訴であり，運動や労働によって増悪し，安静で軽快する傾向がある．症状が急激に生じる場合と慢性緩徐の場合がある．症例の多くは反復性の腰痛があった部位に急性発作として激しい腰痛と下肢痛が生じる．数日の安静で腰痛が軽快する．腰痛が軽快すると，圧迫された神経根の支配領域の下肢痛，放散痛，痺れが主症状となる．下肢痛は咳やくしゃみで増悪する．咳やくしゃみでの増悪をデ

表2　腰椎椎間板ヘルニアにみられる典型的な臨床症状

・腰痛と下肢まで放散する疼痛

・神経根の走行に一致する疼痛

・咳やくしゃみにより悪化する疼痛

・発作性の疼痛

・SLRテストやラセーグ徴候にて誘発する疼痛

表3　腰椎椎間板ヘルニアにおける自覚症状の特徴

高頻度にみられる	比較的多くみられる
腰痛と片側の下肢痛 発作性の急性腰痛 神経根の走行に一致した疼痛や痺れ 咳やくしゃみにて悪化 運動や労働によって増悪，数日の安静で軽快	殿部・下肢の重苦しい疼痛 慢性緩徐に進行 下肢の感覚・運動障害，膀胱直腸障害 座位・立位など同一姿勢の保持で悪化 反復性の腰痛から急性腰痛に発展

ジェリーヌ徴候と呼ぶ．大きな正中ヘルニアでは，両下肢の高度な感覚・運動障害，膀胱直腸障害（尿閉，残尿，力みによる尿漏れ，便秘・便失禁など）が急激に生じることがある．これらの障害は時を逸すると症状が不可逆性になるため，緊急手術の適応となる．

慢性緩徐に起こる場合の症状の多くは，放散痛の下肢痛よりも，同一姿勢の保持（座位，立位，あるいは屈曲位の保持）での殿部痛・下肢の重苦しい疼痛である．

第5腰神経領域の運動麻痺では，前脛骨筋の麻痺症状が出現し，下垂足（drop foot）になることがある．下垂足では，スリッパが脱げやすくなり，段差にもつまずきやすくなる（第5腰神経領域，前脛骨筋の麻痺症状）[2]．自覚症状の特徴を表3にまとめる．

2　他覚的所見の特徴

姿勢

疼痛回避性の脊椎側弯（非構築性側弯）を示すことが多い．立位では腰部脊椎の前弯が消失し，腰背部の筋肉は固く緊張している[2]（図9）．

動作

体幹の前屈可動域が主に制限される．前屈を強める，または側弯の矯正を試みると下肢痛が誘発される．ときに腰背部の前弯が消失するとともに，脊柱起立筋が過緊張となり，脊柱の可動性が消失することがある．この症状は，若年者における腰椎椎間板ヘルニアにおいて顕著に現れる[7]．前屈や側弯強制による下肢痛は，椎間板の前方が圧迫され，髄核が後方に押し出される形となり，ヘルニアの状態がより強調されることで出現する．

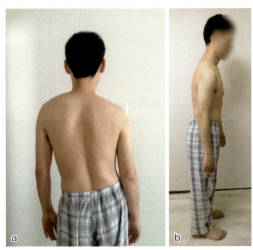
図9 疼痛回避性側弯（非構築性側弯，a）と前弯が消失した腰椎（b）

症状側への側屈・伸展にて下肢痛が誘発される（ケンプ徴候）．ケンプ徴候の出現は，症状側の神経根が圧迫されることで出現する．

逃避性跛行

症状の激しい急性期では，逃避性跛行が出現する．かばうように手を腰に当て，上体をかがめ片側の膝を曲げるようにして歩く特徴的な歩容を呈する[2]．

神経根緊張徴候

腰椎椎間板ヘルニアに最も特徴的な所見である．急性期におけるL4/5またはL5/S1椎間板ヘルニアでは，坐骨神経の伸張ストレスとなるSLRテスト（ラセーグ徴候）が陽性となりやすい．L1/2，L2/3，あるいはL3/4椎間板ヘルニアなど上位の椎間板ヘルニアでは，大腿神経伸張テストが陽性となりやすい（図10）．ただし，L4/5の椎間板ヘルニアでも，椎間孔内あるいは椎間孔外ヘルニアの場合にはL4神経根が圧迫されるため，大腿神経伸張テストが陽性となる[2]（図11）．

SLRテストは感度が高く除外診断に有効であり，crossed SLRテスト（健側SLR）は特異度が高く確定診断に有効である[1]．しかし，高齢者の椎間板ヘルニアでは神経根緊張徴候が陽性を示さない場合が多い．これは加齢による各椎体の椎間板厚減少に伴い，脊髄や神経根の緊張が緩くなるからである．

また，椎間板ヘルニア手術後の症状再発例は，原因がヘルニアの再発ではなく，瘢痕組織や軟部組織による神経の絞扼であることが考えられる．瘢痕組織や軟部組織による神経の絞扼は，神経根緊張徴候で陽性を示すことが多い．ヘルニアの再発であるかの鑑別にはMRIによる画像診断が有用である．

神経刺激徴候

坐骨神経が坐骨切痕から出る部位（ヴァレーの圧痛点）に圧痛を認める．また，坐

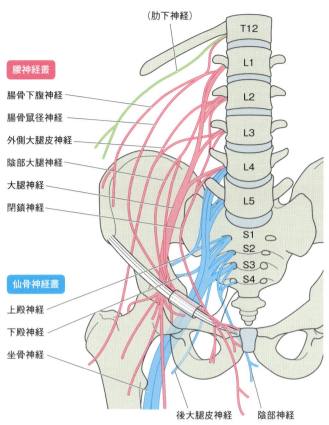

図 10　神経根の分布

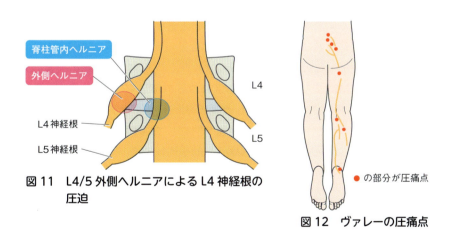

図 11　L4/5 外側ヘルニアによる L4 神経根の圧迫

図 12　ヴァレーの圧痛点

骨神経の走行に一致した坐骨切痕，大腿，下腿後面中央部に放散痛を示す[2]（図 12）．

神経脱落所見

　障害神経根に対応した深部反射の低下，消失，感覚障害，あるいは筋力低下が単独，またはこれらの症状が重複して出現する（表 4）．しかし，これら神経学的所見は画像診断と一致しないとの報告もある[1]．

3．腰椎椎間板ヘルニア　　159

表4 障害された神経根の高位による神経症状

神経根（高位）	知覚障害	腱反射低下	筋力低下
L3（L2/3間）	大腿前面	膝蓋腱反射	大腿四頭筋
L4（L3/4間）	大腿前面-下腿内面	膝蓋腱反射	大腿四頭筋，前脛骨筋
L5（L4/5間）	下腿外側-足背内側	正常	前脛骨筋，長母趾伸筋，腓骨筋
S1（L5/S1間）	下腿後面-足外側	アキレス腱反射	長母趾屈筋，腓腹筋

表5 腰椎椎間板ヘルニアにおける他覚的所見の特徴

高頻度にみられる	比較的多くみられる
疼痛回避性の側弯	坐骨神経の走行に一致した圧痛
前屈での疼痛（特に座位）	神経根に対応した深部反射の低下・消失
逃避性跛行	神経根に対応した感覚障害
神経根緊張徴候（SLRテスト・ラセーグ徴候，大腿神経伸張テスト）陽性	神経根に対応した筋出力低下

他覚的所見を表5にまとめる．

自然経過

突出または脱出した髄核の炎症は，数か月で自然消失することが多い．これは腰椎椎間板ヘルニアによる疼痛が，脱出した髄核による物理的な神経圧迫だけでなく，脱出した新鮮な髄核の科学的炎症反応によっても誘発されるからである[7]．また，症状のある腰椎椎間板ヘルニアの腫瘤は吸収されやすく，腫瘤の大きいものや遊離脱出したもの，MRIでリング状に造影されるものは2〜3か月で著明に自然退縮する場合が多い[1,7]．吸収されずに残存した腫瘤は，炎症症状が落ち着いた後には無症状な場合が多い．しかし，数か月以上疼痛が持続している場合は，常に新しい髄核が漏れ続けていることが疑われる．これは外科的手術後であっても線維輪の亀裂は塞ぐことができないためである．

画像所見

1 X線画像

急性期における逃避性側弯と腰椎前弯の減少を確認する．矢状面像で腰椎椎間板ヘルニアの存在している椎間板腔が，軽度または中等度狭小化していることがある．

2 MRI

腰椎椎間板ヘルニアや椎間板変性を把握するうえで最も優れた画像診断法である．T1強調像では，椎間板ヘルニアの腫瘤部分が明確に描出される．T2強調像では変性

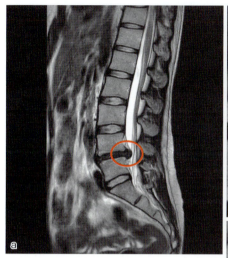
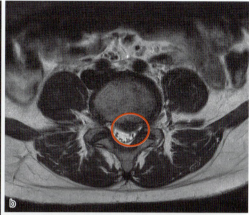
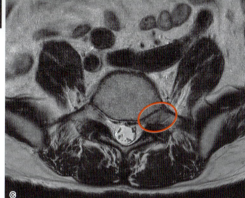

図13 腰椎椎間板ヘルニアのMRI像
a, b: 矢状面上（a）と水平断面上（b）のT2強調像によるL4中心性ヘルニア画像
腰椎椎間板ヘルニアによって脊柱管が圧迫されている．
c: 水平断面上のT2強調像によるL5外側型ヘルニア画像
腰椎椎間板ヘルニアによって片側の神経根が圧迫されている．

している椎間板は水分含量が減少するため，変性の程度に応じて灰色から黒い色調で描出される[2]．変性した髄核によって脊柱管や神経根が圧迫された様子を図13a，bに示す．

 ここをおさえる

神経が圧迫されている高位と神経症状と整合性を確認することが，疼痛や痺れへのアプローチのヒントとなる．

2 治療の概要

　腰椎椎間板ヘルニアは，自然経過として3か月間にわたり症状の原因となる炎症とヘルニア塊の吸収が生じうるため，急性期では保存療法が第1選択となる．自然緩解が得られるまでは，下記に示す診療ガイドラインに則った保存療法を行う．保存的治療後に手術的治療となる割合は20〜50％程度である[7]．

保存療法

1 薬物療法

　非ステロイド性抗炎症薬，あるいは経口副腎皮質ステロイドは，急性期における腰椎椎間板ヘルニアの炎症を軽減させ，腰痛や下肢痛に対して鎮痛効果をもたらす．また，Ca^{2+}チャネル$\alpha 2\delta$リガンド阻害薬は，興奮性神経伝達物質の放出を抑制することにより鎮痛効果をもたらす．セロトニン・ノルアドレナリン再取り込み阻害薬やオピオイドなども推奨されている[7]．これら薬物療法は世界各国で一般的に行われているが，薬物の効果を検討したシステマティックレビューやRCTは存在しない[7]．

2 ブロック注射

　急性期の激しい疼痛には，硬膜外ブロックや神経根ブロックが用いられている．神経根性疼痛を有する患者に対する神経根ブロックを含む硬膜外腔への局所麻酔薬の注入は，一般的に行われている治療である．薬剤として副腎皮質ステロイドや局所麻酔薬，あるいは両者を混合したものが用いられている．副腎皮質ステロイドは強力な抗炎症鎮痛効果を持ち，局所麻酔薬は痛覚の信号を遮断することによる鎮痛効果をもたらす．また，硬膜外ブロックは神経組織の血流を増加させる．しかし，硬膜外に注入する局所麻酔薬に副腎皮質ステロイドを混合することの有用性はまだ議論が分かれ，長期的な効果を示す質の高いエビデンスも示されていない[7]．

3 装具療法

　軟性コルセットは，腰部の支持性を補強して腰部への機械的ストレスを軽減させ，患部の安静に寄与すると考えられている．臨床でも疼痛を訴える腰椎椎間板ヘルニア患者に対して軟性コルセットが処方され，疼痛の改善を示すことが多くみられる．しかし，コルセットの有効性を検証した文献は渉猟した範囲で現段階では存在しない[7]．

4 物理療法

牽引療法

　腰椎椎間板ヘルニアの疼痛緩和，日常生活動作の改善を目的とした牽引療法は，腰椎を牽引することでヘルニア塊による神経組織の持続的圧排の軽減，脊椎周囲の拘縮した筋組織のストレッチングにより疼痛緩和と機能改善を期待するものである．しかし，その有効性は明確には示されていない．腰椎椎間板ヘルニア患者に対してホット

パックと低周波治療を行った群と，さらにコンピュータ制御の牽引機器を用いた牽引療法（20分/週）を併用した牽引療法実施群を比較したRCTでは，治療開始10週の時点で腰痛，下肢痛と日常生活の障害の程度において牽引療法群で有意な改善が認められたことが報告されている[7]．

超音波療法

腰椎椎間板ヘルニア患者の疼痛緩和を目的とした超音波療法は，皮膚の上から超音波や機械的振動を生体に与え，その温熱作用とマイクロマッサージ作用による疼痛緩和や血流促進，組織の修復などが期待される．腰椎椎間板ヘルニア患者に対し，レーザー治療群，超音波療法群，内服治療と運動療法群の3群に分けて3週間治療を行ったRCTでは，すべての群で治療前より疼痛の改善を認め，内服治療と比較してレーザー治療群と超音波療法群は持続的な効果を示したことが報告されている[7]．

5 運動療法

腰椎椎間板ヘルニアに対する疼痛あるいは機能障害に対し，症状の緩和，QOLの向上を目的に理学療法が行われる．ストレッチングや筋力強化トレーニングなどの運動療法は，体幹・四肢の可動域改善，筋力の強化，持久力の増強，有酸素運動能の向上に有用である．しかし，腰椎椎間板ヘルニア患者に対する運動療法が疼痛緩和や身体機能の改善に効果的であるという質の高い研究論文は存在しない．医療者の管理下にて個別に身体機能改善を目的とした運動療法を行った群と助言のみを行った群で比較した研究では，前者のほうが治療介入開始10週時の腰痛とOswestry Disability Index（ODI）が有意に改善したことが報告されている．また，ドローイン動作，下向きブリッジなどの腰椎の安定化運動を行った群と運動非実施群とを比較した4週間のクロスオーバー試験では，運動を実施した群においてSLRテストの陽性率の低下と可動域の改善を認めたことが報告されている．しかし，介入が不均一であるなど質の高い研究ではなかった[7]．

手術療法

保存的治療の効果が乏しい症例や，下垂足など下肢の運動麻痺が進行する症例，また，馬尾神経障害を有する症例には，手術的治療が選択される．馬尾神経障害（両下肢の疼痛，感覚障害，運動障害，膀胱直腸障害，会陰部の感覚障害）を示す症例は術後成績が不良であり，早期の手術介入が望まれる．術前の重症度が高く罹病期間が長い（おおむね6か月以上）症例の術後成績は不良であり，麻痺などの術前症状が残存しやすいことが報告されている[7]．

1 Love法

世界で最も一般的に行われている後方椎間板切除術であり，良好な治療成績を期待できる確立された手術手技である．椎弓を部分的に切除し，圧迫されている神経根を注意深く排除して，ヘルニア腫瘤を摘出する．また，変性髄核を切除することも多

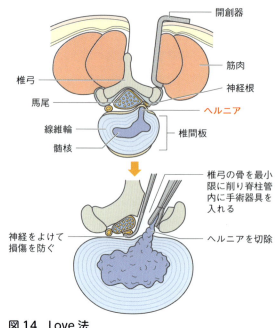

図 14　Love 法

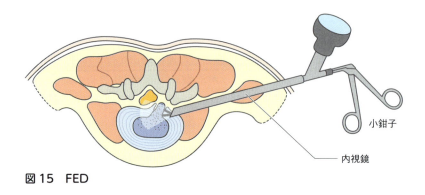

図 15　FED

い[2]（図 14）．

2 完全内視鏡下椎間板切除術（full-endoscopic discectomy；FED）

　身体への低侵襲や明るい術野の確保を目的とした新技術であり，従来の後方椎間板切除術との違いは，小切開，明るい光源と術野の確保ができるという利点である．従来の椎間板切除術と比較して手術成績に差はないが，腰背筋への侵襲がより少ないため，術後創部痛の軽減と早期社会復帰に寄与すると考えられている[2]（図 15）．

3 腰椎椎間板酵素注入療法（コンドリアーゼ注入療法：ヘルニコア®）

　保存療法で十分な改善が得られない後縦靱帯下脱出型の腰椎椎間板ヘルニアに対する医薬品であり，1 回の投与で手術と同程度の症状改善効果が期待できる．ヘルニコ

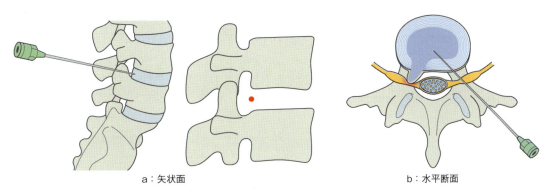

図 16 コンドリアーゼ注入療法
〔木元貴祥：ヘルニコア®（コンドリアーゼ）の作用機序と副作用．新薬情報オンライン（https://passmed.co.jp/di/archives/707#i-4/）より〕

ア®が椎間板内に投与されると，髄核の構成主成分であるグリコサミノグリカン（GAG）が特異的に分解され，髄核が縮小して神経の圧迫を緩和することで，症状の緩和が期待される．また，ヘルニコア®はGAG以外の物質（蛋白質など）は分解しないため，血管や神経などの周辺組織には影響を与えにくい性質がある．なお，ヘルニコア®は一度使うと体内に抗体ができ，再び使った際に副作用が起きやすくなると考えられているため，実施は生涯一度だけと決められている（図16）[8]．効果がなかった場合には手術療法を行う．

3 保存的リハビリテーション

急性期（安静期）

腰椎椎間板ヘルニアの急性期では，ヘルニア塊が直接神経を圧迫することにより生じる神経障害に伴う腰痛と，局所の細胞から分泌されるサイトカインなどの炎症物質による疼痛が出現する[2]．よって，急性期のリハビリテーションでは，炎症の遷延につながる機械的ストレスをできるだけ回避することが重要となる．

> **ここをおさえる**
> 機械的ストレスを回避するには，①コルセットなどで患部を保護しつつ，②腰椎と隣接する股関節の可動性を高め，③疼痛を引き起こす機械的ストレスが生じない姿勢や動作方法を見つけ出すことがポイントとなり，これらは炎症の改善と瘢痕形成による局所の組織の修復につながる．

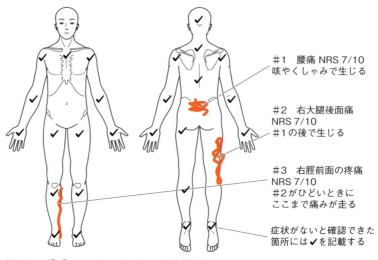

図17 ボディーチャートとその記載例

1 評価・測定

疼痛・痺れと出現部位・出現様式

疼痛・痺れの出現部位は腰椎椎間板ヘルニアによる神経の絞扼部位を判断するために極めて重要な項目である．症状の部位が腰部のみなのか，下肢まで放散するのか，放散する部位が大腿部前面なのか後面なのか，下腿後面まで放散するのかを確認する．また，感覚が低下している部位，異常な感覚を有する部位があるかを確認する．これらを評価することにより，障害を引き起こしている病態や責任高位を推測することができる．疼痛や痺れの強度は，Visual Analogue Scale（VAS）や Numerical Rating Scale（NRS）にて数値化する．

> ここをおさえる
>
> 症状を誘発する動作が，椎間板の前方を圧迫し，髄核を後方へ変位させる動作であるかを評価することで，ADL動作指導に用いることができる．

ボディーチャート

問診で聴取した患者の症状について，ボディーチャート（身体図）に記載する．記載内容は，症状の出現部位とその性質・強さ，頻度，感覚障害，現在の症状と他部位の症状との関連などである．これらの情報を正確に書き込むことで，症状の出現メカニズムと各部位における症状との関連性が理解できる．主症状を #1，それに続く症状を #2，3，…とする．症状の関連性を見落とさないため，症状のない部位についても問診で確認し，無症状であることを確認できた部位については「✓」を記す．腰椎椎間板ヘルニア患者のボディーチャート記載例を図17に示す．

表6　腰椎椎間板ヘルニアにおける疼痛増悪動作と安楽肢位の例

疼痛増悪姿勢・動作	安楽肢位
前屈動作（洗顔，靴下を履くなど）	腰椎軽度屈曲位でもたれる（図18a, b）
咳・くしゃみ	腰椎軽度屈曲位での側臥位（図18c）
長時間の座位	枕を抱えた腹臥位（図18d）
	背臥位での膝立て位（図18e）
	上肢による腰部の免荷（座位・立位）（図18f）

レッドフラッグの確認

既往歴に泌尿器系，婦人科系，消化器系の問題がなく，腰痛の発生後に残尿感，排尿開始遅延，頻尿，失禁，便秘，サドル状の感覚障害が生じた場合は，馬尾障害を疑う．これらの症状が確認された際には，すぐに主治医へ報告する．

安楽肢位の確認

疼痛や痺れなどの症状が強く，ほとんど動けない症例には，症状なく実施可能な動作を質問する．また，症状が出た際にどうすれば楽になるか，症状の出現をどのように回避しているかも合わせて質問する．症状を軽減させる方法が，椎間板の前方圧迫を回避させる動作であれば，患部を保護するADL指導の一助とする．また，症状なくできる動作であっても，髄核の後方変位につながる動作（腰椎前屈を伴う動作）であれば避ける必要がある．腰椎椎間板ヘルニアにおける疼痛増悪動作と安楽肢位の例を表6，図18にまとめる．

神経の感作・脱感作

急性期における神経の感作・脱感作は，患者に安楽肢位にて首の屈曲や膝の伸展など脊髄や神経根が伸張する動作を行わせ，神経の伸張ストレスによって症状が出現するかを確認する．神経の伸張ストレスは急激な疼痛を引き起こす危険性があるため，感作・脱感作は慎重に行う（図19）．神経の伸張ストレスが症状を増悪させる場合は，①リハビリテーションの実施やADLにおいて神経への伸張ストレスを回避させること，②症状が増悪する動作を避けること，③神経の滑走性を引き出すことを中心にリハビリテーションを展開していく．

> **用語：神経の感作・脱感作**
>
> 症状が出現する姿勢を保持したまま，遠位の関節操作によって患部における神経を伸張させ，症状の変化を確認する．神経の伸張（感作）により症状が増悪し，伸張からの解放（脱感作）により症状が軽減すれば，症状出現には神経の伸張が影響していると判断する．症状に変化がない場合は，神経の伸張は影響していないと判断する．

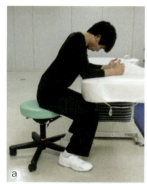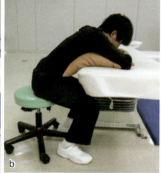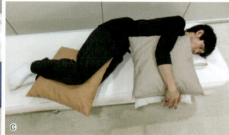
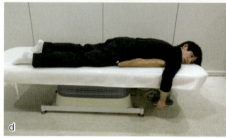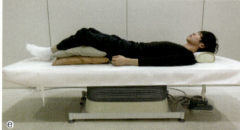
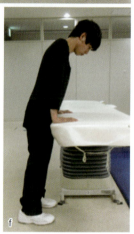

図18 安楽肢位

a, b: 軽度屈曲位で机にもたれ，肘で腰椎への免荷を行う (a)．また，クッションに覆いかぶさり (b) 腰椎への免荷を行う．
c: 側臥位での安楽肢位．両腕で枕を抱え，両膝の間にクッションを挟む．これにより腰椎への回旋ストレスを回避する．
d: 枕を抱えた腹臥位．腰椎の前後弯を調節し，腰の疼痛が最も少ない状態とする．
e: 背臥位での膝立て位．腰椎前弯による腰椎椎間板ヘルニアの圧迫と回旋ストレスを回避する．
f: 立位での安楽肢位．上肢にて椎間板への荷重ストレスを回避する．

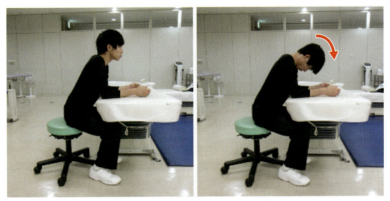

図19 座位での免荷肢位における,首屈曲による神経の感作・脱感作
患部(腰部)を動かさずに首の屈曲や膝の伸展を行い,症状の増加がみられるか検査する.

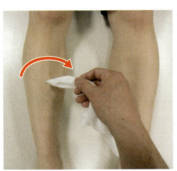
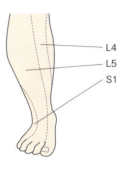

図20 感覚検査

感覚検査

　腰椎椎間板ヘルニアによって感覚障害が,どの程度生じているかを確認する.検査結果は治療による回復や効果判定に用いる(図20).脊髄や神経根に病変が出現すると,最初に知覚の脱出が起こり,次いで痛覚の脱出が生じる[10].よって,初回の感覚検査は触覚検査を実施する.方法はデルマトームの末梢から中枢の順になるよう,下腿の外側から内側にかけて輪を描くように実施し,知覚異常の領域を聴取する.感覚異常(鈍麻)の程度は,左右差または正常な部位と比べたNRSを用いる.

筋出力検査

　キーマッスルに対して徒手的に筋出力を検査する.筋出力を検査することで,腰椎椎間板ヘルニアや炎症による脊髄や神経根の圧迫の程度を推察できる.検査結果は,回復や治療の効果判定に用いる.腰椎椎間板ヘルニアの高位ごとに生じうる筋力低下の筋を表7に示す.

表7 腰椎椎間板ヘルニアの高位ごとの神経症状

ヘルニア高位	外側型でのヘルニア高位	神経障害	筋力低下（キーマッスル）	感覚障害	深部反射
L1/2	L2/3	L2	腸腰筋	大腿前面近位	
L2/3	L3/4	L3	大腿四頭筋	大腿前面から膝前面	膝蓋腱（−）
L3/4	L4/5	L4	大腿四頭筋	下腿内側	膝蓋腱（−）
L4/5	L5/S1	L5	前脛骨筋	下腿外側〜母趾	障害なし
L5/S1		S1	母趾背屈筋	小趾〜足底外側	アキレス腱（−）

✓ ここをおさえる

神経が伸張されない肢位にて，徒手抵抗に対して十分に筋出力が発揮できるかを確認する．明らかな筋出力の低下がないか，筋出力に左右差がないか確認する．

深部反射

　腰椎椎間板ヘルニアによる脊髄や神経根の圧迫により，深部反射の低下あるいは消失が生じる．腰椎椎間板ヘルニアの高位ごとに生じうる深部反射の障害を表7に示す．

関節可動域検査

　機械的ストレスによる腰椎疾患は，局所の過可動性（不安定性）と，股関節をはじめとした隣接部の低可動性が主因となる．よって，隣接関節の関節可動域検査の結果は，患部に対する機械的ストレスがどの程度回避できるかの一指標になる．股関節伸展可動域制限は腰椎前弯を増強させる．オーバーテスト陽性は，大腿筋膜張筋から腸脛靱帯の緊張によって，臥位や立位における側方への運動制限と患部への機械的ストレスを引き起こす．股関節屈曲制限は，座位において骨盤が後傾位となり，椎間板後方の伸張ストレスの原因となる．また Flexion Adduction Internal Rotation（FAIR）テストの陽性は，股関節外旋筋群の短縮が坐骨神経症状を誘発することを意味する．腰椎椎間板ヘルニアに対する主な関節可動域検査には，股関節屈曲（図21a）・内外旋（図21b），FAIR テスト（図21c），オーバーテスト（図21d），伸展（図21e），heel buttock distance（HBD）（図21f）を用いる．

ADL能力

　腰椎椎間板ヘルニアでは，疼痛や痺れにより，仕事や ADL，余暇活動に障害が発生する．ADL 能力は Oswestry Disability Index（ODI）や Japanese Orthopaedic Association Back Pain Evaluation Questionnaire（JOABPEQ），Rolland-Morris Disability Questionnaire（RDQ）を用いて評価する．急性期で症状が強く座位保持も困難な場合には無理して実施する必要はなく，その場合は安楽肢位が確保できてから

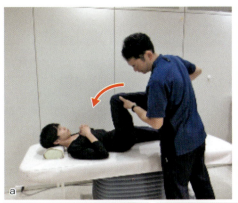 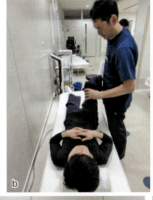 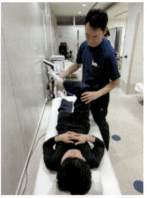
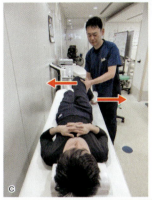 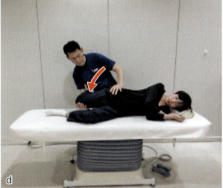 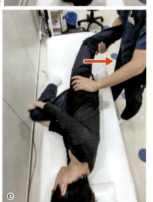
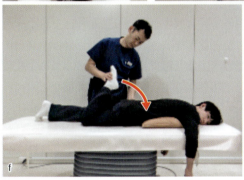 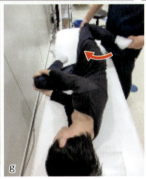

図21　腰椎椎間板ヘルニアに対する主な関節可動域検査

a: 股関節屈曲可動域．座位で骨盤前傾に必要な屈曲角度が十分にあるか，屈曲時に骨盤後傾の代償が生じないか，腰部や下肢の放散痛が出現しないかを確認しながら行う．

b: 股関節内外旋可動域．大腿骨を垂直に保ちながら，股関節の回旋軸がずれないように注意して行う．角度は両側の上前腸骨棘を結ぶ線と下腿のなす角を計測する．

c: FAIR テスト．
・股関節 60〜90°屈曲位にて，検者は片方の手で膝窩を支え，反対側の手で足部を持つ．
・股関節を内転させながら，足部を持った手で股関節を内旋させる．
・検査側の殿部から下肢に放散痛が生じれば陽性とする．

d: オーバーテスト．大腿筋膜張筋の筋長を確認する評価．
・患者を側臥位にさせ，測定者は片方の手で骨盤を支え，反対側で患者の膝を 90°に保った状態で股関節を軽度屈曲させる．
・さらに股関節を軽度外転させ，股関節伸展 0°まで伸展させてから，股関節を内転させる．
・大腿が水平より下がれば陰性，下がらなければ陽性とする．

e: 股関節伸展可動域．腰椎伸展（前弯増強）の代償が生じないよう，可能であれば患者に反対側の膝を抱えてもらう．膝抱え肢位は疼痛が出る可能性もあるので慎重に行う．

f, g: HBD．膝を曲げた際の殿部から踵までの距離をみる．本来なら腹臥位で行う（f）が，体位変換で疼痛が増悪する場合には側臥位で目測にて評価してもよい（g）．その場合は骨盤前傾が生じないように注意し，股関節伸展 0°を保ちながら膝を曲げる．

実施すればよい.

2 リハビリテーションアプローチ

　急性期において腰椎椎間板ヘルニアが生じている髄節は，炎症により脊髄や神経根が圧迫されている状態である．よって，この時期は腰椎の運動方向にかかわらず，椎間板に機械的ストレスが加われば疼痛が増悪する．急性期では患部外の関節可動域の獲得と患部に対する機械的ストレスの回避を目的としたリハビリテーションを展開する．また，四肢の動きによって神経根に伸張ストレスが加わると症状を増悪させる危険性があるため，ADL指導では腰部への機械的ストレスを回避する方法だけでなく，神経の伸張を回避した方法も指導する．さらに，神経の滑走性を確保することも重要となる．

下肢の関節可動域制限に対するアプローチ

　腰椎への機械的ストレスを回避するためには，股関節の可動域制限を改善させることが重要となる．股関節可動域制限の原因となる筋に対してストレッチングを行う．殿筋ストレッチング（図22a）と腸腰筋ストレッチング（図22b）の一例を示す．

神経の滑走不全に対するアプローチ

　頸椎の屈曲動作や膝の伸展・足関節背屈など，神経を伸張させる動作によって症状の増悪がみられる場合，脊髄や末梢神経の滑走性が阻害され，脊髄や神経根が過剰に緊張していることが予測される．末梢神経の滑走性を確保するためには四肢の柔軟性の獲得が必要となる．首の屈曲動作で症状が増悪する場合には，肘屈曲位など腕神経叢が伸張されない姿勢で，腕神経叢に沿った軟部組織（斜角筋，小胸筋，上肢部など）に対する横断マッサージを行う（図23a，▶動画3-1，23b，▶動画3-2，23c）．膝の伸展や足関節背屈で症状が増悪する場合には，膝屈曲位など坐骨神経が伸張されない肢位で，坐骨神経に沿った軟部組織（梨状筋，大腿二頭筋など）に対する横断マッサージを行う（図23d，▶動画3-3，23e，▶動画3-4）．最終的に首や下肢の動きによって神経根に機械的ストレスが加わらない状態を作る．首や四肢において症状を誘発することなく動かせる関節可動域が確保できれば，脊髄や神経根の緊張亢進による症状の増悪を軽減できたと判断する．

▶動画3-1
（音声説明あり）

▶動画3-2
（音声説明あり）

▶動画3-3
（音声説明あり）

▶動画3-4
（音声説明あり）

> ✓ **ここをおさえる**
> 急性期は疼痛が増悪するリスクが高い．徒手での治療中の痛みはNRS 3/10程度にとどめ，症状が増悪しないか確認しながら行う．また，3分程度の試行的治療にて症状が軽減しない場合には無理して行わない．

ADL指導

　症状が増悪する動作，症状なく実施可能な動作，症状が出現した際にどうすれば緩解するか，または，症状が出現しないようにどのような回避動作を行っているかを事

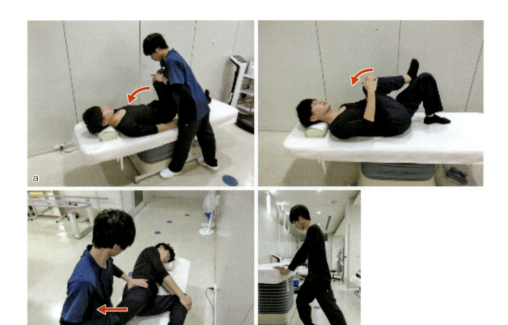

図22 ストレッチング
a：殿筋ストレッチング（左：徒手的ストレッチング，右：セルフストレッチング）
・腰椎後弯が増強しないよう注意して行う．
・徒手的に行う際は，屈曲＋内転方向で殿筋が最も伸張される角度を探しながら実施する．大腿骨を長軸方向に少し押し込みながら行うと，殿筋を伸張させやすい．
・セルフで行う際も，殿筋が最も伸張される角度を探しながら実施してもらう．
b：腸腰筋ストレッチ（左：徒手的ストレッチング，右：セルフストレッチング）
・徒手的ストレッチングは，腰椎前弯が増強しないように，患者に反対側の膝を抱えてもらいながら実施する．実施中は股関節前面の筋肉の伸張感を確認する．
・セルフストレッチングは，左の股関節を伸展させることで股関節の前面を伸張させていく．腰が反らないように注意し，股関節前面の筋肉が伸びる感覚を意識させる．

前に聴取する．ODI，JOABPEQ，RDQなどの質問紙で挙がったADL項目に対して，疼痛なく，または，最小限の疼痛で実施可能な動作方法を検討して指導する．

 ここをおさえる

局所の安静とともに，廃用予防の観点から必要以上に安静を取らないことの重要性についても指導する．

回復期

　回復期は急性炎症が治まった状態であるため，廃用予防のためにも積極的な離床を進めるとともに，腰椎椎間板ヘルニアがどのような機械的ストレスによって症状を引き起こすかを評価することが重要となる．身体機能検査による症状の誘発動作を特定し，さらに症状の誘発を助長しうる患部外の因子を抽出して改善させる．

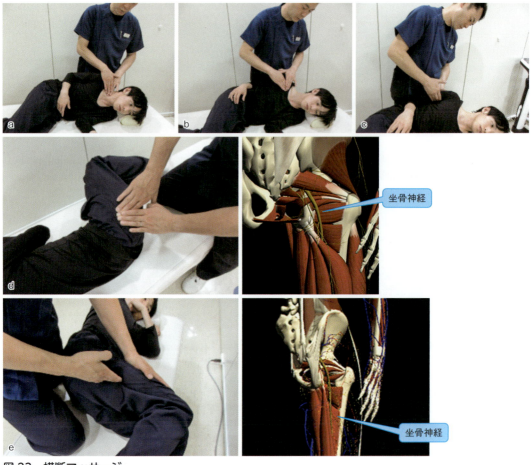

図23 横断マッサージ

a：斜角筋横断マッサージ
- 斜角筋は，胸鎖乳突筋と僧帽筋上部線維の間の頸椎横突起の前方にて触知できる[11]．
- 筋線維に対し垂直に，強い疼痛を生じない程度の圧迫にてゆっくりほぐし，筋の伸張性を改善する[12]．
- 斜角筋の緊張が改善したら，腕神経叢の走行に沿って横断的にマッサージを実施していく．腕神経叢の神経が接する軟部組織に対して実施することで，神経の横方向への遊びを確保していく．

b：小胸筋横断マッサージ
- 肩関節軽度伸展，肘関節90°屈曲，肩甲骨軽度内転位にて，烏口突起前内側から第3・4肋骨にかけて深層を走行する筋を触知する[11]．
- 筋線維に対し垂直に，疼痛が生じない程度の圧迫にてゆっくりほぐし，筋の伸張性を改善させる[12]．
- 小胸筋の緊張が改善したら，腕神経叢の走行に沿って横断的にマッサージを実施していく．腕神経叢の神経が接する軟部組織に対して実施することで，神経の横方向への遊びを確保していく．

c：上肢部横断マッサージ
- 上腕二頭筋の尺側縁に正中神経が走行し，その背側を尺骨神経が走行する．
- 三角筋粗面の後方，上腕三頭筋内側に橈骨神経が走行する．
- これら神経の走行に沿って肘関節付近まで，上腕二頭筋と三頭筋の筋線維に対し垂直に，疼痛を生じない程度の圧迫にてゆっくりほぐし，筋の伸張性を高めていく．
- さらに神経の走行に沿って横断的に実施していく．各神経が接する軟部組織に対して実施することで，神経の横方向への遊びを確保していく．

d：梨状筋横断マッサージ（右図は，teamLabBody-3D Motion Human Anatomyにて作成）
- 側臥位にて股関節45°，膝関節を90°屈曲させ，大転子から仙骨にかけて梨状筋を触知し，筋線維に対して横断的に，疼痛を生じない程度の圧迫にてゆっくりほぐしていく．

e：大腿二頭筋横断マッサージ（右図は，teamLabBody-3D Motion Human Anatomyにて作成）
- 大腿二頭筋長頭を坐骨結節から脛骨外果に向かって触知し，筋線維に対して横断的に，疼痛を生じない程度の圧迫にてゆっくりほぐしていく．

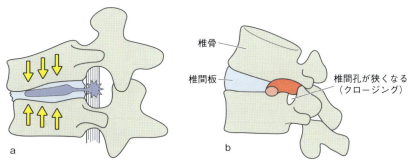

図24 腰椎の屈曲・伸展動作によるストレスの要素
a：腰椎屈曲による髄核の変位と脊髄の圧迫，b：腰椎伸展による神経根の圧迫

1 評価・測定

疼痛・痺れと出現部位・出現様式

急性期と同様，安静時と動作時における症状の出現部位とその強さを聴取する．疼痛や痺れの強度は，VASやNRSにて数値化する．安静時においては症状の出現する姿勢を確認し，動作時においては症状が出現する動作を確認する．

> **ここをおさえる**
>
> 症状を誘発する姿勢や動作が，①髄核を後方に押す要素があるのか，②神経根を圧迫する要素があるのか，③坐骨神経や大腿神経に伸張ストレスがかかっているのかを評価する．たとえば腰椎の屈曲に伴う動作であれば，図24aのように髄核の後方変位による脊髄の圧迫と，股関節屈曲により坐骨神経の伸張要素があることが考えられる．腰椎の伸展や症状側への側屈で症状が増悪すれば，図24bのように，神経根に対する圧迫の要素と股関節伸展による大腿神経の伸張要素があることが考えられる．

ボディーチャート

急性期と同様，疼痛や痺れの部位とその強さはボディーチャートに記す．

姿勢の評価（アライメント）

座位・立位において疼痛回避性の側弯がないか確認する．前額面では脊椎のアライメント，肩甲骨の高さ，骨盤の高さ，鎖骨の角度における左右差を確認する（図25a）．矢状面では骨盤前後傾の傾斜角，腰椎前弯角度，股関節・膝関節の屈曲角度，頭部前方変位などを確認する（図25b）．回復期では日常の姿勢で椎間板にストレスが生じていないかを評価する必要もある．図25bに代表的な不良姿勢を示す．後弯前弯型では神経根の圧迫が増加し，後弯平坦型や平背型は，髄核の後方変位や椎間板後方の伸張ストレスが増加する．姿勢観察後はセラピストの徒手的な誘導にて患者の姿勢を修正し，症状の変化を確認する．姿勢修正時における症状の変化に対し，①髄核を後方に押す要素の増減が関与したか，②神経根を圧迫する要素の増減が関与したかを確認していく．

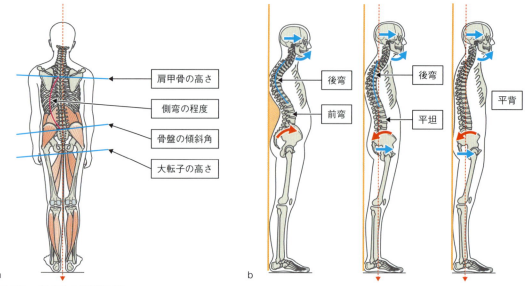

図 25 代表的な不良姿勢
a: 前額面の不良姿勢例
b: 矢状面の不良姿勢例
　　左：後弯前弯型，中央：後弯平坦型，右：平背型

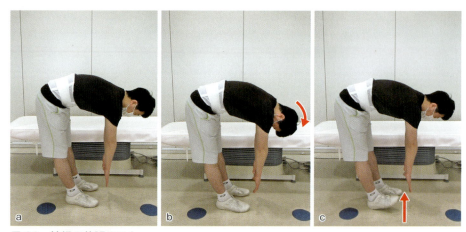

図 26 神経の伸張テスト
a: 前屈時での腰痛が出現する角度．
b: 前屈したまま首を屈曲させ脊髄神経を伸張させ，症状が増悪するか確認する（▶動画 3-5）．
c: 前屈したまま足関節を背屈させ，症状が増悪するか確認する（▶動画 3-6）．

▶動画 3-5
（音声説明あり）

▶動画 3-6
（音声説明あり）

神経の伸張テスト（感作・脱感作）

　神経の感作・脱感作は，急性期では安楽肢位にて実施するが，回復期では症状出現動作にて首の屈曲運動や足関節の背屈運動などを行い，脊髄や神経根への伸張ストレスによって症状が増幅するかを確認する．神経の伸張ストレスは回復期であっても急激な疼痛を引き起こす危険性があるため，この検査は症状が出現するわずか手前の肢位にて行う．体幹前屈時にて下肢症状が出現する場合の例を図 26 に示す（▶動画 3-5，6）．

表8 神経伸張テストの禁忌と注意して行う症例

禁忌	注意して行う症例
最近進行した神経学的変化	炎症性の末梢神経障害
最近発症した脊髄症状（馬尾神経症状含む）	易刺激性の障害（irritable disorder）
急性期の脊髄腫瘍	上肢（下肢よりも強い刺激となりやすい）
急性期〜亜急性期の腰椎椎間板ヘルニア	

表9 神経伸張テストの陽性基準

- ✓ 問診で訴えた症状を検査にて再現した場合
- ✓ 検査による反応が遠位の関節操作によって増減する場合
  （例：足関節背屈による腰痛や下肢症状の増悪など）
- ✓ 検査の反応が健側や正常と異なる場合
  （可動域，抵抗感，検査中の症状など）

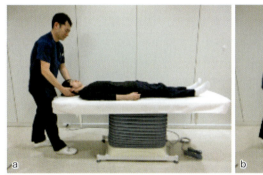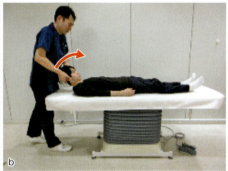

図27　他動的頸部屈曲テストの開始肢位（a）と終了肢位（b）
・外後頭隆起から手で持ち，首を持ち上げる．
・持ち上げる際の抵抗感を意識し，抵抗が強まる点と症状が出現する位置を理解する．

　疼痛出現肢位において神経へ伸張ストレスを加えることで症状が増悪する症例には，詳細な神経伸張テストを実施する．腰椎椎間板ヘルニアに対する神経伸張テストは，背臥位頸部屈曲テスト，SLRテスト（ラセーグテスト），大腿神経伸張テストを行う．神経伸張テストの禁忌と注意点を表8に，神経伸張テストの陽性基準を表9に示す．

> ✅ **ここをおさえる**
>
> スランプテストも坐骨神経の滑走・伸張性を確認できるが，検査肢位が腰椎椎間板ヘルニアの増悪肢位となるため禁忌である．

▶動画3-7
（音声説明あり）

1）他動的頸部屈曲テスト（passive neck flexion；PNF）（動画3-7）

　枕を使用せず背臥位にて行う．対象者の後頭部を両手で保持し（図27a），頸部を

他動的にゆっくり屈曲させる(図 27b). 本検査は，主に脊髄神経が滑走・伸張される. 正常では症状に変化がみられない，または，頸椎〜胸椎移行部に伸張感がみられる. 頸部を屈曲させた際に症状の増悪があれば，本テストは陽性と判断する.

> ✓ ここをおさえる
>
> 顎が突き出ると頸部で脊髄を伸張できなくなるため，顎は首に近づけながら首の屈曲を行う.

2) 下肢挙上 (straight leg raise; SLR) テスト・ラセーグテスト （▶動画 3-8）

▶動画 3-8
(音声説明あり)

SLR テストでは，坐骨神経を伸張させることによって，症状が出現するかを確認する. 本テストによって症状が再現され，さらに足関節背屈や首の屈曲など，遠位の関節操作によって症状の増減を認めれば陽性とする. 本テストにて症状が出現した SLR の可動域を計測する. また，出現した症状が問診で訴えていた症状と同じか，あるいは，別の症状であるかを聴取する(図 28a). SLR にて症状が出現した場合，下肢の挙上角度をわずかに減少させ症状を緩解させた後，足関節背屈(図 28b)や首の屈曲(図 28c)を加え，症状が再び出現するかを確認する. 本テストにて問診と同様の症状が再現できれば，症状の出現には坐骨神経系の伸張(滑走不全)が影響していると判断する. SLR に首の屈曲や足関節の背屈によって脊髄神経や坐骨神経を伸張させる様子を図 28d に示す. SLR テストの感度・特異度についての先行研究を表 10 に示す.

3) 腹臥位膝屈曲テスト (prone knee bend; PKB) （▶動画 3-9）

▶動画 3-9
(音声説明あり)

枕は使用せず腹臥位にて行う. 検者は対象者の下腿遠位端を保持し，膝関節を他動的に屈曲させる(図 29). 膝関節屈曲可動域，出現する症状，抵抗感を評価する. この際に伸張される神経は，主に大腿神経である. 本テストによって症状が再現され，膝の屈曲角度や膝屈曲時の抵抗感に著明な左右差があれば陽性とする. 正常では踵が殿部に付くまで膝を屈曲することができる. 大腿前面に軽度の伸張感を感じる症例もいるが筋の伸張感と考え正常と判断する. PKB テストの感度・特異度についての先行研究を表 11 に示す.

感覚検査

腰椎椎間板ヘルニアによってどの程度の感覚障害が生じているのかを確認する. 検査結果は治療による回復や効果判定に用いる.

筋出力テスト

キーマッスルの筋出力を徒手的に検査する. 検査結果は治療による回復や効果判定に用いる.

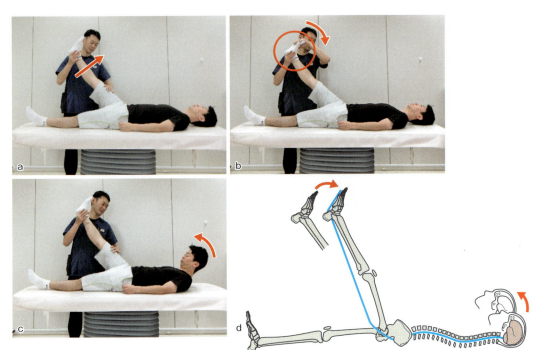

図28 SLR テスト・ラセーグテスト
・枕を使用せず背臥位にて行う．
・検者は一側の手を対象者の下腿遠位部に，他側の手を膝関節前面に置く．
・次に，膝が屈曲しないように膝を手で押さえながら，股関節が支点となるように下肢を踵からゆっくり持ち上げる (a)．
・症状が出現した場合，下肢の挙上角度をわずかに減少させ症状を緩解させた後，足関節背屈 (b) や首の屈曲 (c) を加え，症状が再び出現するかを確認する．
d：首の屈曲や足関節の背屈によって坐骨神経や脊髄神経が伸張される様子

 ここをおさえる

SLR テストで頸を屈曲させる際，顎が突き出ると頸部で脊髄を伸張できなくなるため，顎は首に近づけながら首の屈曲を行う．患者自身で首を屈曲できない場合には，検査者 2 人で行い，他動的頸部屈曲テストの要領で頸部を操作してもらう．

表10 SLR テストの感度・特異度

	感度	特異度	陽性尤度比	陰性尤度比
Charnley, 1951	78	64	2.16	0.34
Spangfort, 1972	97	11	1.08	0.27
Kosteljanetz, et al, 1984	89	14	1.03	0.78
Albeck, 1996	82	21	1.03	0.86
Kerr, 1988	98	44	1.75	0.05
Vroomen, et al, 2002	97	57	2.23	0.05
Majlesi, et al, 2008	52	89	4.72	0.53

感度・特異度：感度は高いが特異度は低い．
(Cook EC: Orthopaedic Physical Examination Tests: An Evidence-Based Approach 2nd ed, Pearson, London, 2013 より)

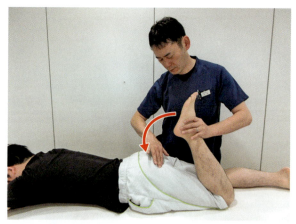

図 29　腹臥位膝屈曲テスト
・腹臥位，首は正中位とする．股関節を外転させないよう注意して行う．
・対象者の下腿遠位端を保持し，踵を殿部に近づけるよう，膝関節を他動的に屈曲させる．
・正常では，踵が殿部に付く．

表 11　PKB テストの感度・特異度

	感度	特異度	陽性尤度比	陰性尤度比
Porchet, et al, 1994	84	NT	NA	NA

感度・特異度：感度は高いが特異度は不明．研究自体が少ない．
NT: not tested（テスト未実施），NA: not applicable（該当なし）
(Cook EC: Orthopaedic Physical Examination Tests: An Evidence-Based Approach 2nd ed, Pearson, London, 2013 より)

関節可動域検査

　関節可動域検査の結果は，各動作における患部への機械的ストレスがどの程度回避できるかを示す重要な指標となる．急性期と同様に，股関節屈曲・伸展，内外旋，FAIR テスト，オーバーテスト，HBD を主に実施する（図 21a〜f）．
　体幹可動域は立位にて前後屈，側屈，回旋の可動域を評価する（図 30a〜c）．椎間板の線維輪は捻転方向に対するストレスに弱いので，わずかな症状が出現するまでの実施可能な可動域を測定する．また，症状を誘発する運動方向とその可動域，症状が誘発されない運動方向とその可動域を評価する．

 ここをおさえる

- 前屈と側屈の可動域測定はゴニオメーターよりも，テープメジャーによる指床間距離のほうが再現性は高い．
- 体幹屈曲は座位で行うと椎間板内圧が上がりやすいため，立位で実施する．
- 体幹回旋の測定は，大腿部を固定させ股関節内外旋の代償を防ぐ．

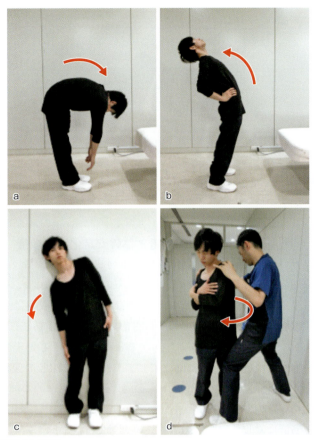

図 30 体幹可動域の検査

a, b: 立位での体幹前屈 (a)・後屈可動域 (b)
- 前屈は両膝を閉じ，指先がつま先に近づくように前屈する．恐怖心が強い場合は，大腿部を手でなぞりながらゆっくり前屈させる．手でなぞりながら前屈させることで，急激な症状増悪を避けることができる．
- 前屈時は，骨盤の前傾が十分に生じているかを確認する．骨盤の前傾が不十分だと，前屈時に椎間板の内圧が高まる．
- 後屈時は，骨盤の後傾と股関節の伸展が生じているかを確認する．
- 後屈は骨盤に手を当てて行うと，腰部のコントロールが行いやすく，急激な症状増悪を避けることができる．

c: 立位での体幹側屈可動域
- 前屈の代償を避けるために，壁に背中を接地した状態で側屈運動を行うとよい．
- 側屈の際は患者の中指がズボンの縫い目に沿わせて体を曲げるよう指示すると回旋などの代償動作が起こりにくい．
- 側屈時に指床間距離を測定し，介入後の効果判定に用いる．
- 正常では重心が支持基底面から外れないよう，骨盤は側屈と反対方向へ変位する．体幹側屈可動域の左右差とともに，骨盤の変位量と股関節内転可動域の左右差も確認する．

d: 立位での体幹回旋可動域
- 体幹回旋は股関節内外旋の代償が生じないように立位にて行う．
- 右回旋の可動域は，検者が患者の左側に立ち，左膝で患者の左膝を支え，両肩を把持しながら回旋を誘導する．
- 誘導する際の抵抗感を常に意識し，疼痛が始まる位置，または，抵抗が強くなる位置まで回旋させる．

3. 腰椎椎間板ヘルニア

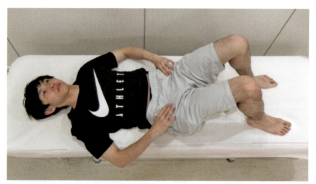

図31 ローカル筋機能検査

ローカル筋（腹横筋）機能検査・体幹安定化機能検査

　ローカル筋の機能不全は，腰椎の生理的前弯が保てなくなるとともに，腰椎の椎間板や神経根に対して機械的ストレスが加わりやすくなり，症状を引き起こす原因となる．腹部のローカル筋として代表的な腹横筋の筋収縮は，上前腸骨棘より2横指下方の深層を触知したうえで患者に腹部の引き込み運動を行わせ確認する（図31）．

　また，ローカル筋は体幹にかかる負荷が強すぎると十分に機能せず，表層の筋肉（グローバル筋）が過剰に働いてしまう．よって四肢の運動時において，どの程度の負荷であればローカル筋が適切に働き，腰椎の生理的な前弯位を保持できるかを評価する．

　腹筋群に対しては腹部の引き込み運動にて腹横筋を賦活し，腰椎の生理的な前弯位を保持したまま，症状の増悪や代償動作なしに実施可能な運動レベルを評価する（図32）．背筋群に対しては，四つ這い位にて腹横筋を収縮させたまま腰椎の生理的な前弯位を保持したまま，実施可能な運動レベルを評価する（図33）．各レベル動作を症状の増悪や代償動作なく10秒かけてゆっくり5回×3セット行うことができれば合格とし，患者に適した運動レベルと判断する．

> **ここをおさえる**
> 代償動作は各動作の運動開始直後や途中で生じやすい．生じやすい代償運動は上肢挙上時の胸郭回旋，下肢挙上時の骨盤回旋や腰椎過前弯である．

ADL能力

　腰椎椎間板ヘルニアでは，疼痛や痺れにより，仕事やADL，余暇活動に障害が発生する．ADL能力はODIやJOABPEQ，RDQを用いて評価する．急性期に症状が強くて評価表への記載が困難だった場合には，この時点で評価を実施する．

2　リハビリテーションアプローチ

　回復期において腰椎椎間板ヘルニアが生じている髄節は，炎症が落ち着いてはいるが，線維輪など破壊された組織に瘢痕は形成されておらず，脱出した髄核によって脊

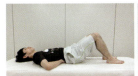
レベル1：コア筋活性化
引き込み法を10秒間保持

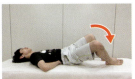
レベル2：両膝立て位からの
片側下肢開排

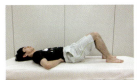
レベル3：基本肢位
膝立て位

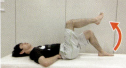
レベル3A
股関節屈曲90°まで挙上

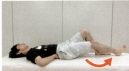
レベル3B
踵を滑らせ膝伸展

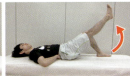
レベル3C
膝伸展位で45°まで挙上

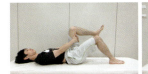
レベル4：基本肢位
対側下肢を上肢で保持

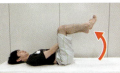
レベル4A
股関節屈曲90°まで挙上

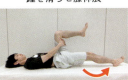
レベル4B
踵を滑らせ膝伸展

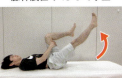
レベル4C
膝伸展位で45°まで挙上

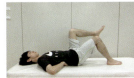
レベル5：基本肢位
対側下肢挙上位で保持

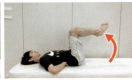
レベル5A
股関節屈曲90°まで挙上

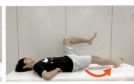
レベル5B
踵を滑らせ膝伸展

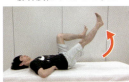
レベル5C
膝伸展位で45°まで挙上

図32 背臥位での体幹安定化機能検査と安定化エクササイズ
体幹安定化機能の評価にも使用でき，腹筋群を協調した四肢の最適負荷による体幹安定化エクササイズとしても用いることができる．

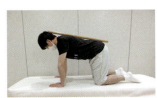
ステップ①
基本肢位での腹式呼吸

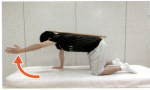
ステップ②
片側上肢挙上

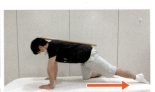
ステップ③
下肢伸展スライド

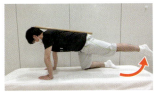
ステップ④
下肢伸展挙上

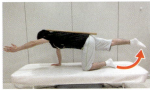
ステップ⑤
上下肢交互伸展挙上

図33 四つ這い位での体幹安定化機能検査と体幹安定化エクササイズ
体幹安定化機能の評価にも使用でき，背筋群を協調した四肢の最適負荷による体幹安定化エクササイズとしても用いることができる．

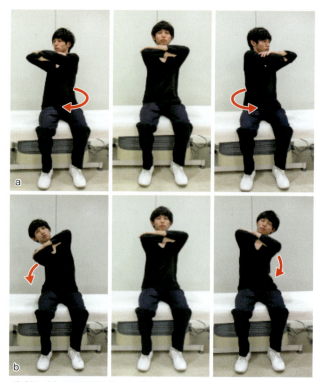

図34 胸郭に対する可動域エクササイズ
a: 胸郭回旋セルフ可動域エクササイズ
・座面に深く座り，肩を90°屈曲させて肋骨が開いている姿勢をとる．
・次にゆっくりと胸郭の回旋運動を行い，胸郭の可動性を引き出す．
・捻転動作で腰痛が生じないか（または増悪しないか）を確認しながら，ゆっくり10往復程度実施する．
・腰部が動かないよう，簡易コルセットを巻いて意識づけするとよい．
b: 胸郭側屈セルフ可動域エクササイズ
・座面に深く座り，肩を90°屈曲させて肋骨が開いている姿勢をとる．
・次にゆっくりと胸郭の側屈運動を行い，胸郭の可動性を引き出す．
・腰痛が生じないか（または増悪しないか）確認しながら，ゆっくり10往復程度実施する．
・腰部が動かないよう，簡易コルセットを巻いて意識づけするとよい．

髄や神経根が圧迫されている状態にある．回復期では，急性期と比較して，症状が軽減しているためADL能力が向上している．回復期においても，急性期と同様に髄核が後方に押し出されるストレスを回避したADL指導と患部外の関節可動域獲得を徹底するとともに，症状を増悪させることなく実施可能な体幹の安定性向上を目的としたトレーニングを段階的に進めていく．また，神経の滑走性を確保し，動作時に生じる神経の伸張と，それによって生じる症状の出現が起こらないように注意する．

下肢と胸郭の関節可動域制限に対するアプローチ

腰椎への機械的ストレスを回避するため，急性期と同様，股関節の可動性制限を改善させるとともに，胸郭に対する可動域エクササイズを実施する（図34）．回復期で

は，患部の状態が急性期よりも安定しているため，患部により近い関節の可動域制限への治療介入が可能となる．関節可動域制限に対するアプローチは，可動域検査で症状が増悪する方向には行わず，可動域が制限され，かつ症状の増悪しない方向に対して行う．

体幹の安定性に対するアプローチ

腹筋群と背筋群が協調的に働き，腰椎の生理的前弯位を保持したまま四肢を動かすことができる体幹安定化能力が必要となる．腹筋群に対しては体幹安定化機能検査で症状の増悪や代償動作なく実施可能であった最大負荷にて上下肢の運動を行う（図32）．体幹安定化エクササイズを行うことで腹腔内圧が上昇する．腹腔内圧の上昇は椎間板に伸張ストレスを生じさせて症状を増悪させるリスクがあるため，回復期では症状の出現については特に注意を払う必要がある．回復期ではレベル3まで到達できれば十分である．

背筋群に対しては，四つ這い位にて腹横筋を収縮させたまま腰椎の生理的前弯位を保持し，上下肢の運動による負荷を上げていく．四つ這い位は腹腔内圧の増加や症状の増悪リスクが少ないため積極的に行いたい．また，体幹筋の持久性も高める必要があるため，背臥位・腹臥位ともに各動作を10秒かけてゆっくり5回×3セット行う．症状の増悪や代償動作なく実施可能であれば難易度を上げていく（図33）．

神経の滑走不全に対するアプローチ

SLRテストや大腿神経伸張テストで症状が再現された場合，症状が出現した部位付近の神経を触診し，神経と隣接する組織に対する横断マッサージを行う．横断マッサージを行うことで神経と隣接組織間における横方向の滑走性を引き出す．例として，SLRテストで殿部から大腿外側に症状が出現した症例（図35a，▶動画3-10），大腿神経伸張テストで大腿部に症状が再現された症例（図35b，▶動画3-11）に対する横断マッサージを示す．

▶動画3-10
（音声説明あり）

▶動画3-11
（音声説明あり）

> ✓ **ここをおさえる**
>
> 急性期ほど炎症が強くないため，横断マッサージの負荷は，急性期よりは強い負荷（NRS 3～4/10）で行うことができる．

横断マッサージの後は，再度神経伸張テストを行い，症状なく実施可能なSLR角度を測定し，治療効果を判定する．また，症状の軽減についても確認する．

横断マッサージの後，坐骨神経や大腿神経が滑走しやすい肢位で20秒ほど保持し，神経の縦方向の滑走性も引き出す．たとえば，坐骨神経は膝関節屈曲位にて膝窩部の坐骨神経が弛んだ状態で，股関節を最大限屈曲させると，股関節後面での坐骨神経が緊張して大腿部の坐骨神経が中枢側に滑走する．大腿神経は膝関節伸展位にて伏在神経など大腿神経系の末端が弛んだ状態で，股関節を持続的に伸展させると，股関節前面の大腿神経が緊張して大腿神経は中枢側に滑走する．この際，疼痛や痺れが生じることなく，伸張感が得られるように行う（図36，▶動画3-12）．

▶動画3-12
（音声説明あり）

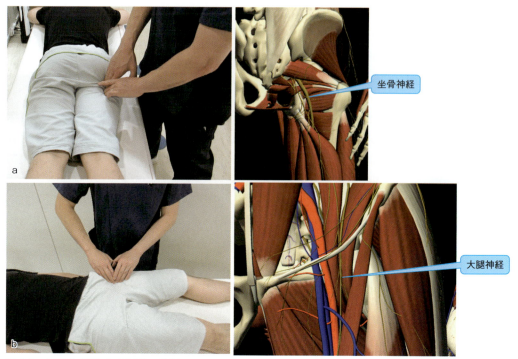

図35 神経と隣接する組織の横断マッサージ
a: 殿部の症状に対する坐骨神経に隣接する軟部組織に対する横断マッサージ（腹臥位）
（右図は，teamLabBody-3D Motion Human Anatomy にて作成）
・坐骨結節と大転子を結ぶ線の，坐骨結節から1/3の部位で，小指ほどの太さの坐骨神経を触知できる[11]．坐骨神経は通常梨状筋の下を走行する．坐骨神経の走行に沿って仙骨付近まで，坐骨神経に対して梨状筋を横断的にほぐし，坐骨神経の横方向の遊びを確保する．
b: 大腿神経に隣接する軟部組織への横断マッサージ（背臥位）
（右図は，teamLabBody-3D Motion Human Anatomy にて作成）
・大腿神経は鼠径靱帯下外側の筋裂孔において，股関節軽度屈曲・外旋にて大腿動脈の外側，腸骨筋の上で触知できる．神経は鼠径靱帯から出た後，各筋に筋枝を出すため，急激に細くなり末梢へ伸びる．大腿神経の枝である伏在神経は縫工筋と薄筋腱の間で触知できる[11]．
・腸骨筋，大腿直筋，内側広筋，縫工筋など，大腿神経とその枝に接する筋肉に対し，筋線維に対し垂直に，疼痛を生じない程度の圧迫にてゆっくりほぐす．さらに神経に対し横方向への遊びを引き出すよう，神経に隣接する組織に対して横断方向にほぐす．

> **用語：スライダー**
>
> 神経系の一端をフリーにした状態で他端に緊張を加え，神経自体に緊張や圧迫を加えず縦方向の滑走を引き起こすことをいう．

ADL指導

質問紙で挙がったADL項目に対し，症状の再確認を行う．椎間板に負担のかかる動作には，動作方法の修正を提案する．また，ADL動作において神経の滑走が阻害されている要素がないかを確認する．たとえば自動車への乗車時に症状が出る場合，坐骨神経が伸張されないよう，座面に腰かけてから足を入れる（図37）．腰椎の回旋

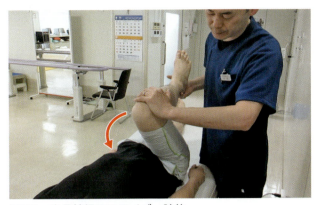

図36 坐骨神経のスライダー肢位
膝屈曲位にて股関節を屈曲させることにより，坐骨神経が殿部に向かって滑走する．

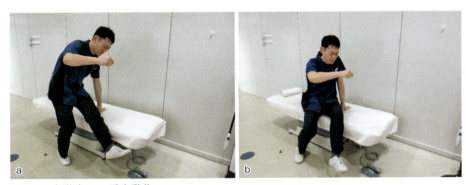

図37 自動車への乗車動作
a: 自動車に乗ろうとして坐骨神経が伸張される様子
b: 坐骨神経が伸張しないよう，膝屈曲位で座ってから足を入れる様子

で疼痛が生じる場合には，膝を曲げて坐骨神経を弛ませたまま乗車するなどの提案を行う．

仕事・スポーツ復帰時期

この時期は日常生活における症状の出現はおおむね改善し，仕事やスポーツ復帰に耐えられる身体機能を目指す．日常生活より強い負荷が繰り返し生じても症状が出現しない状態である必要がある．仕事やスポーツ動作での腰椎屈曲や回旋など，椎間板にストレスが生じる動作を把握し，その動作に対して強い負荷を加えたり反復的に動作を行っても代償動作や症状が出現しない身体機能までパフォーマンスを向上させる．

1 仕事・スポーツ復帰に必要な評価・測定

疼痛・痺れと出現部位・出現様式

仕事・スポーツ復帰時期では，どの動作でどのような症状が生じるかを聴取し，そ

の症状の程度を VAS や NRS にて数値化する．加えて，その動作をどの程度続けると症状が出現するか，その回数や時間も数値化して記録する．また，症状によってどのようなパフォーマンスが行えていないか，症状が改善するまでにかかる時間，症状を改善させるためにどのような対応をしているかなども含めて聴取する．

ボディーチャート

急性期・回復期と同様，疼痛や痺れの部位とその強さはボディーチャートを用いる．また，症状出現までの動作回数や回復までの時間などの情報も合わせて記載する．

動作時の姿勢評価（アライメント）

仕事やスポーツで症状を誘発する姿勢や動作を行ってもらい，腰部に不自然な動きがないか，そして安定性を保ったまま四肢の動作を行うことができているかを確認する．また，姿勢を修正した際に症状が増悪，または，軽減するかを確認する．動作時に症状が増悪する場合は，椎間板の圧迫や髄核の後方移動につながる動作，または，坐骨神経や大腿神経が過剰に伸張される動作であると判断する．さらに，姿勢や動作の修正を妨げる関節可動域制限や筋の柔軟性低下，筋力低下がないかも含めて検査を行う．症状の増悪や逃避なく姿勢の修正が可能な場合には，関節可動域のほかに筋力や持久力，運動学習の介入が必要であると判断する．動作を反復することで症状が生じるとの訴えがある場合は，実際に動作を反復してもらい，不自然な動作が生じないかを観察する．

神経の感作・脱感作と神経伸張テスト

神経の感作・脱感作は，回復期と同様，症状出現動作にて首の屈曲や膝の伸展などによって脊髄や神経根への伸張ストレスを引き起こし，症状が増幅するかを確認する．一般的に可動域の最初では神経滑走による適応，可動域の最終では神経伸長による適応が行われる．そのため，症状が出現する動作を行い無症状な場合には，徒手的に神経に伸張ストレスをかけ，症状が出現しないか確認する．

症状が出現する肢位での神経の伸張ストレスによって症状が増悪する場合には，SLR テストや大腿神経伸張テストにて症状出現の有無とその NRS を確認する．ここでは回復期よりも感度を高めた方法を紹介する．

▶動画3-13
（音声説明あり）

1）SLRテスト・ラセーグテスト　（▶動画3-13）

枕を使用せず背臥位にて行う．検者は一側の手を対象者の下腿遠位部に，他側の手を膝関節前面におく．次に，膝が屈曲しないように膝を手で押さえながら，股関節が支点となるように下肢を踵からゆっくり持ち上げる．さらに，この肢位から股関節内旋（図38a），内転（図38b），足関節背屈（図38d），内反（図38c），底屈＋内反（図38d），または，背屈＋外反（図38e）を加え，症状の程度と症状が発生する部位を確認する．症状が最も強く出現する動作と症状の出現部位が確認できたら，その神経がさらに伸張されるように下肢を操作し，神経の緊張により症状が最も強く誘発される

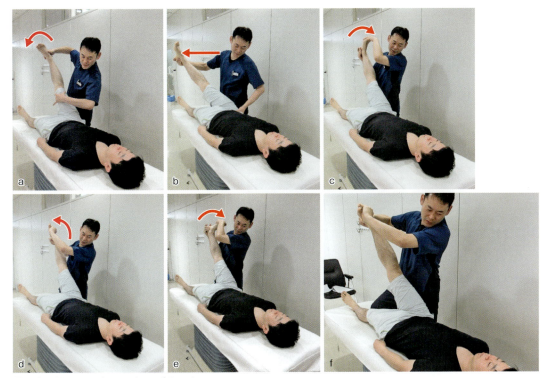

図38 SLRテスト・ラセーグテスト
a：SLR＋股関節内旋，b：SLR＋股関節内転，c：SLR＋足関節背屈，
d：SLR＋足関節底屈＋内反，e：SLR＋足関節背屈＋外反，
f：総腓骨神経が最大限伸張される肢位（SLR＋股関節内転＋足関節内反）

部位を特定する（図38f）．

2）腹臥位膝屈曲（prone knee bend；PKB）テスト （▶動画3-14）

▶動画3-14
（音声説明あり）

　枕は使用せず腹臥位にて行う．検者は対象者の下腿遠位端を保持し，膝関節を他動的に屈曲させる．伏在神経の分布は個人差があるため，足関節は底屈内反（図39a），または，背屈外反（図39b）にて感受性を高める．さらに足関節は背屈外反，または，底屈内反させたまま骨盤を抑えて股関節を伸展させ，大腿神経を最大限伸張させる（図39c）．

感覚検査

　急性期・回復期と同様な方法で検査するとともに，感覚障害が仕事やスポーツ活動に影響が生じるかを確認する．

筋出力テスト，徒手筋力テスト

　キーマッスルの筋出力を徒手的に検査する．特に左右差に着目し，筋出力の回復の程度を確認する．また，筋力低下のために正しい姿勢や動作の継続が困難と仮説を立てたキーマッスル以外の部位があれば，該当部位を徒手筋力テストにて合わせて検査

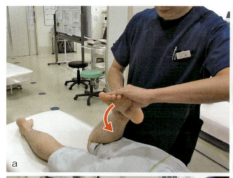
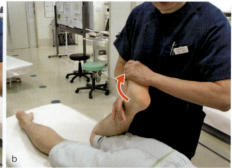
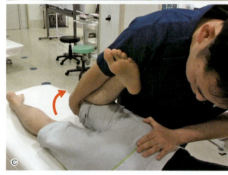

図39　腹臥位膝屈曲（PKB）テスト
a：腹臥位膝屈曲＋足関節底屈内反，b：腹臥位膝屈曲＋足関節背屈外反，
c：腹臥位膝屈曲＋足関節底屈内反＋股関節伸展による大腿神経最大伸張位

を行う．

関節可動域検査

　急性期・回復期と同様，股関節屈曲・伸展，内外旋，オーバーテスト，HBD，FADIR，体幹の前後屈，側屈，回旋を主に検査する．仕事やスポーツで必要な動作において，姿勢や動作の修正を妨げる関節可動域制限があると仮説を立てた部位があれば，その部位に対しても関節可動域検査を行う．たとえば，足関節の背屈制限は，歩行・走行・ジャンプの着地などで生じる衝撃の吸収機能を低下させ，膝や股関節への荷重連鎖に影響を及ぼし，骨盤の傾斜角や体幹のアライメントに変化をもたらす．これは肉体労働やスポーツ復帰における腰椎椎間板ヘルニアの再発予防に重要な観点である．

体幹安定化機能検査

　回復期と同様，背臥位・四つ這い位での体幹安定化エクササイズの肢位にて，腹横筋を賦活し，代償運動（体幹の回旋や腰椎前後弯など）が起こらないレベルを選定する（図32，33）．

2　仕事・スポーツ復帰に必要なリハビリテーションアプローチ

　この時期は，仕事やスポーツ競技に必要な強い負荷が繰り返し生じても代償動作や

症状が出現しない動作の正確性と持久力の獲得を目指す．患部の隣接関節における十分な可動性と隣接関節の筋持久力，体幹の安定性と体幹筋持久力を向上させる．また，神経の滑走不全は運動パフォーマンスを低下させるため，関節可動域の最終域であっても神経の滑走性と伸張性にゆとりができるように，末梢神経の滑走性と伸張性も引き出していく．

下肢と胸郭の関節可動域制限に対するアプローチ

仕事やスポーツで必要な動作のうち，可動域制限を認めた箇所に対して可動域エクササイズを行う．

体幹の安定性に対するアプローチ

体幹の安定化エクササイズは，回復期から継続的に行い，徐々に難易度を上げていく．運動負荷を徐々に上げ，強い外的ストレスが加わっても体幹の安定性を保つだけの機能の獲得を目指す．

神経の滑走不全に対するアプローチ

SLRテストや大腿神経伸張テストで症状が再現された部位に対し，横断マッサージを行い，神経と隣接組織間における横方向の滑走性を引き出す．例として総腓骨神経の隣接組織に対する横断マッサージを示す（図40a，▶動画3-15）．さらに，該当する神経が最も伸張される肢位での神経へのストレッチングを行う．20秒ほど行うと神経の縦方向の滑走が引き出されて神経の緊張が緩和される．神経へのストレッチングは3～5セット行う（図40b，▶動画3-16）．スポーツ復帰を目指し，ダイナミックストレッチングの要領で，関節の最終域付近における神経の伸張性を引き出すことで，神経の滑走・伸張不全による運動パフォーマンス低下を改善させる（例：サッカー選手の坐骨神経ダイナミックストレッチング）（図40c，▶動画3-17）．

▶動画3-15
（音声説明あり）

▶動画3-16
（音声説明あり）

▶動画3-17
（音声説明あり）

> ✓ **ここをおさえる**
> - 股関節内転運動で坐骨神経や腓骨神経が伸張される感覚があるか確認する．
> - 内転の回数を重ねるごとに神経の伸張感が減少するか確認する．
> - 痛みはNRS 3～4/10の範囲で内転可動域を徐々に広げていく．
> - 神経の伸張感がなくなるまで行うことが望ましい．
> - 症状が残る場合には再度徒手にて横断マッサージを行う．

筋力，筋持久力に対するアプローチ

仕事での反復動作やスポーツでは，スクワット，フロント・バックランジ，サイドランジなどにより，腰椎前後弯中間位を保ったまま股関節や膝関節をコントロールできるよう，下肢の筋力強化を行う（図41）．また，スポーツ競技によってはジャンプの着地など強い衝撃が加わる動作でも腰椎の生理的な前弯位が保てるよう，ドロップランジ＋ジャンプ，片足での着地などのトレーニングも行う．代償動作なく実施可能

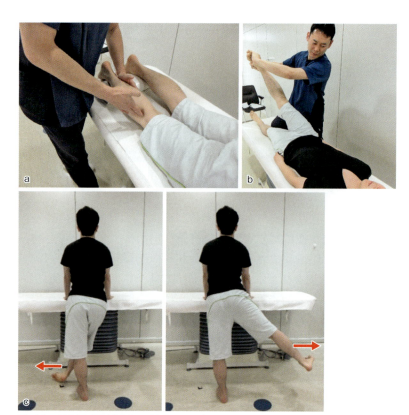

図40 神経の滑走不全に対するアプローチ
a: 総腓骨神経の隣接組織に対する横断マッサージ
b: 総腓骨神経に対するストレッチング（テンショナー）
c: ダイナミックストレッチングによる坐骨神経の伸張（テンショナー）

✓ ここをおさえる

神経の最大伸張位で20秒ほど待つと神経の緊張勾配（緊張の程度）が均一になるよう神経が滑走し，伸張時の抵抗感が減少する．これを3〜5セット，疼痛がNRS 3〜4/10程度の負荷で行う．これは厳密には一端スライダーという手技になる．滑走性が確保され神経の緊張勾配が整った状態で神経をさらに伸張させると，神経自体が伸張される．これをテンショナーという．

な回数を把握し，少なくとも20回×3セット実施可能となる筋持久力まで向上させる必要がある．

保存的リハビリテーションの留意点

腰椎椎間板ヘルニアの保存療法では，症状を増悪させず，いかに早期に日常生活へ復帰できるかが重要となる．神経系への過緊張を避けながら股関節周囲や胸郭の柔軟性確保と良肢位の獲得を行い，腰部への機械的ストレスを回避したADL動作を獲得

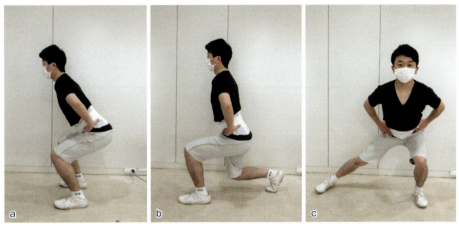

図41 スクワット（a），フロント・バックランジ（b），サイドランジ（c）

する．

予防のポイント

腰部への機械的ストレス，特に屈曲・回旋と荷重を伴う動作は腰椎椎間板ヘルニアの再発リスクにつながる．再発を予防するためには，これらの動作を注意して指導を行う．

4 術後リハビリテーション

手術適応を満たす患者に対する外科的治療は，短期的な効果はエビデンスとして確立されている．長期的には手術的治療の有意性を示すものと同等の成績を示すもの，双方の相反する高いエビデンスが存在し，一定の見解が得られていない[7]．本項ではLove法術後の再発予防に向けたリハビリテーションの進めかたについて解説する．

術前評価と術前教育

術前では，術後における安楽肢位の確保と疼痛が最小限となる起居動作方法を指導する．術前の神経学的徴候は，手術後の効果判定を行う基準値になるとともに，術後の血腫や再発による筋出力の低下や感覚障害の発見にもつながる．そのため，必ず術前に神経学的徴候の評価を行う．また，術前におけるADLを，ODIやJOABPEQ，RDQを用いて評価することで，術後の回復過程に役立てる．術後に症状が残存したとしても，術前の状態をフィードバックすることで，患者の自己効力感を得ることができる．

表 12 術後のリハビリテーションプロトコル

時期	リハビリテーション	目的
術前	オリエンテーション，安楽肢位の指導，起居動作指導	術後の患部保護
手術当日	足関節底背屈運動（セルフエクササイズ）	深部静脈血栓症の予防
術後翌日	離床，屋内歩行練習（補助具の使用可），トイレ動作練習	離床動作の獲得
術後2日	患部外可動域エクササイズ，腹横筋の促通，階段昇降練習	歩行動作の獲得
術後3日	屋外歩行練習，床上動作練習，ADL練習，退院時指導	ADL動作の自立と退院

急性期（術後早期～退院時）

術後翌日より，プロトコルに準じてリハビリテーションを行う．表12に術後のリハビリテーションプロトコルの一例を示す．

1 評価・測定（情報収集を含む）

疼痛・痺れと出現部位・出現様式

疼痛と痺れは手術によって大幅に改善するが，術後早期では侵襲による炎症によって症状が残存することや，反対側下肢の痺れなど，術前にみられなかった症状が出現することもある．また，これらの症状は術後に服用する抗炎症薬によっても変化する．疼痛が自制内であれば，患部を保護しながらADLの拡大を目指せる．症状の急激な増悪は，医師に報告する．

さらに症状を誘発する動作が，患部の圧迫ストレスによるものか，伸張ストレスによるものなのかを評価する．圧迫ストレスは，腰椎の伸展と術側への側屈運動を行うことで患部にストレスを加え，症状が誘発するかを評価する．伸張ストレスは，腰椎の屈曲と非術側への側屈運動を行うことで患部にストレスを加え，症状が誘発するかを評価する．圧迫ストレスであれば腫れが引くのを待ち，伸張ストレスであればADL上の注意点として把握する．疼痛や痺れの強度は，VASやNRSにて数値化する．

感覚検査，筋出力検査，深部反射

腰椎椎間板ヘルニアの術後炎症によってどの程度の感覚障害が生じているのかを確認する．検査で異常所見がなくても，術後の血腫やヘルニアの再発により後日陽性所見がみられることもあるため，本検査は退院日まで毎日行う必要がある．また，日々の検査にて感覚や筋出力の改善が確認できれば，患者に共有して自己効力感の向上に役立てる．

関節可動域検査

術後急性期の管理は，患部の安静と保護が重要である．ただし，過剰な安静は廃用につながる．そのため，起居動作などADLで必要な動作時において，患部に対する機械的ストレスを極力減らすためには，コルセットの装着を促す．また，隣接部の関節可動域確保も必要となる．関節可動域は保存療法と同様，股関節屈曲・伸展，内外

旋，FAIR テスト，オーバーテスト，HBD などを用いて測定する（図 21）．胸郭の可動域検査は患部への機械的ストレスを避けるため，コルセット装着中は実施しない．

神経の感作・脱感作

急性期における神経の感作・脱感作は，背臥位にて頸部屈曲テスト（図 27）と SLR テスト（ラセーグテスト）（図 28a～c）や，腹臥位または側臥位にて大腿神経伸張テスト（図 29）を行う．寝返りや腹臥位が困難な場合には，炎症による疼痛が落ち着いてから実施する．術後は手術の侵襲によって神経根の周辺に炎症が生じるため，神経の伸張はごくわずかにとどめ，SLR の角度や膝屈曲角度から神経の滑走性を判断する．

術創部の確認

術創部の周りが赤く腫れていないか，浮腫がないかを確認する．これらを認めた場合には感染の可能性があるため，看護師と主治医に報告する．

術後合併症の確認

術後には合併症を伴うことがあるため，バイタルサインに加えて合併症を確認する．

1）脊髄液の漏出と髄膜炎

硬膜損傷によって生じる．術中の硬膜損傷の有無については手術記録を確認する．硬膜損傷が生じた場合の多くは術中に縫合してあり，その場合，プロトコルは数日遅れで進めることが多い．術後リハビリテーションの進めかたについては主治医に確認する．

2）神経麻痺・下肢痛

血腫の形成は術後のドレーン抜去後に出現することがある．術中に神経が損傷されることもある．症状が疼痛のみであれば，疼痛に応じてリハビリテーションプロトコルを進める．筋出力低下など麻痺が出現した場合は再手術を行うこともある．毎回の問診と徒手筋力検査，感覚検査によるスクリーニングを行う．神経症状の進行や膀胱直腸障害がみられた場合には直ちに主治医へ報告する．

3）深部静脈血栓症（DVT）

まれに発生する．下肢の発赤や腫脹，浮腫，熱感，下腿後面痛が生じ，ホーマンズ徴候が陽性となる．D-ダイマーが高値の患者は発生リスクが高い．基準値は $1.0\ \mu g/ml$ 未満である．D-ダイマーは陰性尤度比が高いので，正常値未満であれば深部静脈血栓症の可能性は低くなる[17]．また，DVT が発生すると血中酸素濃度（SpO_2）が低下する．歩行開始直後から数時間後にかけて SpO_2 が低下した症例には特に注意が必要である[18]．確定診断は超音波装置で行われる．

4) 術後感染

創部の熱感，発熱，血液データの CRP の上昇を確認する．

2 リハビリテーションアプローチ

術後には血腫の形成やヘルニアの再発などの合併症があり，前日までみられなかった症状や障害が出現する可能性がある．術後合併症を可能な限り防ぐためには，患部に過度な機械的ストレスをかけないようにすることが大切になる．術直後に疼痛や麻痺が完全になくなり，急激に活動量を高めようとする症例は特に注意が必要である．再発のリスクと患部の保護の重要性を十分に説明し，安全な方法で ADL を高めていく．

動作練習（離床〜歩行）

退院に向けて必要な ADL は，患部に負担をかけず，最小限の疼痛で可能な方法を指導する．これらの指導は，疼痛を抑制するだけでなく，患部の治癒促進や再発予防にも良い影響を及ぼす．退院時までに行う ADL の獲得方法を下記に示す．

1) 起居動作

離床に伴う起居動作は，腰椎の回旋を避け，丸太のように寝返りしながら側臥位経由で行う．立ち上がり動作は麻酔の影響による膝折れ，血圧変動によるめまいや気分不快が生じる可能性があるため，術後初日は必ず手すりを持って行う．

2) サークル歩行

立ち上がり動作が問題なく獲得できたら，サークル歩行を開始する．サークル歩行開始時は，足踏み動作にて膝折れが生じないかの確認を行う．膝折れが生じなければ廊下での歩行練習へと移行し，トイレ動作の指導も行っていく．

3) T 字杖歩行（独歩）練習

サークル歩行において，上肢への依存度が少なければ杖歩行練習を開始する．下肢の疼痛や痺れ，筋力低下がみられなければ，杖歩行練習を割愛し，独歩を許可することもある．

4) 階段昇降練習

下肢に疼痛や痺れなどが残る場合には，手すりを用いた 2 足 1 段での昇降方法を指導する．下肢に症状がなく，疼痛による筋出力の低下がなければ，1 足 1 段での昇降方法も実施していく．

神経の滑走不全に対するアプローチ

起居動作が困難な場合，末梢神経系の滑走不全が原因となることがある．坐骨神経や大腿神経の伸張テストで疼痛が生じた部位に対し，軟部組織の横断マッサージを行う（図 23d，e，図 35）．介入後は SLR 角度や大腿神経伸張テストにおける膝の屈曲

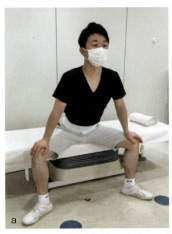
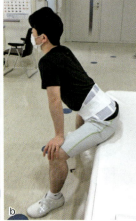

図42 股関節内転筋ストレッチング
a: 正面，b: 側面
・内転筋に軽い伸張感が生じる程度の強さで，開脚しながら骨盤を前傾させる．
・10秒保持を5〜10回繰り返す．
・腰椎が後弯しないように留意して行う．

角度が改善されたかを確認する．

> **ここをおさえる**
>
> 横断マッサージはNRS 3/10程度の負荷で行う．疼痛に対する防御性収縮が強い場合には無理して行わない．あくまでも効果がある場合にのみ実施し，効果が得られない場合には翌日に試す．

可動域制限に対するアプローチ

　股関節を中心にストレッチングを行い，股関節可動域の改善を目指す．具体的なストレッチングの例を図42〜45に示す．坐骨神経領域で疼痛を有する症例には，神経が伸張されない肢位で行うことが重要となる．特にハムストリングスのストレッチングは，臥位で行うことを勧める．また，股関節屈曲制限に対するストレッチングは，腰椎の後弯を回避するため，臥位で実施する．疼痛が強く実施することが困難な場合は無理して実施せず，軟部組織に対する横断マッサージなどの徒手的な方法を選択するとよい．

体幹の安定性に対するアプローチ

　腰椎椎間板ヘルニア摘出術（Love法）を行うと，椎間板厚が減少し，腰椎局所の安定性が低下する．再発を予防するためには，体幹の安定化エクササイズが重要となる．

　体幹安定化エクササイズを行うことで，腹腔内圧の増加や腰椎後弯方向へのストレスが生じて疼痛が増悪する症例も多い．そのため，体幹安定化エクササイズは疼痛が

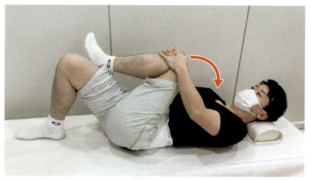

図43　殿筋ストレッチング（臥位）
・殿部に軽い伸張感が生じる程度の強さで，膝を胸に近づける．
・10秒保持を5〜10回繰り返す．
・腰椎が後弯しないように留意して行う．
・坐骨神経系のスライダー効果も期待できる．

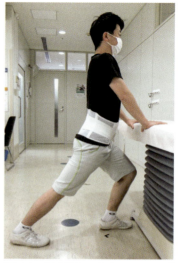

図44　腸腰筋ストレッチング（立位）
・右の股関節前面に軽い伸張感が生じる程度の強さで，右下肢を後ろに置き骨盤を前に移動させる．
・10秒保持を5〜10回繰り返す．
・腰椎が過度に前弯しないよう留意して行う．
・股関節伸展制限の改善は，立位における過度な腰椎前弯を防ぐことができる．
・大腿神経系の中枢方向への滑走性も期待できる．

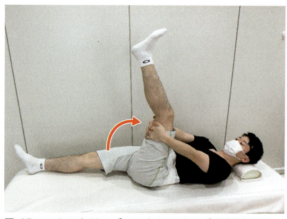

図45　ハムストリングスストレッチング（臥位）
・両手で大腿部後面を抱え，膝をゆっくり伸展させる．
・神経根に過剰な機械的ストレスが生じないよう，疼痛や痺れが生じない程度の力で坐骨神経系を伸張させる．
・10秒保持を5〜10回繰り返す．

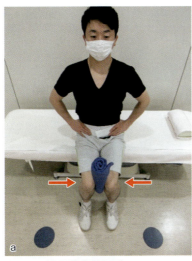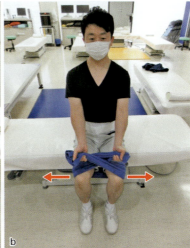

図 46 等尺性収縮運動
a: 内転筋, b: 殿筋群
・内転筋の等尺性収縮運動は,両膝でバスタオルやボールを挟み,下部体幹(臍の下)に力が入るように意識して内転運動を行う.
・殿筋群の等尺性収縮運動は,バスタオルで両膝を巻き,両膝を開くようにして殿部の筋収縮を行う.
・5秒保持を10回程度繰り返す.
・腰椎が過度に前弯しないよう留意して行う.
・腰部や殿部・下肢に疼痛や痺れが生じない程度の強さで行う.

なく実施可能な方法を選択することが大切になる.疼痛がありエクササイズが実施できない場合は,翌日に再度試すことも必要である.また,内転筋に付着する骨盤底筋群や殿筋群は廃用性筋萎縮を呈しやすい.そのため,内転筋や殿筋群に対しては,疼痛が生じない範囲で積極的に等尺性収縮を促す.図31ならびに図46に術後急性期に可能な筋力トレーニングを示す.

ADL指導

腰椎の動きを制限するために,簡易コルセットを術後1～2か月まで着用するように指導する.装具装着の手順は図47に示す.コルセットは上方にずれやすいため,こまめに正しい位置に付け直すとよい.

靴下や靴の着脱動作は,座位にて下肢を組みながら行うと動作が行いやすい.動作中は腰椎の屈曲(腰椎後弯)が生じないよう,座面は高めに調整する(図48).床の物を拾う,または床から物を持ち上げる動作は,腰椎への負担がかかりやすいため,膝を着き,なるべく物に近づきながら行うよう指導する(図49).立位での作業姿勢は,背中が丸くならないように留意し,股関節を軽度屈曲させながら行う.また,一方の脚を小さな台の上に置いて行うと,腰部への負担を軽減することができる(図50).

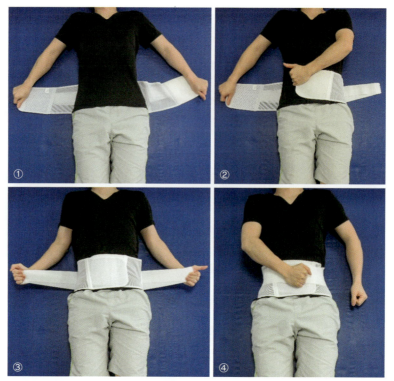

図47 簡易コルセットの装着方法
①金属ステーを体形にそって曲げ，上下を確かめる．
②腰部にあて本体両端を持ち，腸骨にかかるように十分引っ張りながら体の正面で合わせ，ベルトを交差させて巻く．
③両手で左右の補助ベルトを交互に引っ張り装着する．
④正しい位置での装着．

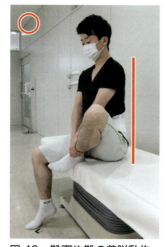

図48 靴下や靴の着脱動作
・座位にて下肢を組みながら行うと動作が行いやすい．
・腰椎の屈曲（腰椎後弯）が生じないよう，座面は高めに調整する．

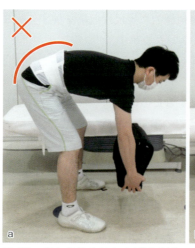

図49 床から物を持ち上げる方法
a：不良例，b：良好例
・腰が丸くならないようにする．
・体を荷物に近づける．
・膝を床に着いてから持ち上げる．

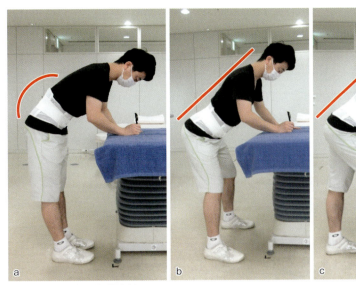

図 50　立位での作業姿勢
a: 不良例，b，c: 良好例
・腰が丸くならないようにする．
・股関節を軽度屈曲させると，腰椎の生理的な前弯位が保ちやすくなる．
・片足を台の上に置くと，支持基底面が広がり腰部への負担が軽減する．

外来フォローアップ期（回復期）〜仕事・スポーツ復帰〜

　椎間板ヘルニア摘出術（Love 法）後の仕事復帰は，デスクワークや軽作業であれば，術後 2〜3 週より開始し，重労働やスポーツは術後 2〜3 か月で許可する．評価とリハビリテーションアプローチについては，保存的リハビリテーションと同様に進める．

1　測定・評価

疼痛・痺れと出現部位・出現様式

　術後における疼痛や痺れの変化を評価して，神経の圧迫が改善したか，圧迫されていた神経が回復しているか，再発などで新たな症状が出現していないかを確認する．疼痛や痺れの強度は，VAS や NRS にて数値化する．保存療法と同様，ボディーチャートを用いる（図 17）．

神経の感作・脱感作と神経伸張テスト

　術後における神経の感作・脱感作は，症状が出現する肢位にて脊髄や末梢神経が伸張する動作を行ってもらい，神経の伸張ストレスによって症状が出現するかを確認する（図 26〜29）．神経を感作させる動作は慎重に行う．神経の伸張ストレスによって症状が増悪する場合は，脊髄から末梢神経までの経路において，神経の滑走性が確保できていない部位があると判断する．その場合は神経伸張テスト（図 27〜29，38，39）を行い，滑走が確保できていない神経系を特定する．

感覚検査

腰椎椎間板ヘルニアの摘出によってどの程度の感覚障害が改善したか，または残存しているかを確認する．検査はデルマトームを意識して行い，知覚異常がデルマトームの領域に一致するか，末梢神経の走行に沿っているかを確認する (図20)．感覚異常（鈍麻）の程度は，左右差または正常な部位と比べたNRSにて表記する．

筋出力検査

キーマッスルに対して徒手的に筋出力を検査する．筋出力を検査することで，椎間板ヘルニア摘出による神経の回復の程度を確認する．また，本検査は再発の確認にも使用する．

関節可動域検査

股関節をはじめとした腰部に隣接する関節の可動域制限は，動作時において腰部の安定性低下と機械的ストレスの増加を引き起こす．これは患部の治癒を遅延させるだけでなく，再発のリスクにもつながる．腰椎椎間板ヘルニア術後に実施したい主な関節可動域検査は，股関節屈曲（図21a）・内外旋（図21b），FAIRテスト（図21c），オーバーテスト（図21d），股関節伸展（図21e），HBD（図21f），体幹前後屈・側屈・回旋（図30）である．

ADL検査

ODI，JOABPEQ，RDQなど術前に実施したADLの質問紙票について再度評価を行い，術後の改善の程度を確認する．また，この時点で容易にできていないADL項目があれば，その動作が安全にできる方法を検討する．

2 リハビリテーションアプローチ

外来フォローアップ期では，再発を回避するために必要な下肢の関節可動域の確保と下肢の筋力・筋持久力，体幹の安定性を向上させていく．また，ADL指導では，腰部に負担の少ない正しい動作方法を指導する．動作を阻害する原因が神経の滑走不全であれば，神経の滑走性を改善させ，筋の柔軟性低下によるものであればストレッチングを行い，体幹の安定性が不足していれば適切な負荷にてトレーニングを実施していく．

復職・スポーツ復帰時期には仕事やスポーツ競技で要求される動作において腰部に負担をかけずに繰り返し実施できるよう，運動パフォーマンスの指導と有酸素運動も含めた持久力トレーニングを行う．仕事やスポーツへの復帰は，医師と相談しながら開始する．

神経の滑走不全に対するアプローチ

SLRテストや大腿神経伸張テストで症状が再現された場合，症状が出現した部位付近の神経を触診し，神経と隣接する組織に対する横断マッサージを行い，神経と隣接組織間における横方向の滑走性を引き出す．横断マッサージ後は再度神経伸張テス

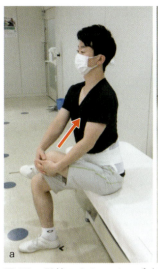 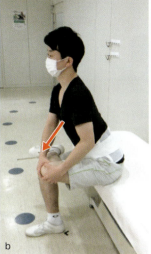

図 51　殿筋ストレッチング（座位）
・抱えた膝を胸に近づける（a），または骨盤を前傾させ胸を膝に近づける（b）．
・殿部に軽い伸張感が生じる程度の強さで行う．
・10 秒保持を 5～10 回繰り返す．
・腰椎が後弯しないように留意して行う．
・膝関節屈曲位にて股関節を屈曲させることにより，大腿部から殿部の坐骨神経系が中枢側に滑走しやすくなる．

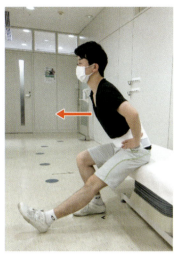

図 52　ハムストリングスストレッチング（座位）
・伸張させる側の膝は伸展位，反対側の膝は屈曲位で座位をとる．
・腰椎前弯を保持したまま骨盤を前傾させ，膝伸展位のハムストリングスを伸張させる．
・大腿後面に軽い伸張感が生じる程度の強さで行う．
・10 秒保持を 5～10 回繰り返す．
・腰椎が後弯しないように留意して行う．
・足関節を底屈位で行うと，下腿や大腿後面の坐骨神経系が中枢側に滑走しやすくなる．

トを行い，症状なく実施可能な SLR や膝屈曲角度が向上したか，または症状自体が軽減したかを確認する．また，坐骨神経や大腿神経が滑走しやすい肢位で 20 秒ほど保持し，神経の縦方向の滑走性も引き出す（図 36）．この原理は後述する下肢のストレッチングでも留意して行う．

　復職・スポーツ復帰が必要な時期では，該当する神経が最も伸張される肢位での神経へのストレッチングを行う．さらには，ダイナミックストレッチの要領で，関節の最終域付近における神経の伸張性を引き出し，神経の滑走・伸張不全による運動パフォーマンス低下を改善させる．

下肢と胸郭の関節可動域制限に対するアプローチ

　回復期では患部の状態が急性期よりも安定していることと，臥位よりも座位のほうが日常生活の中で実施しやすいため，座位によるストレッチングを指導する（図 51，52）．また，ストレッチングは下肢の神経が伸張しない肢位で行い，神経の滑走性に対してのアプローチも行う．たとえば図 52 に示すハムストリングスのストレッチングでは，足関節背屈位で行うと坐骨神経が過度に伸張され，ハムストリングスよりも

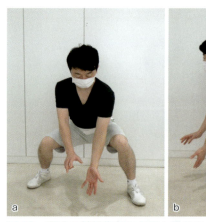
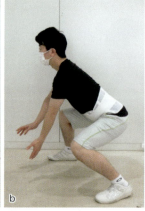

図 53 野球の競技復帰に必要な動作の一例
・腰椎の生理的前弯を保ったまま捕球動作ができるか.
・この動作の実施に必要な下肢の関節可動域と筋の柔軟性が十分に確保できているか.
・この動作を疼痛や代償動作がでることなく，競技復帰に必要な回数を行えるか.
・競技復帰に必要な回数を行うための筋力, 持久力, 柔軟性が確保できているか.

先に坐骨神経系が伸張される恐れがある．よって足関節は底屈位にて行う．足関節底屈位であれば，ハムストリングスが伸張されるだけでなく，下腿部から大腿部にかけて坐骨神経系における縦方向の滑走性を引き出すこともできる．

体幹の安定性に対するアプローチ

この時期は腹筋群と背筋群が協調的に働き，腰椎中間位を保持する能力の獲得が必須となる．また，椎間板を摘出すると椎間板厚が減少するため，腰部の安定性が構造的に低下する．保存療法と同様，背臥位と四つ這い位にて代償動作が出ない運動負荷を選択してエクササイズを行う（図 32, 33）.

筋力・持久力に対するアプローチ

保存的リハビリテーションと同様，仕事やスポーツの場面にて反復的に必要となる動作を，腰椎の生理的前弯を保持したまま実施できることを目標とする．下肢の筋力トレーニングを行う際，ターゲットとなる筋肉の柔軟性が十分にあるか確認する．トレーニングの負荷量を増やしていく際には，動作を 15 回×3 セット代償運動なく行えるようになることを条件とするとよい．セルフエクササイズの指導も代償なく実施可能な回数を把握して，処方する．また，スポーツ競技によってはジャンプの着地など強い衝撃が加わる動作中に腰椎の生理的前弯が保てるよう，ドロップランジ＋ジャンプ，片足での着地などのトレーニングも行う．図 53 に野球の競技復帰に必要な動作の一例を示す．

表 13　スポーツ復帰に必要な評価基準

	評価項目	基準
1	疼痛評価	体幹前屈・後屈・側屈・回旋動作で痛みや痺れが生じない
2	SLR テスト	左右とも 60°以上，かつ足関節による増感を行っても左右とも症状なし
3	HBD テスト	左右ともに 0 cm，かつ大腿神経伸張時の症状なし
4	Ober テスト	左右ともー
5	FAIR テスト	左右ともー
6	下肢 ROM	日本整形外科学会の参考可動域が理想だが，股関節 90 IR は左右とも 30°以上を推奨
7	体幹安定化機能テスト	背臥位レベル 4 以上，四つ這い位ステップ⑤（図 32，33）
8	競技パフォーマンス	競技で必要な動作が正しい姿勢で 15 回×3 セット実施でき，痛みや痺れが生じない

3　スポーツ復帰の基準

スポーツ復帰する場合は，競技で必要な動作において，①神経の伸張ストレスによる症状の誘発，②症状を防ぐための代償動作，③椎間板ヘルニアの誘因となる腰椎後弯姿勢での荷重ストレスを回避する必要がある．そのために，神経の滑走性を十分に確保し，四肢の柔軟性と体幹の安定性，競技パフォーマンスに必要な筋力と持久力が必要となる．スポーツ復帰に必要な評価基準を表 13 に示す．また，術後は可動域制限が残存した状態でスポーツ復帰する症例も少なくない．特に股関節屈曲 90°での内旋可動域（90 IR）は制限されやすい．筆者の施設での術後患者において，術後 1 か月における 90 IR は下肢の痺れと中等度の相関を示した．よって 90 IR は 30°以上の確保を推奨したい．

術後リハビリテーションの留意点

手術により遊離した髄核を摘出し炎症後の腫脹が治まると，椎間板厚は減少する．そのため椎間板自体の安定性は術前よりも低下する．この状態では椎間関節や靱帯など非収縮組織に生じる機械的ストレスが術前よりも大きくなりやすく，将来的には椎間板ヘルニアの再発や腰椎変性すべり症などの変性疾患につながる恐れがある．よって椎間板ヘルニア摘出術後は，筋肉による体幹の安定性向上と正しい動作方法の習得は必要不可欠である．このことを留意したうえで，再発予防とセルフマネジメントの重要性を理解してもらう必要がある．

文献

1) 公益社団法人日本理学療法士協会（監修）：理学療法ガイドライン第 2 版．pp383-426，医学書院，2021
2) 馬場久敏：胸椎，腰椎．馬場久敏，他（編）：標準整形外科学．第 12 版，pp547-598，医学書院，2022
3) 豊島良太：関節の構造，生理，生化学．馬場久敏，他（編）：標準整形外科学．第 12 版，pp52-64，医学書院，2022

4) Nachemson AL：The Lumbar Spine, An Orthopaedic Challenge. *Spine* 1：59-71, 1976
5) Shacklock M（著），齋藤昭彦（訳）：クリニカルニューロダイナミクス―神経筋骨格障害の新しい評価・治療システム．pp31-47, 産学社, 2008
6) 金岡恒治：椎間板性腰痛に対する運動療法．*臨スポーツ医* 33：974-979, 2016
7) 日本整形外科学会, 他（監修）：腰椎椎間板ヘルニア診療ガイドライン 2021. 改訂第3版, 南江堂, 2021
8) 木元貴祥：ヘルニコア（コンドリアーゼ）の作用機序と副作用．新薬情報オンライン（https://passmed.co.jp/di/archives/707#i-4/）
9) Cook EC：Orthopaedic Physical Examination Tests：An Evidence-Based Approach 2nd ed, Pearson, London, 2013
10) Hoppenfeld S（著），津山直一（監訳）：整形外科医のための神経学図説．新装版, pp1-5, 南江堂, 2005
11) 竹井 仁：触診機能解剖カラーアトラス 下巻. pp567-593, 文光堂, 2008
12) 砂川 勇, 他（編）：系統別・治療手技の展開．改訂第3版, pp206-224, 協同医書出版社, 2014
13) 竹井 仁：姿勢評価と治療アプローチ．*脊椎外科* 27：119-124, 2013
14) キャロリン・キスナー，リン・アラン・コルビー（著），黒澤和生（監修）：最新運動療法大全．I基礎編，第6版, ガイアブック, 2016
15) Butler D：The Sensitive Nervous System. Chapter 10, Neurodynamic tests in the clinic. pp256-273, Noigroup, Adelaide, 2000
16) Butler D：The Sensitive Nervous System. Chapter 11, Neurodynamic testing for the spine and lower limb. pp274-308, Noigroup, Adelaide, 2000
17) 日本循環器学会, 他（編）：肺血栓塞栓症および深部静脈血栓症の診断, 治療, 予防に関するガイドライン（2017年改訂版）．(https://js-phlebology.jp/wp/wp-content/uploads/2019/03/JCS2017_ito_h.pdf)
18) 阿部正人, 他：静脈血栓塞栓症診断を目的としたDダイマーのカットオフ値設定およびその運用について．*総病精医* 25：41-48, 2023

〔大石敦史〕

4 腰椎分離症

> **Check Point**
> - 腰椎分離症の疾患の特徴と症状を理解する
> - 腰椎分離症の分離部の画像評価，骨癒合獲得の期間および癒合率を理解する
> - 腰椎分離症の保存療法（装具療法＋リハビリテーション）の進めかたを理解する
> - 腰椎分離症に対する手術療法と術後のリハビリテーションの進めかたを理解する

1 疾患の基礎

疾患の概念と特徴

　腰椎分離症は成長期に多く生じるスポーツ障害の１つであり[1]，スポーツなどにより繰り返される腰椎への伸展や回旋ストレスを原因とする関節突起間部の疲労骨折である[2]（図1）．腰椎分離症に伴う腰痛が原因で競技成績が低下することや競技継続が不可能になることもある[3]．

　スポーツ活動の復帰にはリハビリテーションに加えて少なくとも３か月間の装具療法と活動制限を設けることが推奨されている[4]．成長期のスポーツ選手にとって３か月以上のスポーツ活動の中止は，身体的にも精神的にも厳しい状況であることはいうまでもない．

　腰椎分離症に対するアプローチは，CTやMRIなどの精密検査による早期発見と正

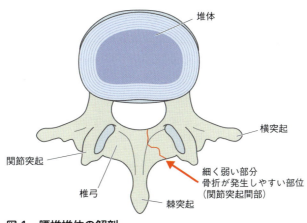

図1　腰椎椎体の解剖

確な分離部病期の診断と選手のニーズに合わせた装具療法に加えて，早期のリハビリテーションが重要となる．

1 疫学的特徴

成長期腰椎分離症は全疲労骨折の48.9％とされ，成長期スポーツ障害のなかでも発生頻度が高い[5]．18歳以下のスポーツによる腰痛を主訴に来院した患者のうち，腰椎分離症患者の割合は35％であった[6]．また，スポーツ別の腰椎分離症患者の割合は，ハンドボール66.7％，サッカー53.3％，野球53.1％，陸上競技50％，バレーボール45.9％，新体操43.5％であり，好発部位はL5レベルである[7]．

性差では男性が82.2％と多いことが報告されている[7]．その他に，腰椎分離症の発生には，遺伝的素因として人種差があり，特にエスキモー（イヌイット）に多い[8]．

また，単純X線における腰椎分離症の調査では，成人病検診における5,000例の検討において，分離症が2.5％，分離すべり症が1.3％，合計3.8％の腰椎分離症が認められ[9]，腰痛や下肢症状を訴え整形外科外来を受診した1,918名のうち169名（8.8％）に腰椎分離症を認めたことが報告されている[10]．さらに，腰椎分離症は二分脊椎と併発することが知られている．潜在性二分脊椎の頻度は一般人口の20％[11]であり，潜在性二分脊椎が腰椎分離症と併発する頻度は67％である[12]．

2 発症要因

腰椎分離症は体幹の激しい伸展・回旋運動を伴うスポーツ（野球，サッカー）に多くみられる[13]．また，ダッシュとサッカーの脊椎の動作解析において，ダッシュ時は20.4°，サッカーのシュート動作が19.8°と回旋動作が類似していることが報告されており，回旋動作の少ない陸上競技においても，ダッシュの繰り返しにより腰椎に負荷が加わることで腰椎分離症が発生する[14]．

筋・筋膜性腰痛や椎間関節性腰痛などの腰椎分離症とは別の病態を有している症例において，2か月以上改善が見込めない経過が長い選手は，腰椎分離症を発症するケースが多い．そのため，2か月以上改善が見込めない症例は腰椎分離症を疑う．

疾患のアプローチに必要な脊椎の生体力学的特徴

有限要素解析を用いた運動中の腰椎関節突起間部（以下pars）に生じる応力を調査した研究では，伸展および回旋運動時に高い応力域がparsに発生していることが示されている．右回旋時には反対側の左側で高い応力が発生し，腰椎分離症は常にparsの尾側から発症する[13]．また，片側分離が発生すると，その後，反対側のparsにはさらなる応力が生じやすくなり，両側分離になる可能性が高まる．腰痛にて受診しCT・MRIを施行したジュニアスポーツ選手68名を対象にL4/5関節面角度を調査した研究では，両側分離症群のL4/5関節面角度は53.1°，片側分離症群は52.7°，分離症がみられなかった対照群が46.2°であり，対照群と比較して両側分離症群，および片側分離症群は前額面上の関節面角度が有意に高値を示した（図2）[15]．この結果から，腰椎椎間関節の関節面角度が大きいと，腰椎伸展時におけるparsへのメカ

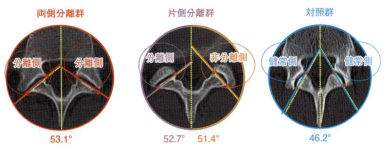

図2 L4/5関節面角度
(Ishitani H, et al: Does the morphology of the facet joint affect unilateral and bilateral spondylolysis？ *J Phys Ther Sci* 32: 800-803, 2020)

ニカルストレスが増大することが考えられる．

病態

以下の4点から腰椎分離症は，parsに生じる疲労骨折であるといえる[16]．
①胎児および新生児には分離症がみられない．
②生下時より歩行したことのない歩行不可能者（non-ambulator）には分離症がみられない．
③体幹運動の多いスポーツ選手や体幹不随意運動の繰り返されるアテトーゼ型脳性麻痺患者に多い発生率を認める．
④長管骨の疲労骨折と類似のX線経過をたどり，保存法による骨癒合が得られる症例と，癒合せず偽関節となる症例がある．

腰椎分離症は病期より超早期（very early），初期（late early），進行期（progressive），終末期（terminal）に分類される．病期によって骨癒合期間が大きく異なる．

症状の多くは強い腰痛を伴い，病態により保存療法と手術療法が選択される．初期の分離症であれば基本的には装具療法を併用した保存療法にて骨癒合が期待される[17]．しかし，終末期分離症など骨癒合が難しく競技復帰が困難な症例，頑固な腰痛や下肢痛を有しADLに支障をきたす症例には手術療法を施行する場合もある．

臨床症状および身体所見

腰椎分離症の臨床症状は時期により著しく改善する所見もあれば，改善が乏しい所見もある．セラピストは改善が乏しい所見を常に注意深く観察し改善に努める必要がある．

1 疼痛

急性期（装具固定前半期；発症～1，2か月）の分離発生段階において主訴として多

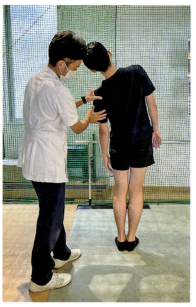

図3　ケンプテスト
セラピストは立位の患者に対して後方に立ち，患者の肩に手を置き，腰椎を左右斜め後方に伸展させ腰痛の有無を確認する．スポーツ活動時の腰痛部位とケンプテスト時の腰痛部位が腰椎椎弓部の場合は腰椎分離症の可能性が高い．

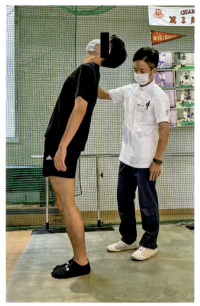

図4　extension stress テスト
セラピストは立位の患者に対して後方に立ち，患者の肩に手を置き，腰椎を伸展させ腰痛の有無を確認する．スポーツ活動時の腰痛部位とextension stress テスト時の腰痛部位が腰椎椎弓部の場合は腰椎分離症の可能性が高い．

いのは，殿部から大腿部にかけての放散痛を伴う限局した腰痛である．初発時の腰痛は軽微である．初発時の腰痛はスポーツ中，スポーツ後に出現するが，安静により軽快するため，医療機関を受診しない症例が多い[18]．ケンプテスト（図3）やextension stress テスト（図4）により分離部の腰痛が出現する．また，罹患棘突起の圧痛がみられる．回復期（装具固定後半期；発症1,2か月後〜3,4か月後）以降は腰椎分離部の炎症が治ることで腰痛や下肢痛が軽減または消失する．

2　関節可動域制限

ほとんどの症例で腸腰筋や大腿四頭筋などの股関節周囲筋のタイトネスによる股関節の可動域制限を認める．特に，股関節伸展・回旋の可動域制限をきたしている症例が多い．股関節の可動域制限は，腰椎分離部の過度な伸展・回旋を生じさせ，メカニカルストレスを増大させる．炎症症状が治まり腰痛が軽減してきた回復期（装具固定後半期；発症1,2か月後〜3,4か月後）では積極的にストレッチングを実施し，アスレティックリハビリテーション期（装具off期：発症3,4か月後〜）までには股関節の可動域制限を改善すべきである．

3　筋機能低下

体幹筋群，特にローカルマッスルと呼ばれる腹横筋，多裂筋，内腹斜筋などの筋機

能が低下しており，腰椎の安定性が乏しい選手が多い．炎症症状が治まり腰痛が軽減してきた回復期（装具固定後半期；発症1，2か月後〜3，4か月後）では積極的な体幹トレーニングを実施し，アスレティックリハビリテーション期（装具off期：発症3，4か月後〜）までには体幹筋群の機能低下を改善すべきである．

自然経過

腰椎分離症は基本的には骨癒合を目的とした装具療法とリハビリテーションを併用した保存療法が施行される．成長期の腰椎分離症は早期診断が重要である．X線検査では初期の腰椎分離症の検出が困難であるため，CT・MRI検査が必要になる．CT検査では分離部の病期が確認でき，MRI検査では椎弓根の浮腫の有無により新鮮分離症であるか確認できる．腰椎分離症患者が新鮮分離症の場合は骨癒合率が良好である．

腰椎分離症を呈するジュニア野球選手34名のスポーツ復帰状況と骨癒合率を装具療法のみの群と装具療法と早期リハビリテーションを併用した群で比較した調査では，どちらの群も競技復帰率は100％であり，骨癒合率に差がなく良好な成績であった．しかし，装具療法と早期リハビリテーションを併用した群のほうが，有意に復帰日数が早かったことが報告されている[19]．

分離部病期における骨癒合期間および骨癒合率について，CT・MRIにて腰椎分離症と診断され装具療法とリハビリテーションの併用を処方されたジュニアスポーツ選手の各病期における骨癒合率は，初期（late early）で87％，進行期（progressive）で33％であった[20]．骨癒合期間は初期で3.2か月，進行期（MRI浮腫＋）で5.4か月，進行期（MRI浮腫−）で5.7か月であった[16]．この結果から，骨癒合率と骨癒合期間は病期によって異なるといえる．

反対側に分離がある場合の骨癒合率は，初期で56％，進行期で10％，終末期で0％であり，骨癒合が不良である．また，椎体レベルにおける骨癒合率は，L4は62〜100％，L5は8〜61％であり，部位によって異なる．さらに，腰椎前弯角度の違いが骨癒合率に関係しており，骨癒合群の腰椎前弯角度が20.8°，非骨癒合群が25.2°と非骨癒合群で腰椎前弯角度が大きかったことが報告されている[21]．

L4/5関節面角度の左右差を調査した研究では，骨癒合群の左右差が4.1°，非骨癒合群の左右差が7.4°であり，左右非対称の骨形態が骨癒合に影響することが報告されている[22]．

また，発育期腰椎椎体の二次骨化核からみた骨年齢（staging，図5）による骨癒合率の調査が行われており，二次骨化核出現前（cartilaginous stage）は77％，二次骨化核出現（apophyseal stage）は92％，二次骨化核結合（epiphyseal stage）は63％であったことが報告されている[23]．この結果は，二次骨化核が出現している成長期の骨癒合率が高く，二次骨化核が結合すると骨癒合率は低下していくことを示している．

このように腰椎分離症における治療は分離部の病期が進行するにつれて骨癒合率が低下する．結果，装具固定期間が延長し，スポーツ復帰時期にも影響を及ぼすため，

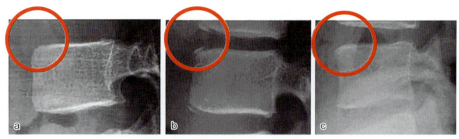

図5　発育期腰椎椎体の二次骨化核からみた骨年齢（staging）
a: 二次骨化核出現前（cartilaginous stage），b: 二次骨化核出現（apophyseal stage），c: 二次骨化核結合（epiphyseal stage）

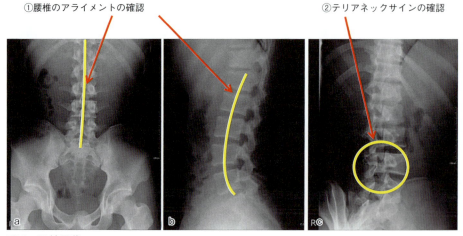

図6　X線画像
a: 前額面像，b: 矢状面像，c: 斜位像

可及的早期にCT・MRIなどの精密検査を施行し，早期発見に努めるべきである．

> **ここをおさえる**
>
> X線画像だけでは腰椎分離症は発見できないため，理学所見から腰椎分離症が疑われる場合には可及的早期にCT・MRI検査を行うべきである．

画像所見

1　X線画像

　腰痛発症のスポーツ選手に対して，医師の診察ではX線検査を行う．しかし，画像（図6）からは初期分離症の分離画像を確認することができない．斜位像にて分離が確認できるテリアネックサイン陽性がみられた場合（図7）は，終末期分離症であることが多く，骨癒合の見込みが非常に少ない．そのため理学所見から腰椎分離症が疑われる場合はCT・MRI検査を施行する．

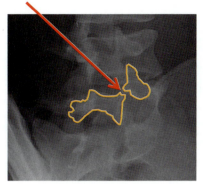

図7 X線にてテリアネックサイン陽性が確認できる斜位像

 ここをおさえる：X線画像のみかた

①腰椎のアライメント（腰椎前弯の程度，側弯の程度）
通常，腰椎のアライメントは矢状面にて生理的な前弯を有している．腰椎分離症患者は，生理的な前弯よりさらに腰椎が前弯している．また，側弯を有している場合もあるため，前額面像も確認する．

②テリアネックサインの確認
前額面および矢状面の単純X線画像から分離画像を確認することは難しい．左右の斜位像にて横突起，椎弓根や椎弓の周囲をなぞっていくと犬のような形になる．分離があれば犬の首の部分で骨折しており首輪をしているようにみえるテリアネックサインを確認できる．

2 MRI

MRI検査は，椎弓根の浮腫の有無が確認でき，X線やCT画像で確認できない超早期（very early）の分離症の発見や，進行期（progressive）分離症時の骨癒合を目指すべきかどうかの治療方針の参考材料となる（図8）．分離部に浮腫が存在すればT1強調画像では黒く写り，T2強調画像およびSTIR（脂肪抑制法）画像では白く写る．しかし，MRI検査は腰椎分離症の有無しか確認できないため，治療方針の決定のためには必ず病期が確認できるCT検査を実施する．

 ここをおさえる：MRI画像のみかた

①黒い低信号の確認
T1強調画像では，水は黒く低信号で描出されるため，新鮮な分離症があれば炎症のため椎弓内が黒く描出される．

②白い高信号の確認
T2強調画像やSTIR（脂肪抑制法）画像では，水は白く高信号で描出されるため，新鮮な分離症があれば炎症のため椎弓内が白く描出される．多くの病巣が高信号で描出されるため，病変の抽出に有用である．

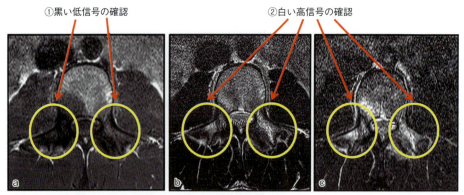

図8　MRI画像
a：T1強調画像，b：T2強調画像，c：STIR（脂肪抑制法）画像

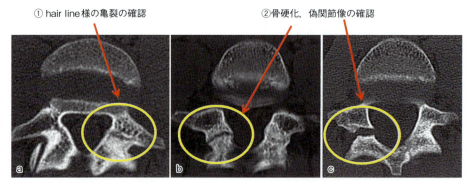

図9　腰椎分離症のCT画像
a：初期，b：進行期，c：終末期

3　CT

CT画像では分離部の病期が確認できる**（図9）**．
①超早期：MRIにて高輝度変化が確認されるが，CT画像では分離所見がみられない．
②初期：関節突起間部にhair line様の亀裂がみられる．
③進行期：明瞭な亀裂が確認できる．
④終末期：分離部周辺に骨硬化，偽関節がみられる．

 ここをおさえる：CT画像のみかた

CT画像は腰椎分離症の病期を判断するために用いられる．分離が疑われる椎弓から椎弓根部に限局して斜位横断撮影を行い，椎弓部での分離の有無および骨折線の程度を確認する．
①hair line様の亀裂の確認
骨折線が髪の毛のようなhair line様の亀裂であれば初期分離症であるため骨癒合率が大幅に上がる．

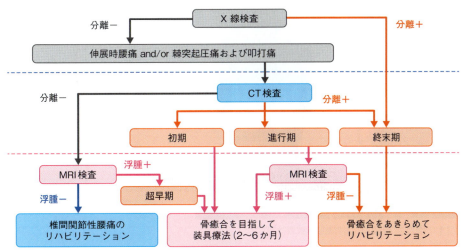

図10 腰椎分離症の各病期における治療方針

②骨硬化，偽関節像の確認
hair line 様の亀裂以上の骨折線であれば，周辺に骨硬化または偽関節像の有無を確認する．骨硬化または偽関節像がみられれば，終末期分離症と判断し，分離部の骨癒合率は非常に低くなる．

4 画像所見から治療方針の決定過程

　腰痛があるジュニアスポーツ選手は初診時にX線検査を受け，テリアネックサインが確認されれば終末期腰椎分離症と診断できるが，初発時の場合ではX線検査では腰椎椎弓の分離を確認することができない．そのため，体幹伸展時痛や腰椎棘突起の叩打痛などの理学所見から腰椎分離症が疑われる場合はCT検査を必要とする．

　CT検査にて腰椎椎弓の分離の確認や病期を評価し，病期によって治療方針を決定する（図10）．CT検査で分離が確認できず理学所見で超早期腰椎分離症を疑う場合は，MRI検査を実施する．また，進行期腰椎分離症で骨癒合を目指すべきかどうかの判断についてもMRI検査を用いる．

　CT検査にて椎弓の分離が陰性でかつMRI検査でも浮腫がみられなければ，腰椎分離症ではなく，椎間関節性腰痛と判断して，装具療法は行わずリハビリテーションのみでスポーツ復帰を目指す．MRI検査で浮腫がみられれば超早期腰椎分離症と診断される．超早期腰椎分離症は，装具療法にて分離部の骨癒合を目指しながらスポーツ復帰を目指す．進行期腰椎分離症の場合は，MRI検査で浮腫がみられれば分離部骨癒合を目指し，装具療法が選択される．MRI検査で浮腫がみられなければ分離部の骨癒合はあきらめて装具療法は行わず，リハビリテーションのみでスポーツ復帰を目指す．

　このように腰椎分離症の治療方針を決定するためにはMRI検査，CT検査のどちらかではなく，併用する必要がある．検査結果から分離部の骨癒合を目指すべきか，装具療法期間をどうすべきかなど，医師，放射線技師，理学療法士，保護者，チーム関

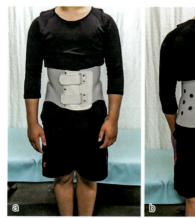
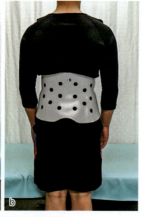

図 11　硬性腰椎装具（川村義肢株式会社製）
a: 正面，b: 背面

表 1　小林らの CT 分類

病期	CT 所見
0	片側分離の非分離側
Ia−	異常なし（MRI で輝度変化がみられるのみ）
Ia	亀裂状　ときに透亮像を呈する
Ib	亀裂状　断端は鋭い
Ⅱ	間隔は狭いが断端は丸く明瞭
Ⅲ	間隔は広く断端は丸い

係者らで十分に話し合い決定していく．

 ここをおさえる

腰椎分離症は病期によって装具装着の有無などの治療方針が異なるため適切かつ必要な検査を行う必要がある．

2　治療の概要

保存療法

1　装具療法

　一般的に腰椎分離症の初期治療は装具療法（図11）が選択される．成長期腰椎分離症に対して運動の完全中止と硬性装具療法を行い，病期別の骨癒合率の調査を行った研究では，初期腰椎分離症は94％，進行期腰椎分離症は64％，終末期腰椎分離症は27％の骨癒合率であったことが報告されている[16]．片側腰椎分離症患者に対して半硬性コルセットを用いた装具療法を行い骨癒合率の調査を行った研究では，小林らのCT分類（表1）別に超早期腰椎分離症（Ia−型）は100％，初期腰椎分離症（Ia型）は95.2％，初期腰椎分離症（Ib型）は87.5％，進行期腰椎分離症（Ⅱ型）は40％，終末期腰椎分離症（Ⅲ型）は0％であったことが報告されている[24]．中学生および高校生の片側腰椎分離症の超早期・初期腰椎分離症に限定すれば，半硬性コルセットにおいても分離部の骨癒合が得られる可能性が高く，進行期腰椎分離症に対しては硬性コルセットによる治療が適している可能性が高いといえる．

> ⚠️ ここに注意
>
> 腰椎分離症発症後 1 か月を経過すると分離部の炎症消失に伴い腰痛が軽減してくるが，装具療法は継続的に実施していく．

2 物理療法

　分離部の骨癒合促進を図るため，低出力超音波パルス治療の併用が行われる．腰椎分離症患者に対して低出力超音波パルス治療の効果を検証した研究では，保存療法のみの群は 21 例中 18 例（86％）に分離部骨癒合がみられ，保存療法に加えて低出力超音波パルスを併用した群は 3 例中 3 例（100％）に分離部骨癒合がみられたことが報告されている[25]．

3 リハビリテーション

　腰椎分離症と診断された選手の病態やニーズに合わせ，装具療法に加えて硬性装具装着下での早期理学療法を併用して実施する．腰椎分離症を呈するジュニア野球選手 34 名のスポーツ復帰状況と分離部骨癒合率を装具療法のみの群（装具のみ群）と装具療法と早期リハビリテーションを併用した群（併用群）に分けて比較した調査では，スポーツ復帰率は両群とも 100％であり，分離部骨癒合率にも有意差はなかった．しかし，分離部の骨癒合後からスポーツ復帰までの期間において，併用群が装具のみ群と比較して 2 週間以上早くスポーツ復帰が可能であったことが報告されている[19]．つまり，スポーツ復帰に向けての重要なポイントは，分離部の骨癒合獲得のために安静期間を設けるのではなく，装具期間中に練習復帰が安全に行えるように，早期から下肢筋群の柔軟性，体幹筋力の向上を目的としたリハビリテーションを併用することである．

手術療法

　保存療法で改善しない症例に対して，手術療法が適応されることがある．手術方法は病態によって異なる．分離部由来の腰痛に対しては分離部修復術が適応される．分離部骨棘（ragged edge）による神経根性疼痛に対しては分離部除圧術が適応され[26]，両者併発例には分離部修復術および除圧術の併用法が適応される[27]．

1 分離部修復術

　分離部の疼痛は，椎間関節炎や分離部に分布している侵害受容器である自由神経終末の関与が考えられている[28]．分離部修復術は骨をつなぐ手術であり，最大の利点は椎間の可動性を維持することである．椎弓内に挿入したスクリューにより分離部を固定するバック法，横突起と棘突起基部を締結する pedicle screw-wiring 法，椎弓根スクリューとラミナフックを用いた pedicle screw hook-rod 法（図 12）などがある．

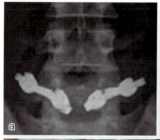
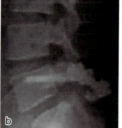
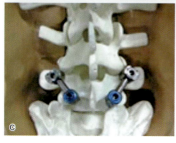

図 12　分離部修復術（pedicle screw hook-rod 法）
a：術後単純 X 線像（前額面），b：術後単純 X 線像（矢状面），c：骨格模型での分離部修復術

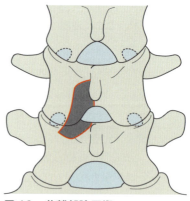

図 13　分離部除圧術
神経根を圧迫している部分を切除していく．切除の範囲は極力少ない範囲にとどめる．

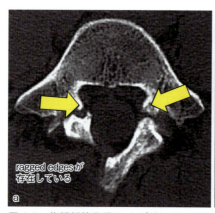
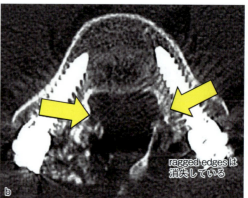

図 14　分離部修復術および除圧術の併用法
a：術前，b：術後
椎弓内への pedicle screw の挿入と神経根を圧迫している分離部骨棘（ragged edge）の切除を同時に行う．

2　分離部除圧術

　分離部除圧術は，分離部にできた骨棘，増生した線維性軟骨組織，変性肥厚した黄色靱帯を切除する術式であり，神経根性疼痛をきたした症例に適している（図 13）．内視鏡にて分離部除圧する方法もある．分離部除圧術は比較的高齢者で活動性の低い症例が適応になる[26]．

3　分離部修復術および除圧術の併用法

　分離部修復のため骨をつなぐ手術と分離部除圧のための切除を同時に行う手術である（図 14）．

3 保存的リハビリテーション

　臨床現場において，セラピストは2つの状況に直面する．1つ目は医師の診察において腰椎分離症と診断され，装具療法および早期リハビリテーションを行うケース，2つ目は腰椎分離症以外の病名を診断されてリハビリテーションを行うケースである．後者のケースで症例がスポーツを継続している場合，セラピストは常時，腰椎分離症に移行していないかどうかを注意深く評価し，予防を含めた治療アプローチを行っていかなければならない．本項目では後者のケースを考慮した評価・測定，また，時期ごとの保存的アプローチを紹介する．

評価・測定

疼痛評価

　疼痛評価では単に腰痛の程度だけでなく，性質，経過時間，局在性（疼痛の領域）など4次元で捉える必要がある．

1) 問診

　問診では以下に挙げる質問項目でおおよその病態や程度を予測，把握していく．
① Where（どこが）：限局した疼痛または広範囲，下肢痛があるかを確認する．
② When（いつ）：急性か，慢性か病期を把握する．
③ Why（なぜ）：外傷か，障害か腰痛発症の原因を把握する．
④ What kind of（どんな）：鈍痛か，鋭痛か疼痛の質を確認する．
⑤ How（どのように）：発痛部位およびメカニカルストレスを確認する．

　腰椎分離症患者の特徴として，体幹の伸展および回旋時に限局した鋭痛を訴えることが多い．腰椎分離症患者の特徴として疼痛部位を one finger テストにて片側に訴える傾向がある[29]．

2) 視診・触診

　患者が訴える腰痛部位を人差し指で指してもらい（one finger テスト），触診することで，発痛部位を把握できる．腰椎分離症患者の特徴として one finger テストにて腰椎椎弓部を示すことが多い．腰痛部位から考えられる病態を図 15 に示す．

3) 動作テスト

▶動画 4-1
(音声説明あり)

　動作テストでは，立位にて体幹の屈曲，伸展，側屈，回旋およびケンプテストを実施する（図 16，▶動画 4-1）．動作テスト中に腰痛が発生した場合，one finger テストにて部位を確認して発痛部位およびメカニカルストレスを把握する．体幹屈曲時に棘突起周辺に疼痛が出現した場合は障害椎間板に過剰な内圧負荷がかかっており，体幹伸展時に椎間関節に疼痛が出現した場合は，障害椎間関節に過剰な圧縮負荷がかかっていると考える．また，その際に患者の表情から face scale（図 17）にて客観的に疼痛の程度を把握する．腰椎棘突起の圧痛（pin-point tenderness）を認め，体幹

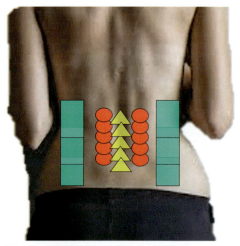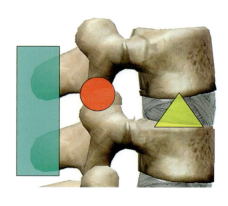

図15 腰痛部位から考えられる病態
■:筋・筋膜性腰痛，▲:椎間板性腰痛，●:椎間関節性腰痛（腰椎分離症も含む）
筋・筋膜性腰痛であれば背部の筋部に，椎間板性腰痛であれば障害椎間板に隣接する腰椎棘突起に圧痛が生じる．椎間関節性腰痛では，腰椎伸展時や回旋時に障害椎間関節部に圧迫ストレスがかかり疼痛が生じる．

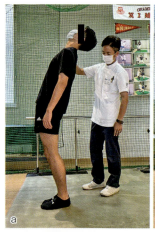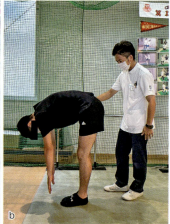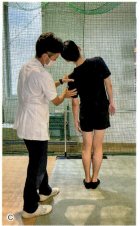

図16 動作テスト
a: 体幹伸展，b: 体幹屈曲，c: ケンプテスト（体幹後側屈）
各動作中に腰痛が発生するか確認し，腰痛が発生した場合にはone fingerテストにて発痛部位およびメカニカルストレスを把握する．体幹伸展時（a）およびケンプテスト（c）で椎間関節に疼痛が出現した場合は，椎間関節に過剰な圧縮負荷がかかっており，体幹屈曲時（b）に棘突起周辺に疼痛が出現した場合は椎間板に過剰な内圧負荷がかかっていると考える．

伸展時における椎間関節性腰痛も同じ腰椎レベルの場合，腰椎分離症の陽性率は50％である[30]．

4）叩打痛テスト

腰椎棘突起より1〜2横指側方の椎弓部分を，打鍵器を用いて椎体ごとに叩打していく（図18）．腰椎分離症が疑われる場合，鋭く響くような疼痛が出現する．装具療

図 17　face scale
0: 痛みがまったくなく，とても幸せである．1: わずかに痛みがある．2: もう少し痛い．3: もっと痛い．4: とても痛い．5: これ以上考えられないほど強い痛み．
疼痛は炎症の程度だけでなく，患者の経験や心理面からも影響を受けるため，腰痛の程度を把握するために動作時痛の発生時に face scale にてセラピスト側で評価する．

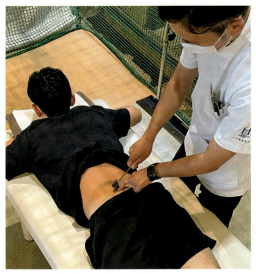

図 18　叩打痛テスト
腰椎棘突起より 1〜2 横指側方の椎弓部分を椎体ごとに叩打していく．腰椎分離症が疑われる場合，鋭く響くような痛みが出現する．

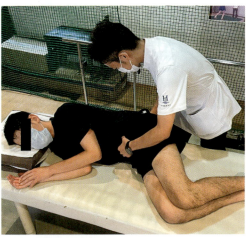

図 19　腰椎可動域評価
セラピストの手は患者の腹部と腰背部を挟むように手を置き，腰椎屈曲，伸展，側屈の可動域を評価する．腰椎分離症患者の特徴として，脊柱起立筋の筋スパズムなどによる屈曲，側屈の可動域制限がみられる．

法期間中，叩打痛の陰性をスクワットなどの筋力強化を主とした運動療法開始の指標とする．

> **ここをおさえる**
> 腰椎分離症と診断されず別の腰痛疾患にて理学療法を処方されているケースも多い．セラピストは疼痛評価から常時，腰椎分離症を疑っていく必要がある．

可動域評価

可動域評価では局所だけでなく隣接関節である胸椎・胸郭，股関節可動域の評価，さらに，腰椎と骨盤のコンビネーション（腰椎骨盤リズム）を評価していく．

▶動画 4-2
（音声説明あり）

1）腰椎

患者を側臥位にし，腰椎の屈曲，伸展，側屈可動域の評価を実施する（図 19，▶動画 4-2）．腰椎分離症患者の特徴として，脊柱起立筋の筋スパズムなどにより腰

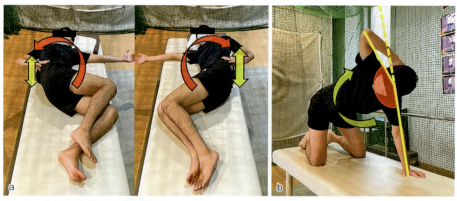

図20　胸椎・胸郭の可動域評価
a: ウインドミルテスト，b: エルボーローテーションテスト
ウインドミルテストは，股関節45°屈曲，膝関節90°屈曲の側臥位から上位の肩甲骨が床に着くよう胸椎・胸郭を回旋させ肩甲骨外側面と床との距離を測る．この際，骨盤の回旋による代償が起きないよう両側下肢内側はくっつけておく．
エルボーローテーションテストは，肘が天井に向くように自動運動にて体幹を回旋させて支持側の上腕と回旋側の上腕を結ぶ交角にて胸椎・胸郭の可動域を評価する．

椎の屈曲，側屈の可動域制限がみられる．

2) 胸椎・胸郭

　急性期（装具療法前半期）では，股関節45°屈曲，膝関節90°屈曲の側臥位にて上位の肩甲骨が床に着くように胸椎・胸郭を回旋させ，肩甲骨外側面と床との距離を測ることで胸椎・胸郭の可動域を評価する（ウインドミルテスト，図20a）．アスレティックリハビリテーション期（装具off期）では，四つ這い位にてコアマッスルが働いている状態をつくり，肘が天井を向くように自動運動にて体幹を回旋させて支持側の上腕と回旋側の上腕を結ぶ交角にて胸椎・胸郭の可動域を評価する（エルボーローテーションテスト，図20b）．目標とする可動性は，ウインドミルテストでは左右とも肩甲骨外側面が床に着くこと，エルボーローテーションテストでは肘が天井に向き支持側の上腕と回旋側の上腕を結ぶ交角が180°になることである．

3) 股関節

　股関節可動域評価では，屈曲，伸展，外転，内転，外旋，内旋可動域を評価する．腰椎分離症患者の特徴として，股関節の伸展，外旋，内旋可動域が制限をきたしていることが多い．これらの可動域制限によってスポーツ動作時に腰椎が過剰に動いてしまうことで，腰椎分離症が発症しやすくなる．

4) 腰椎骨盤リズム

　肩関節における肩甲骨と上腕骨の関係性の肩甲上腕リズムが知られているように，腰椎にも骨盤と協調的に動く腰椎骨盤リズムが存在する．膝を伸ばした状態で手を床に着くようにする立位体前屈では，正常では腰椎屈曲40°に対して股関節（大腿骨上

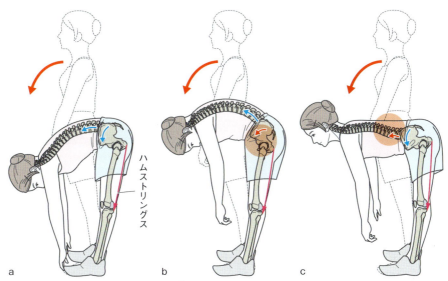

図21 体幹屈曲時の腰椎骨盤リズム
a: 正常な腰椎と股関節の屈曲，b: 股関節屈曲制限（過度な腰椎屈曲）を伴う，c: 腰椎屈曲制限（過度な股関節屈曲）を伴う

の骨盤）屈曲70°が生じる．しかし，股関節屈曲制限がある場合は，過度な胸椎・腰椎の屈曲が代償として出現する．一方，腰椎屈曲制限がある場合は，過度な股関節の屈曲が代償として出現する[31]（図21）．また，立位体前屈の前半層では，腰椎が優位に動き，後半層では骨盤が優位に動くことが報告されている．柔軟性評価時に用いる指床間距離（finger floor distance；FFD）テストにて，腰椎骨盤リズムを同時に評価する．腰椎分離症患者の特徴には股関節屈曲制限があり（図21b），この可動域制限により立位体前屈の後半層での骨盤の動きが出ず，過度な腰椎屈曲の代償が出現する．このような代償動作がみられた場合，股関節屈曲制限に対して殿部筋群，ハムストリングスのストレッチングを施行する．

下肢の柔軟性評価

腰椎分離症の発症および再発予防のために下肢筋群の柔軟性を改善させることは非常に重要である．中学生，高校生スポーツ選手60名の下肢筋群の柔軟性を腰椎分離症群と腰部に既往のない対照群の2群で調査した研究では，腰椎分離症群はオーバーテストおよびheel buttock distanceテストが有意に高値を示し，下肢筋群の柔軟性低下を認めたことが報告されている[32]．

1）指床間距離（finger floor distance; FFD）テスト

胸腰部および下肢後面筋などの柔軟性を評価するテストであり，立位にて患者に膝関節を屈曲しないように体幹を前屈させ，上肢を前方に下垂させながらおじぎさせる．指先と床の距離を測定し，指先が床につかない場合は−（マイナス）として距離を測定する（図22）．腰椎分離症患者に対して，スポーツ復帰，再発予防のためには0 cm以上を目指す．

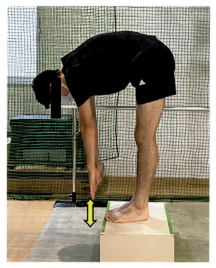

図22 指床間距離（FFD）テスト
膝関節を屈曲しないように体幹を前屈させ，上肢を前方に下垂させる．指先と床の距離を測定し，指先が床に着かない場合は－（マイナス）として距離を測定する．

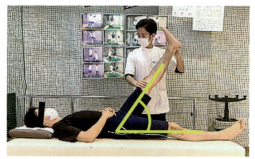

図23 下肢伸展挙上（SLR）テスト
検者は患者の測定側の下肢を膝関節伸展位のまま挙上する．その際，ハムストリングスなどの下肢後面筋のスティフネスを感じた時点で挙上を止め，角度を測定する．測定する筋のスティフネスによる張力が検者の指2本程度の抵抗と同等に感じた位置を測定角度とし，検者内信頼性の向上に努める．

▶動画 4-3
（音声説明あり）

2）下肢伸展挙上（straight leg raising; SLR）テスト

SLRテストは背臥位にて膝関節を伸展位のまま下肢を挙上していく（図23，▶動画 4-3）．ハムストリングスなどの下肢後面筋のスティフネスを感じた時点で挙上を止め，角度を測定する．下肢筋群のスティフネスの評価の際は，測定する筋のスティフネスによる張力が検者の指2本程度の抵抗と同等に感じた位置を測定角度とする．下肢挙上テストの目的は，疼痛評価と柔軟性評価である．疼痛評価では坐骨神経痛の誘発テストとして施行され，柔軟性評価ではハムストリングスなどの下肢後面筋のスティフネスの有無の確認に用いられる．腰椎分離症患者に対して，スポーツ復帰，再発予防のためには左右ともに90°以上を目指す．

3）踵殿距離（heel buttock distance; HBD）テスト

大腿四頭筋の柔軟性を評価するテストであり，腹臥位にて膝関節を屈曲させ殿部と踵部間の距離をメジャーにて0.5 cm刻みで測定する（図24，▶動画 4-3）．腰椎分離症患者に対して，スポーツ復帰，再発予防のためには左右ともに0 cmを目指す．

4）オーバーテスト

大腿筋膜張筋や腸脛靱帯の柔軟性を評価するテストである．被検者を側臥位にし，下側股関節屈曲90°，膝関節屈曲90°にして上側股関節屈伸中間位，膝関節屈曲90°を保持しながら，上側下肢を落下させるよう股関節内転させる．股関節を内転させた際の膝内側部と床との距離を0.5 cm刻みで測定する（図25，▶動画 4-3）．腰椎分離症患者に対して，スポーツ復帰，再発予防のためには左右ともに0 cmを目指す．

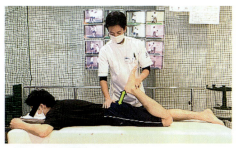

図24 踵殿距離（HBD）テスト
腹臥位にて膝関節を屈曲させ殿部と踵部間の距離をメジャーにて0.5 cm刻みで測定する．その際，大腿四頭筋のスティフネスを感じた時点で屈曲を止め，距離を測定する．測定する大腿四頭筋の張力が検者の指2本程度の抵抗と同等に感じた位置を測定位置とし，検者内信頼性の向上に努める．

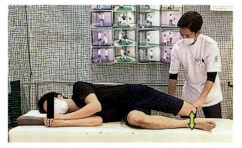

図25 オーバーテスト
被検者を側臥位にし，下側股関節屈曲90°，膝関節屈曲90°にして上側股関節屈伸中間位，膝関節屈曲90°を保持しながら，上側下肢を落下させるよう股関節を内転させる．股関節を内転させた際の膝内側部と床との距離を0.5 cm刻みで測定する．その際，大腿筋膜張筋や腸脛靱帯のスティフネスを感じた時点で股関節内転を止め，距離を測定する．測定する大腿筋膜張筋や腸脛靱帯の張力が検者の指2本程度の抵抗と同等に感じた位置を測定位置とし，検者内信頼性の向上に努める．

筋機能評価

　筋機能評価は，MMTのように筋力の強さだけでなく，左右差，筋収縮の反応速度，主動筋と拮抗筋の切り返すタイミング，1つの課題や動作に対して協調的に機能して働いているかどうかを総合的に評価する．

1）腹横筋テスト・エクササイズ

　背臥位にて深く長い呼吸を実施する．吸気時は腹部が膨らむように，呼気時は腹部が凹むように行わせる．検者は患者の上前腸骨棘から2横指内側に母指を置き，呼気時に腹横筋が収縮し，筋が浮き上がってくるのを触診して評価する（図26）．腰椎分離症患者は，分離側の体幹安定性機構の機能低下を有しているため，分離側の腹横筋の収縮は，非分離側と比較して収縮が弱い．腹横筋テストより機能低下が認められる場合は，機能改善のために腹横筋エクササイズとして実施する．ゆっくり吸気させながら腹部を膨らませ，ゆっくり呼気させながら腹部を凹ませる．1回の吸気と呼気で10秒かけて行い，10回繰り返し行わせる．

2）腹斜筋群テスト・エクササイズ

　背臥位膝関節屈曲位にて膝関節上に検者の手を置き，斜め方向に徒手抵抗をかけて左右の腹斜筋群の機能を評価する（図27，▶動画4-4）．患者は腹斜筋群を収縮させて抵抗を押し返しながら反対側まで膝を移動させる．検者の徒手抵抗に対して腰背部筋群の収縮による腰椎過前弯で代償する動作が観察された場合，腹斜筋群の機能低下があると判定する．腰椎分離症患者は体幹安定性機構の機能が低下しているため，この腰椎過前弯の代償動作が観察されることが多い．腹斜筋群テストより機能低下が認

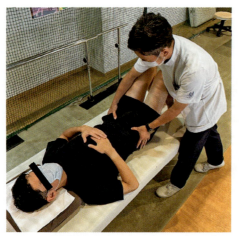

図26 腹横筋収縮テスト・エクササイズ
検者は患者の上前腸骨棘から2横指内側に母指を置き，呼気時に腹横筋が収縮し，筋が浮き上がってくるのを触診して評価する．機能低下が認められる場合は，腹横筋エクササイズとして1回の吸気と呼気で10秒かけて行い，10回繰り返し行わせる．

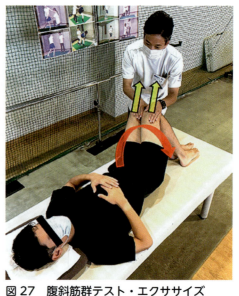

図27 腹斜筋群テスト・エクササイズ
背臥位膝関節屈曲位にて膝関節上に検者の手を置き，黄色矢印のように斜め下方向に徒手抵抗をかけて左右の腹斜筋群の機能を評価する．患者は腹斜筋群を収縮させて抵抗を押し返しながら反対側まで膝を移動させる．検者の徒手抵抗に対して腰背部筋群による腰椎過前弯で代償する動作が観察された場合，腹斜筋群の機能低下があると判定する．

められる場合は，評価と同様の方法で腹斜筋群のエクササイズ（ヒップロール）として，往復10回程度を繰り返し実施し，腹斜筋群の機能改善に努める．

> ✓ **ここをおさえる**
> 腰椎分離症患者は，分離側の内腹斜筋が機能低下をきたしていることが多い．腹斜筋群テストから筋機能の左右差を確認し，患者と共有する必要がある．

▶動画4-5
（音声説明あり）

▶動画4-6
（音声説明あり）

3）超音波エコーによる多裂筋機能テスト

超音波エコーにて多裂筋の筋収縮の確認，筋ボリュームの左右差，筋の滑走性を評価する（図28，▶動画4-5，6）．超音波エコーがない環境では，各腰椎棘突起から2つ下位の腰椎乳頭突起ならびに椎間関節に向かって腰部多裂筋は走行しているため，触診にて筋収縮，筋ボリュームの左右差の確認を行う．腰椎分離症患者は，分離側の筋ボリュームが小さく，筋出力が弱い．

4）サーマンコアスタビリティ（Sahrmann core stability）テスト

サーマンコアスタビリティテストは，レベル1〜5の負荷量が設定されており，コアと呼ばれる骨盤底筋，多裂筋，腹横筋，横隔膜などの機能の進達度をレベルで評価するテストである．膝関節屈曲位の背臥位にて腰部後面に圧計測用のカフを設置し，

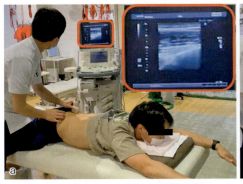
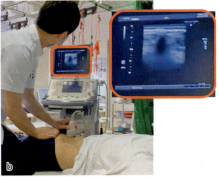

図28　超音波エコーによる多裂筋機能テスト
a: 収縮・滑走性の評価，b: 筋ボリュームの左右差の評価

腰椎後弯・骨盤後傾の自動運動によりカフに圧を加えて，40 mmHg の圧を維持させながら，図29に示すレベル1〜5段階の課題を実施させる．圧計測用のカフがない場合，患者の自宅でホームエクササイズとして実施させる場合には，腰椎の生理的前弯を維持させることを意識させて実施する（図29，▶動画 4-7）．

▶動画 4-7
（音声説明あり）

サーマンコアスタビリティテストは腰椎-骨盤における運動制御能力の評価法に有用である[33]．腰椎分離症の治療期間は分離部の骨癒合獲得の観点から，スポーツ復帰までに3か月以上と長期に及ぶ．そのため，コアスタビリティ機能を客観的に数値化してセラピストと患者間で共有することは，患者のモチベーション継続に非常に有益である．

5）筋の協調性テスト

腰椎が過前弯することなくコアマッスルの収縮により生理的前弯を保持した状態で，上肢筋群，下肢筋群の主要動作が遂行できるかを評価する．腰椎分離症患者がスポーツ復帰するうえで，筋の協調性機能は非常に重要である．

> **📖 用語**
>
> **筋の協調性機能**：特定の課題や動作を遂行するときに，複数の筋群が適切に効率よく働く状態を言う．腰椎分離症だけでなくスポーツ障害の予防において，この筋の協調性機能を重要視する必要がある．

a．プッシングテスト・エクササイズ（上肢-体幹筋群の協調性）

側臥位にて肘関節伸展，肩関節屈曲しながら検者の手掌からの徒手抵抗に対しプッシングを行う．検者は肘関節屈曲，肩関節伸展方向に徒手抵抗をかける．患者の体幹筋群が収縮し，腰椎が生理的前弯を保持した状態で上肢筋群が検者の抵抗に対してプッシュできているかを評価する（図30，▶動画 4-8）．腰椎分離症患者は上肢-体幹筋群の協調性の機能が低下しているため，検者の徒手抵抗に対して生理的前弯を保持できず，腰背部筋群の過収縮による腰椎過前弯でプッシュする代償動作を呈することが多い．このプッシングテストにより協調性の機能低下が認められる場合には，評

▶動画 4-8
（音声説明あり）

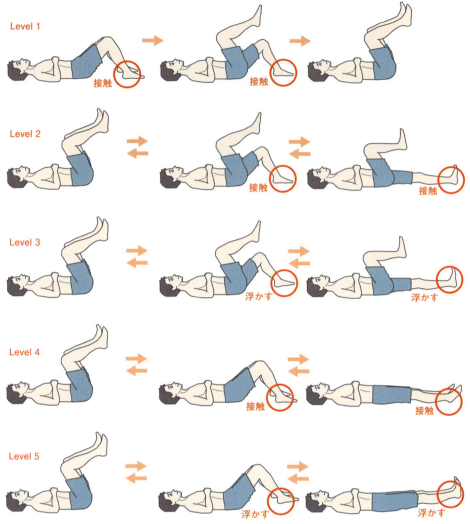

図 29 サーマンコアスタビリティテスト
Level 1: 片方の脚を股関節屈曲 100°以上まで上げ，その状態のまま反対側の脚を同じ位置に上げる．
Level 2: 股関節屈曲位から始め，踵が床に接触するまで片脚をゆっくり下げ，脚をスライドさせて膝を完全に伸ばし，最初の位置に戻す．
Level 3: 股関節屈曲位から始め，踵が床から 12 cm の高さになるまで片脚をゆっくりと下げ，脚をスライドさせて膝を完全に伸ばし，最初の位置に戻す．
Level 4: 股関節屈曲位から始め，踵が床に接触するまで両脚をゆっくりと下げ，脚をスライドさせて膝を完全に伸ばし，最初の位置に戻す．
Level 5: 股関節屈曲位から始め，踵が床から 12 cm の高さになるまで両脚をゆっくりと下げ，脚をスライドさせて膝を完全に伸ばし，最初の位置に戻す．

価と同様の方法でプッシング（上肢−体幹筋群の協調性）エクササイズとして実施する．エクササイズとして実施する場合には 10 回を 1 セットとし，2 セット行う．

b. キッキングテスト・エクササイズ（下肢−体幹筋群の協調性）

側臥位にてコアマッスルを収縮させながら腰椎の生理的前弯を保持し，検者の手掌

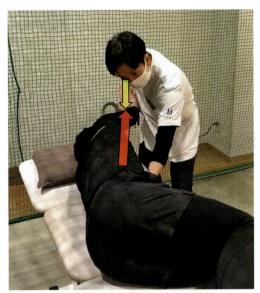

図30　プッシングテスト・エクササイズ（上肢−体幹筋群の協調性）

側臥位にて肘関節伸展，肩関節屈曲しながら検者の手掌からの徒手抵抗に対しプッシングを行う．検者は肘関節屈曲，肩関節伸展方向に徒手抵抗をかける．患者の体幹筋群が収縮し，腰椎が生理的前弯を保持した状態で上肢筋群が検者の抵抗に対してプッシュできているかを評価する．このプッシングテストにより協調性の機能低下が認められる場合には，エクササイズとしてそのままプッシングを実施する．

▶動画 4-9
（音声説明あり）

からの徒手抵抗に対して後方にキックするように膝関節伸展，股関節伸展させる．検者の手は足底部と大腿後面に置き，膝関節屈曲，股関節屈曲方向に徒手抵抗をかける．患者の体幹筋群が収縮し，腰椎が生理的前弯を保持した状態で下肢筋群が検者の抵抗に対してキックできているか評価する（図31，▶動画 4-9）．腰椎分離症患者は下肢−体幹筋群の協調性の機能が低下しているため，検者の徒手抵抗に対して生理的前弯を保持できず腰背部筋群の過収縮による腰椎過前弯で代償しながらキックする動作を呈することが多い．このキッキングテストより協調性の機能低下が認められる場合には，機能改善のため評価と同様の方法でキッキング（下肢−体幹筋群の協調性）エクササイズとしても施行する．エクササイズとして実施する場合には10回を1セットとし，2セット行う．

✔ ここをおさえる

プッシングテストもキッキングテストもセラピストは接触している手から患者の上下肢から体幹まで筋が協調的に機能しているか感じながら評価を行う．熟練を要する評価であるが，動画を見て学習することを推奨する．

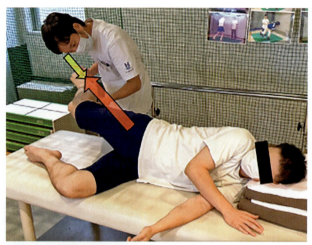

図 31　キッキングテスト・エクササイズ（下肢-体幹筋群の協調性）

側臥位にてコアマッスルを収縮させながら腰椎の生理的前弯を保持し，検者の手掌からの徒手抵抗に対して後方にキックするように膝関節伸展，股関節伸展させる．検者の手は足底部と大腿後面に置き，膝関節屈曲，股関節屈曲方向に徒手抵抗をかける．患者の体幹筋群が収縮し，腰椎が生理的前弯を保持した状態で下肢筋群が検者の抵抗に対してキックできているか評価する．このキッキングテストにより協調性の機能低下が認められる場合には，エクササイズとしてそのままキッキングを実施する．

アライメント評価

アライメント評価は頭部から足底接地面まで多岐に渡るが，主に立位姿勢と患部の腰椎・骨盤のアライメントを評価する．

1）立位姿勢

立位姿勢を前額面，矢状面上から頭部の傾き・位置，肩峰の高さ・傾き，脊柱の弯曲（前・後弯，側弯），上前腸骨棘（ASIS）の高さ・傾き，大転子の位置，膝蓋骨の高さ・向き，足圧中心位置・アーチの高さを評価する（図 32）．

2）腰椎・骨盤

腰椎・骨盤のアライメント評価では，背臥位にて肋骨弓の位置・傾き，上前腸骨棘の左右の位置・傾き，側臥位にて骨盤の傾斜，腰椎の前後弯の程度を確認する．腰椎分離症患者は分離側の腰椎側面が短縮し，腸骨が非分離側より前傾していることが多い．また，矢状面上でも腰椎が過前弯していることが多い（図 33）．

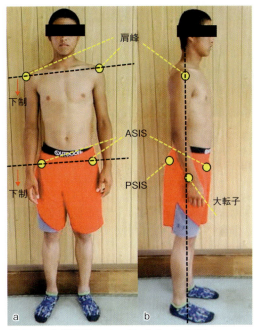

図32 立位姿勢でのアライメント評価
a: 前額面, b: 矢状面
前額面, 矢状面上から頭部の傾き・位置, 肩峰の高さ・傾き, 脊柱の弯曲（前・後弯, 側弯）, 上前腸骨棘（ASIS）の高さ・傾き, 大転子の位置, 膝蓋骨の高さ・向き, 足圧中心位置・アーチの高さを評価する.
PSIS: 上後腸骨棘

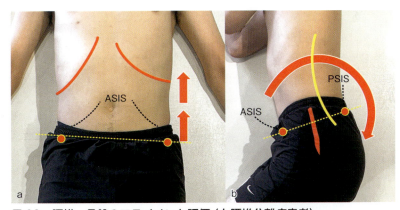

図33 腰椎・骨盤のアライメント評価（右腰椎分離症患者）
a: 前額面, b: 矢状面
背臥位（a）にて肋骨弓の位置・傾き, 上前腸骨棘の左右の位置・傾き, 側臥位（b）にて骨盤の傾斜, 腰椎の前後弯の程度を確認する. 腰椎分離症患者は分離側の腰椎側面が短縮し, 腸骨が非分離側より前傾している. また, 矢状面上（c）にて腰椎は過前弯していることが多い.

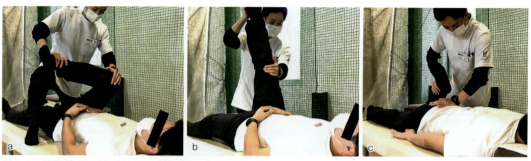

図34 股関節周囲筋群のストレッチング
a：殿部筋群，b：ハムストリングス，c：大腿四頭筋
腰椎の動きが出ないように注意しながら，殿部筋群，ハムストリングス，大腿四頭筋のストレッチングを施行する．リハビリテーション中のストレッチング時間は10秒とし，1回のストレッチングで柔軟性の改善がみられなければ2〜3回実施する．極めて固い部位においては，ホームエクササイズとして指導していく．

リハビリテーションアプローチ

1 急性期（装具療法前半期）

　急性期（装具療法前半期）は，腰椎分離部の炎症およびメカニカルストレスの消失を最大限に考慮し，装具療法による分離部局所の安静，物理療法による分離部骨癒合の促進および腰背部筋群のスパズムの軽減を図る．セラピストによるアプローチでは，臥位にて腰椎の動きが出ないように注意しながら，股関節周囲筋群のストレッチングを行い，分離部局所へのメカニカルストレスの軽減を図る．

股関節周囲筋の柔軟性に対するアプローチ

　背臥位にて腰椎の動きが出ないように注意しながら，殿部筋群，ハムストリングス，大腿四頭筋のストレッチングを施行する（図34）．リハビリテーション中のストレッチング時間は10秒とし，1回のストレッチングで柔軟性の改善がみられなければ2〜3回実施する．極めて固い部位においては，ホームエクササイズとして指導していく（図35）．

1）殿部筋群のストレッチング（図34a）

2）ハムストリングスのストレッチング（図34b）

3）大腿四頭筋のストレッチング（図34c）

急性期（装具療法前半期）のセルフエクササイズ

　股関節周囲筋の柔軟性改善のためストレッチングを指導する．過度な腰椎伸展，回旋の動きが出ないよう背臥位でできるストレッチングを選択する．殿部筋群，ハムストリングス，大腿四頭筋，広背筋のストレッチングの方法を図35に示す．ストレッチングの強度は痛みのない範囲で行い，時間および回数は起床時と就寝時に各ストレッチングを10秒，患者の柔軟性の程度に合わせて5〜10回行うように指導する．

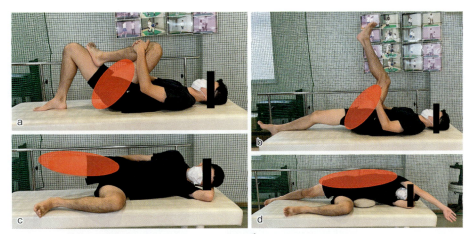

図 35 股関節周囲筋群のセルフストレッチング
a: 殿部筋群，b: ハムストリングス，c: 大腿四頭筋，d: 広背筋
ストレッチングの強度は痛みのない範囲で行い，時間および回数は起床時と就寝時に各ストレッチングを 10 秒，患者の柔軟性の程度に合わせて 5〜10 回行うように指導する．

1）殿部筋群のセルフストレッチング（図 35a）

2）ハムストリングスのセルフストレッチング（図 35b）

3）大腿四頭筋のストレッチング（図 35c）

4）広背筋のストレッチング（図 35d）

2　回復期（装具療法後半期）

　回復期（装具療法後半期）では，腰痛の消失に伴い胸郭の可動域，体幹筋群の強化，下肢-体幹筋群の協調性機能改善に努めていく．

胸郭回旋可動域に対するアプローチ

　側臥位にて胸郭を回旋させる．セラピストは徒手で患者の膝と肩に徒手接触して胸郭を回旋させる（図 36）．その際にセラピストの膝で腰椎が過度に回旋しないようブロックする．スポーツ復帰，再発予防には，左右ともに肩甲骨が床に着くまでの柔軟性を目指す．

> **ここに注意**
> 腰椎が過度に回旋しないよう図 36 のように，セラピストの膝を腰背部に置き，胸郭中心部が支点となるように回旋させる．

4．腰椎分離症

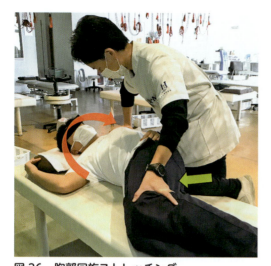

図 36 胸郭回旋ストレッチング
セラピストは徒手で患者の膝と肩に徒手接触して胸郭を回旋させる．その際にセラピストの膝で腰椎が過度に回旋しないようブロックする．

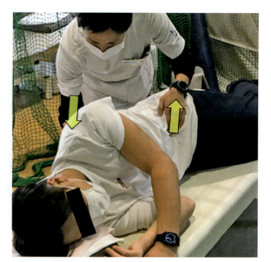

図 37 腰椎回旋の徒手抵抗によるコアエクササイズ
セラピストは徒手抵抗の手を腸骨稜前方に当て後方回旋方向へ，もう一方の手を肩甲骨内側縁から前方挙上方向へ抵抗をかけて，口頭にて「動かないように止まってください」と指示する．

体幹安定性に対するアプローチ

1）腹横筋エクササイズ（図26）

2）腹斜筋群（ヒップロール）エクササイズ（図27）

▶動画 4-10
（音声説明あり）

3）腰椎回旋の徒手抵抗によるコアエクササイズ（▶動画4-10）

　側臥位にてセラピストは腰椎回旋方向に徒手抵抗をかける．患者は徒手抵抗に対して腰椎の生理的前弯を保持するように体幹を静止させることで，多裂筋を含めたコアマッスルの等尺性収縮を促すことができる．セラピストは口頭にて「動かないように止まってください．」と指示し，徒手抵抗の手は腸骨稜前方に手を当て後方回旋方向へ，もう一方の手を肩甲骨内側縁から前方挙上方向へ抵抗をかける（図37，▶動画4-10）．

筋の協調性に対するアプローチ

　分離症の再発を予防し，安全にスポーツ復帰するためには筋の協調性機能は非常に重要になる．コアマッスルを含めた体幹筋群がMMT評価で5レベルであったとしても，腰椎過前弯位でスポーツ動作を反復すれば，再発のリスクは高くなる．そのため，腰椎の生理的前弯を保持させた状態にて各スポーツ動作に近いエクササイズを反復して習得させる．

1）プッシングエクササイズ（上肢-体幹筋群の協調性）

▶動画 4-8
（音声説明あり）

側臥位にてセラピストの手掌からの徒手抵抗に対して肘関節伸展，肩関節屈曲しながらプッシングを行う（図30，▶動画4-8）．腰椎分離症患者は上肢-体幹筋群の協調性の機能が低下しているため，セラピストの徒手抵抗に対して腰背部筋群の過剰収縮による腰椎過前弯でプッシュする代償動作パターンがみられる．そのため，腹圧を高めて腰椎の生理的前弯を保持させながらプッシングさせる．10回を1セットとし，2セット行う．

2）キッキングエクササイズ（下肢-体幹筋群の協調性）

▶動画 4-9
（音声説明あり）

側臥位にて腰椎の生理的前弯を保持し，セラピストの手掌からの徒手抵抗に対して後方にキックするように膝関節，股関節を伸展させる（図31，▶動画4-9）．腰椎分離症患者は下肢-体幹筋群の協調性の機能が低下しているため，セラピストの徒手抵抗に対して腰背部筋群の過剰収縮による腰椎過前弯で代償しながらキックする傾向がみられる．そのため，コアマッスルを収縮させて腰椎の生理的前弯を保持させながらキッキングさせる．10回を1セットとし，2セット行う．

回復期（装具療法後半期）のセルフエクササイズ

回復期では，過度な腰椎伸展，回旋の動きが出ないように心肺機能の維持および改善を目的とした有酸素運動をバイクエクササイズにて実施する．

また，下肢筋群トレーニングでは体幹屈曲位による腰椎後弯が起きないように腰椎の生理的前弯を保持しながらのスクワットを指導する．また，体幹トレーニングではフロントブリッジやクロスエクステンションを，腹圧を高めながら腰椎の過伸展が起きないよう指導していく（図38）．トレーニングの負荷および回数は，競技レベルや状態に合わせてフォームを意識させながら低負荷，高頻度で行う．スクワットやクロスエクステンションは30回を2～3セット高頻度で行う．フロントブリッジは30秒を2～3セット行う．

1）心肺機能維持および改善を目的としたバイクエクササイズ

2）バランスボールを使用したスクワット

3）フロントブリッジ

4）クロスエクステンション

3 アスレティックリハビリテーション期（装具off期）

アスレティックリハビリテーション期（装具off期）では，競技特性を理解し，腰椎に負荷がかかるスポーツ動作中の上肢-体幹筋群，下肢-体幹筋群の協調性機能の改善および強化することが，再発なく安全にスポーツ復帰するうえで重要となる．単に筋力強化を行うのではなく，腰椎にストレスがかかるスポーツ動作局面において，体幹筋群が収縮し腰椎の生理的前弯を保持しながら上肢または下肢のスポーツ動作がで

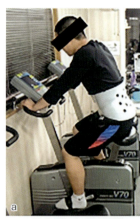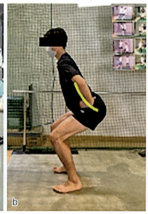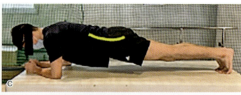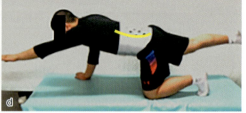

図38　回復期（装具療法後半期）のセルフエクササイズ
a: エアロバイク，b: スクワット，c: フロントブリッジ，d: クロスエクステンション
スクワットは体幹屈曲位による腰椎後弯が起きないよう腰椎の生理的前弯を保持しながら行う．フロントブリッジやクロスエクステンションは腹圧を高め腰椎の過伸展が起きないよう指導する．

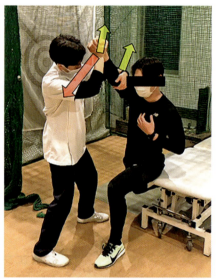

図39　ボールリリース動作（上肢-体幹筋群の協調性）エクササイズ
セラピストの徒手抵抗は，手掌部に手を当て肩関節屈曲方向へ，もう一方の手を上腕後面から肩関節屈曲方向へ抵抗をかけ，上肢筋群から体幹筋群にかけて協調的な求心性収縮を促す．患者のコアマッスルの収縮が抜けてしまい腰椎が過前弯することがないように，セラピストは徒手抵抗量を調整しコアマッスルが収縮するように促通する．

きるように学習していく必要がある．以下に野球選手におけるエクササイズを紹介する．

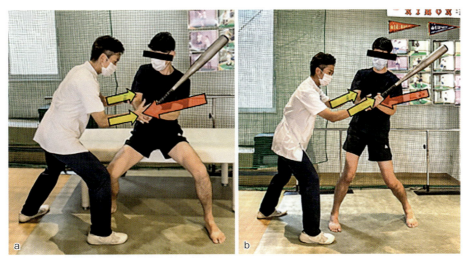

図40 バッティング動作（上肢-体幹筋群の協調性）のエクササイズ
a：座位でのエクササイズ，b：立位でのエクササイズ
セラピストの徒手抵抗は，前方上肢の手背部と上腕後面（右打ちの場合は左上肢，左打ちの場合は右上肢）に当て肩関節内転，体幹回旋方向へ抵抗をかける．上肢筋群から体幹筋群にかけて協調的な等尺性収縮を促す．

ボールリリース動作（上肢-体幹筋群の協調性）に対するアプローチ

　半座位ボールリリースポジションにて腰椎の生理的前弯を保持させたまま，セラピストの徒手抵抗に対してボールリリースするように肩関節を伸展させながら体幹を屈曲・回旋させる．セラピストの徒手抵抗は，手掌部に手を当て肩関節屈曲方向へ，もう一方の手を上腕後面から肩関節屈曲方向へ抵抗をかける．上肢筋群から体幹筋群にかけて協調的な求心性収縮を促す（図39，▶動画4-11）．

　このエクササイズは，ボールリリース動作においてコアマッスルの収縮が抜けてしまい腰椎が過前弯することがないように，セラピストは徒手抵抗の量を調整しコアマッスルが収縮するように促通する．ボールリリース動作による上肢-体幹筋群の協調性エクササイズを行うことで，腰椎の生理的前弯を保持しながら肩関節伸展，体幹屈曲・回旋できるようにしていく．

▶動画4-11
（音声説明あり）

バッティング動作（上肢-体幹筋群の協調性）に対するアプローチ

　バッティング動作にて腰椎の生理的前弯を保持させたまま，セラピストの徒手抵抗に対してバッティングポジションを保持させる．セラピストの徒手抵抗は，前方上肢の手背部と上腕後面（右打ちの場合は左上肢，左打ちの場合は右上肢）に当て肩関節内転，体幹回旋方向へ抵抗をかける．上肢筋群から体幹筋群にかけて協調的な等尺性収縮を促す（図40a）．

　このエクササイズは，バッティング時にコアマッスルの収縮が抜けてしまい腰椎が過前弯することがないように，セラピストは徒手抵抗からコアマッスルが収縮するように促通する．バッティング動作による上肢-体幹筋群の協調性エクササイズを行うことで，腰椎の生理的前弯を保持しながらバッティング動作ができるようにしてい

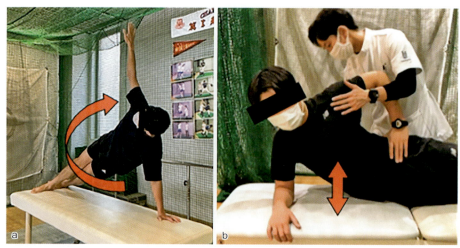

図41 アスレティックリハビリテーション期（装具off期）のセルフエクササイズ
a: ボディトランクツイスト，b: サイドブリッジ＋サイドフレクション
セラピストは腰椎の生理的前弯を保持させながら，ボディトランクツイスト（胸郭回旋動作），サイドブリッジ＋サイドフレクション（肩関節外転，体幹側屈動作）を行うよう指導する．腰椎過前弯がみられたときには徒手にて生理的前弯の位置に誘導する．

く．初めは立位から行うのではなく，座位から段階的に負荷を上げていく（図40b，▶動画4-12, 13）．

▶動画4-12
（音声説明あり）

▶動画4-13
（音声説明あり）

> **✓ ここをおさえる**
>
> 競技特性を考慮し，腰椎にメカニカルストレスがかかる動作にて図39, 40のように筋の協調性エクササイズを行い，協調的な動作を獲得してからスポーツ復帰させることが望ましい．

アスレティックリハビリテーション期（装具off期）のセルフエクササイズ

アスレティックリハビリテーション期（装具off期）における重要なポイントは，コアマッスルを働かせて腰椎の生理的前弯を保持させながら協調的に上肢や下肢動作を行うエクササイズを処方することである．コアマッスルの筋力があってもスポーツ動作時に腰椎が過前弯してしまえば，椎間関節へメカニカルストレスがかかり腰椎分離症の再発につながる．

以下にセルフエクササイズの一部を紹介する．腰椎の生理的前弯を保持しながら，ボディトランクツイスト（胸郭回旋動作），サイドブリッジ＋サイドフレクション（肩関節外転，体幹側屈動作）を行う（図41）．腰椎分離症患者は脊柱起立筋群の過剰な収縮により腰椎が過前弯してしまうため，セラピストは腰椎過前弯がみられたときには徒手にて生理的前弯の位置に誘導する．

1）ボディトランクツイスト

腕立て伏せのポジションから腰椎の生理的前弯を保持させ，片側上肢で上体を支え

表2 スポーツ復帰に必要な評価項目の目標値

	評価項目	基準
1	疼痛評価	体幹伸展および回旋動作に疼痛が出ない．かつ自身の行なっているスポーツ動作においても腰痛がみられない．
2	FFDテスト	0 cm 以上
3	SLRテスト	左右ともに 90°以上
4	HBDテスト	左右ともに 0 cm
5	腹斜筋群テスト	腰椎の生理的前弯を保持したまま左右差なくセラピストの抵抗に打ち勝てる．
6	サーマンコアスタビリティテスト	レベル 5
7	筋の協調性テスト	腰椎の生理的前弯を保持したままセラピストの抵抗に打ち勝ちながらプッシング，キッキングができる．

ながら胸郭を回旋させていく（図41a）．

2) サイドブリッジ＋サイドフレクション

片側肘支持の側臥位にて，腰椎の生理的前弯を保持しながら肩関節外転，体幹側屈動作を行う（図41b，▶動画4-14）．

▶動画4-14
（音声説明あり）

4 スポーツ復帰に必要な機能の目標値

腰椎分離症患者に対して，装具療法と早期理学療法の併用を行った成長期スポーツ選手では，分離部骨癒合後のスポーツ復帰までのアスレティックリハビリテーション期間は19日であり，スポーツ復帰率は100％であった[20]．この結果から，分離部骨癒合後，2〜4週間かけてスポーツ復帰を目指す．スポーツ復帰に必要な評価項目の目標値を表2に示す．

安全にスポーツ復帰するためには，表2の1〜7の評価項目の目標値をクリアしていることが理想であり，腰椎分離症の再発防止だけでなくパフォーマンス向上につながる．

保存的リハビリテーションのプロトコルおよび留意点

腰椎分離症のプロトコルの一例を図42に示す．腰椎分離症のプロトコルは，MRI・CT検査で腰椎分離症と診断された場合は，硬性コルセットの装具療法となり，その間はスポーツ活動を完全に中止する．リハビリテーションでは受傷して約1か月間は腰痛が強いため，超音波や高周波などの消炎処置を主に行う．また，疼痛の軽減に伴い，ストレッチングや有酸素運動，下肢および体幹の筋力トレーニングを段階的に追加する．3か月が経過して再度CT検査を行い，分離部に骨癒合がみられたら硬性コルセットから軟性コルセットに変更する．骨癒合がみられない場合には，硬性コルセットを継続的に装着し骨癒合するまで定期的に検査を行う．

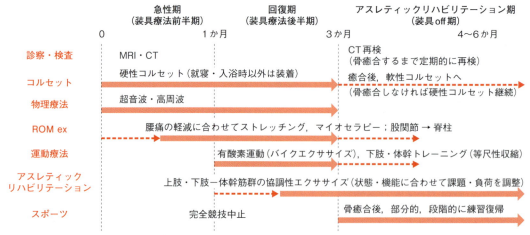

図42 腰椎分離症のプロトコルの一例

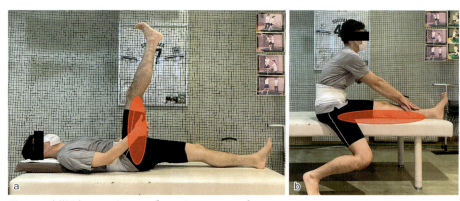

図43 病期別ハムストリングのストレッチング
a：急性期（装具療法前半期）でのハムストリングスのストレッチング
b：回復期（装具療法後半期）でのハムストリングスのストレッチング
反動をつけたりせず，筋の伸張を感じたところで10秒数え，5〜10回ストレッチングを行う．

　スポーツ復帰に向けてのアスレティックリハビリテーションでは，競技特性，患者の状態や機能に合わせて上肢・下肢-体幹筋群の協調性エクササイズを行い，課題や負荷量を段階的に上げていく．練習参加においても分離部の骨癒合が確認された後に部分的に練習に参加し，段階的に練習量および負荷量を上げていく．

1 運動療法プログラムの選出のポイント

病期を考慮したポジショニングでのストレッチングを指導する

　ハムストリングスのストレッチングにおいて，急性期（装具療法前半期）では腰椎分離部のメカニカルストレスを最大限に考慮した背臥位でのストレッチングを指導（図43a）する．回復期（装具療法後半期）では，長座位または座位でのストレッチング（図43b）に移行していく．長座位・座位のストレッチングの利点は，ハムストリングスに加えて脊柱起立筋のストレッチングができること，背臥位と比較してスペースを取らないため容易にストレッチングができることである．ストレッチングは反動

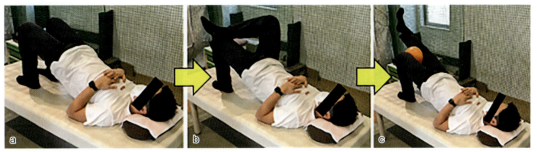

図44 段階別・負荷量別ヒップリフト
a: 両脚ヒップリフト，b: 半片脚ヒップリフト，c: 片脚ヒップリフト
腰椎の過度な前弯がでないよう殿部を挙上する．10回2セットから始め，筋力の向上に伴い20回3セットまでできるようになったら，次のレベルに上げていく．

をつけたりせず，筋の伸張を感じたところで10秒数え，5〜10回行う．

筋力トレーニングは機能に応じて段階的に課題・負荷量を増加させる

　ヒップリフト（殿部筋群エクササイズ）では，選手の筋機能の状態に合わせ，両脚ヒップリフト（図44a），半片脚ヒップリフト（図44b），片脚ヒップリフト（図44c）へと移行させていく．腰椎の過度な前弯がでないよう殿部を挙上する．10回2セットから始め，筋力の向上に伴い20回3セットまでできるようになったら，次のレベルに上げていく．

2 腰椎分離症の再発予防のポイント

　腰椎分離症の発症および再発予防には，一方的に選手に対してストレッチングの指導を行うだけでなく，パンフレットで選手自ら体の状態をチェックさせるセルフモニタリングを用いる（図45）．可動性を評価する項目は，①肩関節の可動域では背中で握手できるか，②体幹の可動域ではスコーピオンテストをした際に手と足をタッチできるか，③股関節の可動域ではFFDテストで手が床に着くか，④足関節の可動域では踵をつけたまましゃがみ込みができるかの4つである．クリアできない項目または筋痛や張りを感じる部位に対して，パンフレットを用いて，どのストレッチングを施行するべきかを指導する（図46）．筋の張りを腰背部に感じる場合には四つ這い位にてキャットエクササイズ（①背骨・骨盤のストレッチング），下肢後面に感じる場合には②下肢後面のストレッチング，殿部に感じる場合には③殿部のストレッチングを行う．

　従来のストレッチング指導のパンフレットから図46のように選手が自ら何をするべきか理解しやすいパンフレットに変更したところ，年間の傷害相談の件数が前年と比較して33.1%減少したことが報告されている[34]．また，8か月間にわたる中学野球選手の柔軟性の経過とスポーツ傷害との関連性を調査した研究では，スコーピオンテストの可否は傷害相談および競技中断件数と関連し，股関節開脚テストおよびFFDテストの可否は全身の柔軟性の指標となることが報告されている[35]．腰椎分離症の再発予防にはセルフケアとして腰背部，股関節周囲筋群のストレッチングを習慣化させることが非常に重要である．

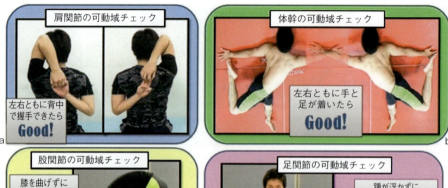

図45 選手自らがセルフチェックできるセルフチェックシート
a: 肩関節の可動域チェック（左右ともに背中で握手できるか）
b: 体幹の可動域チェック（スコーピオンテストで手と足がタッチできるか）
c: 股関節の可動域チェック（FFDテストで手が床に着くか）
d: 足関節の可動域チェック（踵が浮かずにしゃがみ込みができるか）

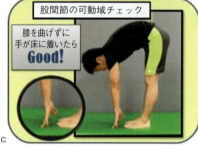
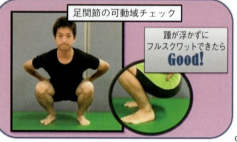
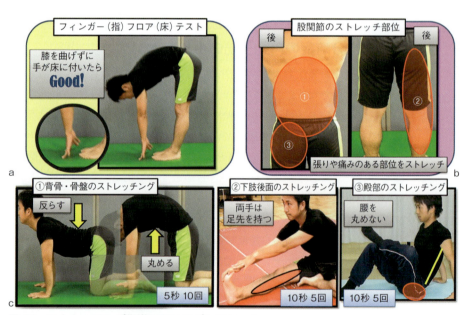

図46 ストレッチング指導に用いるパンフレット
a: FFDテスト，b: ストレッチング時の伸張部位，c: 各ストレッチングの紹介
選手自ら脊柱および股関節の可動性，柔軟性の状態をチェックできるテストを記載し（a），また筋のスティフネスに対する各ストレッチングが紹介されている（b, c）.

4 術後リハビリテーション

　偽関節に至った終末期腰椎分離症のスポーツ選手に対しては，理学療法を中心に早期スポーツ復帰を目標とする．スポーツ復帰が難しい症例や腰痛がパフォーマンス低下に影響している症例に対しては手術療法にてスポーツ復帰を支援していく．本項目では，分離部修復術における術後アプローチを紹介する．

術前評価と術前教育

1 術前評価

　術前評価は，③保存的リハビリテーションの評価・測定の項目（219頁）に記載している評価項目と同様の項目を用いる．保存療法でも手術療法であってもスポーツ復帰を目指すのであれば，③保存的リハビリテーションに記載しているスポーツ復帰に必要な機能の目標値（239頁）まで機能を改善させていかなければならない．

2 術前教育

　術前教育において，術後の入院期間中に患者自身が1人で行えるセルフエクササイズをしっかりと指導する．

術後プロトコルと情報収集

1 術後プロトコル（分離部修復術）

　分離部修復術の術後プロトコルを以下に示す．
- 〜術後2週：腰背部のダイレクトストレッチング，
　　　　　　隣接関節（股関節）のストレッチング，腹横筋エクササイズ開始
- 術後2〜6週：立位バランスエクササイズ，
　　　　　　　コアスタビリティエクササイズ（等尺性）開始
- 術後7〜12週：バイクエクササイズ開始
- 術後13〜16週：ランニング，スクワット，バックランジ開始
- 術後17〜20週：ダッシュ，アジリティなどの瞬発系トレーニング開始
- 術後21週：スポーツ復帰（段階的に部分復帰）

> ⚠ ここに注意
> 運動療法の処方時期は患者の機能，状態に合わせて医師と相談しながら進めていく．

2 情報収集

術後X線評価

　術後のX線では，スクリューの挿入位置，分離部骨癒合の確認を行う．

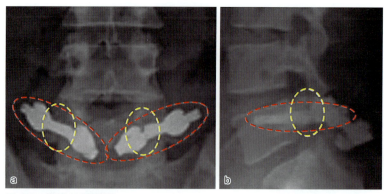

図47 術後X線評価
a：前額面像，b：矢状面像

表3 分離部修復術後リハビリテーションプログラム

Stage	期間	エクササイズ	目的
Stage I （装具固定期）	〜12週	股関節周囲筋群のストレッチング コアスタビリティエクササイズ バイクエクササイズ	隣接関節の可動域拡大 コアマッスルの筋力強化 心肺機能維持・向上
Stage II （装具off期）	13〜16週	胸郭回旋のストレッチング スクワット，バックランジ プッシング，キッキング	隣接関節の可動域拡大 下肢筋群の筋力強化 筋の協調性機能改善
Stage III （アスレティックリハビリテーション期）	17週〜	上下肢-体幹筋群の協調性エクササイズ ダッシュ，アジリティエクササイズ	スポーツ動作の協調性機能改善 瞬発系機能改善

 ここをおさえる：術後X線画像のみかた（図47）

①スクリューの挿入位置
前額面像（図47a）では，分離部椎弓に沿って（赤い点線）スクリューが入っているか確認する．矢状面像（図47b）では，スクリューが椎体まで（赤い点線）しっかりと挿入されているか確認する．

②分離部骨癒合の確認
分離部のギャップが消失（黄色い点線）し，骨癒合が得られているか確認する．

リハビリテーションアプローチ

　装具固定期から装具off期，アスレティックリハビリテーション期までの大まかなリハビリテーションプログラムの一例を表3に示す．
　装具固定期間の術後早期のリハビリテーションでは，分離部の骨癒合不全を発生させないために，腰椎の可動性（過伸展，過回旋）を伴う運動療法やADL動作は避け

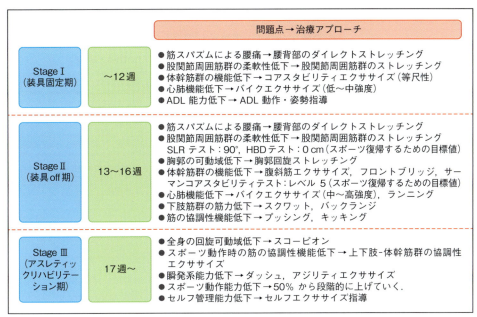

図 48　各病期の問題点に対する治療アプローチ

るよう指導する．各病期の問題点における治療アプローチを図 48 に示す．

1　装具固定期

股関節可動域制限に対するアプローチ

　術後早期の治療アプローチにおいて，腰椎の隣接関節である股関節の可動域制限は腰椎への過度なストレスの原因となるため，股関節周囲筋群，主に殿部筋群，ハムストリングス，大腿四頭筋などのストレッチングを実施する（図 34）．臥位にて腰椎の代償がでないよう実施していく．

筋機能に対するアプローチ

　術後は手術侵襲の影響で体幹筋力が低下するため，術後早期より腹横筋エクササイズを実施する（図 26）．背臥位にて深く長い呼吸を意識させ，吸気時は腹部が膨らむように，呼気時は腹部が凹むように行わせる．1回の吸気と呼気で 10 秒かけて行い，10 回繰り返す．

心肺機能に対するアプローチ

　腰椎手術後はしばらくの期間，スポーツ活動に参加できないため心肺機能の低下が起こりやすい．心肺機能の維持・改善のために術創部の抜糸後，状態に合わせてバイクエクササイズを開始する（図 38a）．開始した週は 10 分を目指し，以後 1〜2 週ごとに 5 分ずつ時間を延ばしていき，最終的に 30 分まで上げていく．バイクの強度は多少の息切れが起こる程度，修正 Borg Scale（呼吸困難の主観的な程度を定量的評価）の 4 程度が望ましい（表 4）．

表4 修正ボルグスケール

数値	息切れ感覚（日本語）	息切れ感覚（英語）
0	感じない	nothing at all
0.5	非常に弱い	very very weak
1	やや弱い	very weak
2	弱い	weak
3		
4（目標値）	多少強い	some what strong
5	強い	strong
6		
7	とても強い	very strong
8		
9		
10	非常に強い	very very strong

ADL・姿勢指導

腰椎手術後のADL・姿勢指導では，腰椎に負担がかかる動作，姿勢になっていないかをチェックし，指導していく．起き上がり動作では，一度横向きになり手で上体を支えながら起き上がる（図49a）．座位姿勢は，猫背にならないよう，骨盤前後傾中間位を保持するよう指導する．骨盤前後傾中間位を保持するのが難しい場合にはタオルやクッションを腰背部に当てて座る（図49b）．立位姿勢では腹圧が抜けて猫背や反り腰にならないよう下腹部を軽く凹ませて立位を保持するよう指導する（図49c）．荷物を持つ動作では膝関節を屈曲させ，できる限り荷物を身体に近づかせて持つように指導する（図49d）．

2 装具 off 期

胸郭回旋可動域制限に対するアプローチ

装具 off 期では，スポーツ復帰に向けて胸郭の可動性改善を図っていく．側臥位にて胸郭をマイルドに他動的に回旋させ体幹前面筋群のストレッチングを実施する．セラピストは患者の膝と肩に徒手接触して胸郭を回旋させる（図36）．その際にセラピストの膝で腰椎が過度に回旋しないようブロックする．スポーツ復帰，再発予防には，左右ともに肩甲骨が床に着くまでの柔軟性を目指す．

下肢筋群に対するアプローチ

下肢筋群トレーニングでは体幹屈曲位による腰椎後弯が起きないように腰椎の生理的前弯を保持しながらのスクワット（図38b），バックランジなどを行っていく．トレーニングの負荷および回数は，競技レベルや状態に合わせてフォームを意識させながら低負荷，高頻度で行う．30回を2～3セット行う．

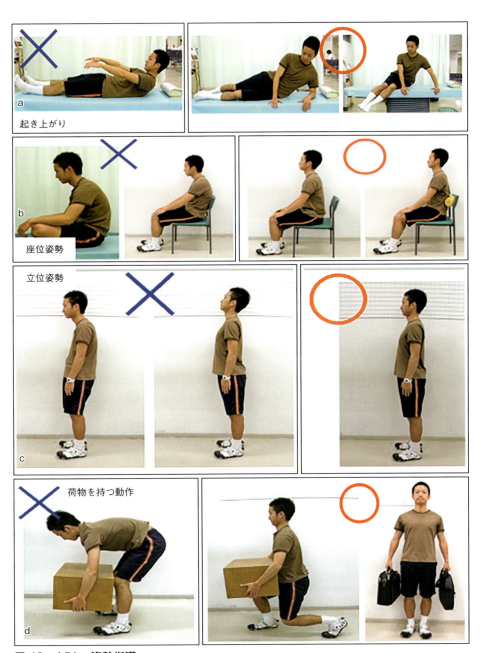

図49　ADL・姿勢指導
a：起き上がり，b：座位姿勢，c：立位姿勢，d：荷物を持つ動作
腹圧が抜けて腰部に負担のかかる動作になっていないか，そり腰や猫背姿勢になっていないかをチェックし，修正する．

筋の協調性に対するアプローチ

　腰椎手術部の安定性を図るため筋の協調性機能は非常に重要になる．コアマッスルを含めた体幹筋群が十分に機能したとしても，腰椎過前弯位でスポーツ動作を反復すれば，再発のリスクは高くなる．そのため，プッシングエクササイズ（上肢−体幹筋群の協調性），キッキングエクササイズ（下肢−体幹筋群の協調性）を実施して筋の協

調性機能を高めていく．

1）プッシングエクササイズ（上肢−体幹筋群の協調性）

▶動画 4-8
（音声説明あり）

　側臥位にてセラピストの手掌からの徒手抵抗に対し肘関節伸展，肩関節屈曲しながらプッシングを行う（図30，▶動画 4-8）．術後患者は上肢−体幹筋群の協調性が機能低下しているため，セラピストの徒手抵抗に対して腰背部筋群の過収縮による腰椎過前弯でプッシュする代償動作パターンがみられる．そのため，腹圧を高めて腰椎の生理的前弯を保持させながらプッシングさせる．10回を1セットとし，2セット行う．

2）キッキングエクササイズ（下肢−体幹筋群の協調性）

▶動画 4-9
（音声説明あり）

　側臥位にて腰椎の生理的前弯を保持し，セラピストの手掌からの徒手抵抗に対して後方にキックするように膝関節，股関節を伸展させる（図31，▶動画 4-9）．術後患者は下肢−体幹筋群の協調性の機能が低下しているため，セラピストの徒手抵抗に対して腰背部筋群の過剰収縮による腰椎過前弯で代償しながらキックする傾向がみられる．そのため，コアマッスルを収縮させ生理的前弯を保持させながらキッキングさせる．10回を1セットとし，2セット行う．

3　アスレティックリハビリテーション期

アジリティに対するアプローチ

　スポーツで高いパフォーマンスを発揮するために，瞬発力を向上させることは重要である．そのためには，速く走る，横向きに走ったり止まったりするために必要なアジリティを高める必要がある．アジリティエクササイズの種類は多くあるが，本章では速く走るための股関節を使った足の引き上げ動作を習得するエクササイズと，横の動きと止まる動きが組み込まれたエクササイズを紹介する．

1）クイックハイニー（もも上げ）エクササイズ

　腹圧を抜かずに腰椎の生理的前弯を保持しながら素早くもも上げを行う（図50a）．10回を素早く行い，2セット実施する．

2）リピーティッドサイドステップ（反復横跳び）

　腹圧を抜かずに腰椎の生理的前弯を保持しながら，素早く横（右）にステップし，すぐさま開始位置までステップして戻る．次に反対方向（左）にステップし，開始位置までステップして戻る（図50b）．10回を素早く行い，2セット実施する．

跳躍力に対するアプローチ

　腹圧を抜かずに強く高くジャンプし，腰椎の生理的前弯を保持させ股関節，膝関節を屈曲しながら着地する．着地したら素早くまたジャンプする（図51）．10回を素早く行い，2セット実施する．

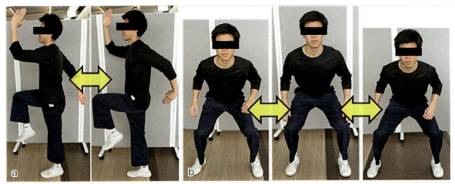

図 50　アジリティエクササイズ
a: クイックハイニー（もも上げ）エクササイズ
b: リピーティッドサイドステップ（反復横跳び）
　腰椎の生理的前弯を保持しながら素早く実施する．

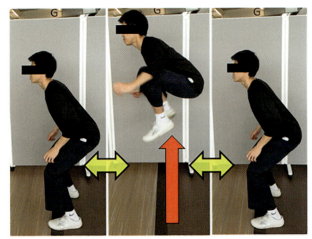

図 51　ジャンプエクササイズ
腹圧を抜かずに強く高くジャンプし，腰椎の生理的前弯を保持させ股関節，膝関節を屈曲しながら着地する．着地したら素早くまたジャンプする．

体幹回旋可動域に対するアプローチ
1) スコーピオン
　両肩関節を 90°外転位の腹臥位にて，右足部を股関節伸展，体幹右回旋しながら左手背部に近づけることで右体幹側面および右下肢前面筋群が伸張される．次は対側の左足部を股関節伸展，体幹左回旋しながら右手背部に近づけることで左体幹側面および左下肢前面筋群が伸張される（図 52，▶動画 4-15）．左右ともに 10 回行う．

▶動画 4-15
（音声説明あり）

体幹-四肢の協調的に対するアプローチ
　コアマッスルを働かせて腰椎の生理的前弯を保持させながら協調的に上肢や下肢動作を行う．

4．腰椎分離症

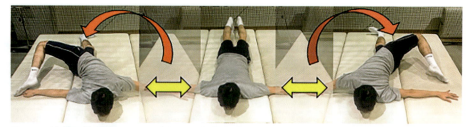

図 52　体幹回旋エクササイズ（スコーピオン）
両肩関節を 90°外転位の腹臥位にて，右足部を股関節伸展，体幹右回旋しながら左手背部に近づけることで右体幹側面および右下肢前面筋群が伸張される．次は対側の左足部を股関節伸展，体幹左回旋しながら右手背部に近づけることで左体幹側面および左下肢前面筋群が伸張される．

1）ボディトランクツイスト
　腕立て伏せのポジションから腰椎の生理的前弯を保持させ，片側上肢で上体を支えながら胸郭を回旋させていく．左右ともに 10 回行い，2 セット実施する（図 41a）．

2）サイドブリッジ＋サイドフレクション
　片側肘支持の側臥位にて，腰椎の生理的前弯を保持しながら肩関節外転，体幹側屈動作を行う．左右ともに 10 回行い，2 セット実施する（図 41b）．

スポーツ動作に必要な体幹-四肢の協調性に対するアプローチ
1）ボールリリース動作（上肢-体幹筋群の協調性）エクササイズ
　ボールリリースポジションからセラピストの徒手抵抗に対してコアマッスルの収縮が抜けないよう意識し，フォロースルーの最終域まで対角線に肩関節屈曲していく．10 回 1 セット行う（図 39）．

2）バッティング動作（上肢-体幹筋群の協調性）エクササイズ
　バッティングポジションにて腰椎の生理的前弯を保持させたまま，セラピストの徒手抵抗に対してバッティングポジションをキープする．初めは立位から行うのではなく，座位から段階的に負荷を上げていく（図 40a）．10 回を 2 セット行い，座位にてコアマッスルの収縮が抜けずにできるようになったら立位へと移行する（図 40b）．

セルフエクササイズ指導
　腰痛および腰椎分離症の再発予防には，自宅での脊柱および股関節に対するセルフエクササイズが重要である．セラピストは一方的に選手に対してストレッチング指導を行うだけでなく，パンフレットを使用し（図 46），選手自ら脊柱および股関節の可動性，柔軟性の状態をチェックできるセルフモニタリングを指導する．パンフレットには，目指すべき柔軟性の目標が記載されており（図 46a），また，筋のスティフネスに対する各ストレッチングが紹介されている（図 46b，c）．10 秒を 5〜10 回行うよう指導し，腰背部，股関節周囲筋群のチェック，ストレッチングを習慣化させることが重要である．

術後リハビリテーションの留意点

1 分離部骨癒合不全

　分離部の骨癒合不全を発生させないために，装具固定期間（術後3か月間）は腰椎の可動性（過伸展，過回旋）を伴う運動療法を避け，ADL動作も行わないよう指導する．

2 隣接椎間関節障害

　マイヤーディング分類Grade 2以上のすべり症に対しては，馬尾障害も併発していることが多いため，後方除圧固定を施行する場合がある．腰椎固定術後の留意点として隣接椎間障害が発生する可能性があるため，姿勢指導（骨盤前傾位保持），多裂筋を中心としたコアスタビリティエクササイズなどを指導する必要がある．

文献

1) Micheli LJ, et al：Back pain in young athletes. Significant differences from adults in causes and patterns. *Arch Pediatr Adolesc Med* 149：15-18, 1995
2) Letts M, et al：Fracture of the pars interarticularis in adolescent athletes：a clinical-biomechanical analysis. *J Pediatr Orthop* 6：40-46, 1986
3) Sairyo K, et al：Conservative treatment for pediatric lumbar spondylolysis to achieve bone healing using a hard brace：what type and how long？：Clinical article. *J Neurosurg Spine* 16：610-614, 2012
4) Kessous E, et al：Contralateral spondylolysis and fracture of the lumbar pedicle in a young athlete. *Spine (Phila Pa1976)* 42：E1087-E1091, 2017
5) 深井　厚，他：疲労骨折の疫学．整・災外 59：1381-1386，2016
6) 小林良充：成長期スポーツ選手の腰椎分離症に対する診断と治療．日臨スポーツ医会誌 16：322-329，2008
7) 三宅秀俊，他：成長期腰痛患者における腰椎分離症患者の特徴．日臨スポーツ医会誌 29：228-234，2021
8) 清水克時：スポーツ選手の腰椎分離症．理学療法学 37：627-629，2010
9) 髙橋伸一，他：成人病検診における腰椎分離，とり症の疫学調査．中部整災誌 33：728-730，1990
10) 尾形直則，他：腰椎分離症の疫学．*MB Orthop* 20：1-6，2007
11) Sairyo K, et al：Biomechanical comparison of lumbar spine with or without spina bifida occulta. A finite element analysis. *Spinal Cord* 44：440-444, 2006
12) Oakley RH, et al：Review of spondylolisthesis and spondylolysis in paediatric practice. *Br J Radiol* 682：877-885, 1984
13) Sairyo K, et al：Spondylolysis fracture angle in children and adolescents on CT indicates the fracture producing force vector-A biomechanical rationale. *Internet J Spine Surg* 1：2005
14) Goto T, et al：Dush-Associated Spondylolysis Hypothesis. *Spine Surg Relat Res* 3：146-150, 2019
15) Ishitani H, et al：Does the morphology of the facet joint affect unilateral and bilateral spondylolysis？ *J Phys Ther Sci* 32：800-803, 2020
16) 西良浩一：腰椎分離症—Spine Surgeonが知っておくべきState of the Art．State of the Art in the Diagnosis & Treatment for Lumbar Spondylolysis．*Spinal Surg* 25：119-129，2011
17) Sairyo K, et al：Conservative treatment for pediatric lumbar spondylolysis in childhood and adolescence：the radiological signs which predict healing. *J Bone Joint Surg Br* 91：206-209, 2009
18) 酒井紀典，他：腰椎分離症．医学と薬学 59：291-299，2008
19) 佐藤慎也，他：ジュニア野球選手の腰椎分離症に対する装具療法と早期理学療法の併用が競技復帰に与える影響．第29回日本臨床整形外科学会学術集会，2016
20) 石谷勇人：腰椎分離症を呈する成長期スポーツ選手の競技復帰状況．*Jpn J Rehabil Med* 58：80-85，2021
21) Fujii K, et al：Union of defects in the pars interarticularis of the lumbar spine in children and adolescents. *J Bone Joint Surg Br* 86：225-231, 2004
22) 石谷勇人，他：片側腰椎分離症を呈する若年運動選手の分離部骨癒合に影響する因子．第24回日本腰痛学会，2016
23) 青山倫久，他：成長期腰椎分離症の骨癒合過程に影響する因子についての後ろ向き研究．日臨スポーツ医会誌 21：105-111，2013

24) 寺門　淳, 他：当院における中高生の腰椎分離症の癒合率調査（第一報）―片側例に対する半硬性コルセットによる治療. *J Spine Res* 14：959-965, 2023
25) 有馬秀幸, 他：腰椎分離症に対する低出力超音波パルスの治療成績. *中部整災誌* 55：129-130, 2012
26) Sairyo K, et al：A new endoscopic technique to decompress lumbar nerve roots affected by spondylolysis. Technical note. *J Neurosurg* 98 (Supple 3)：290-293, 2003
27) 酒井紀典, 他：成人腰椎分離症に対する分離部除圧及び修復術の併用. *中四整外会誌* 20：115-118, 2008
28) Shipley JA, et al：The nature of the spondylolytic defect. Demonstration of a communicating synovial pseudarthrosis in the pars interarticularis. *J Bone Joint Surg Br* 80：662-664, 1998
29) 杉浦史郎, 他：成長期腰椎分離症の理学所見と治療の実際. *理療の科と研* 6：7-12, 2015
30) 酒巻忠範, 他：発育期腰椎分離症の早期診断と保存療法のポイント. *整・災外* 55：467-475, 2012
31) Neumann DA（原著）, 嶋田智明, 他（監訳）：筋骨格系のキネシオロジー. pp314-315, 医歯薬出版, 2005
32) 松島　愛, 他：中高生スポーツ選手における腰椎分離症患者の身体特性. 第30回関東甲信越ブロック理学療法士学会, 2011
33) 辰村正紀, 他：Sahrmann Core Stability Test を用いて評価した発育期腰椎分離症保存治療における体幹運動制御能力の向上. *Jpn J Rehabil Med* 56：771-777, 2019
34) 石谷勇人, 他：高校野球チームにおける活動報告　第2報―セルフチェック式パンフレットの導入. 第2回日本アスレティックトレーニング学会学術集会, 2013
35) 石谷勇人, 他：ジュニア野球選手の変動する柔軟性の経過とスポーツ障害との関係性の検討：クラスター分析による解析. 第39回東京都理学療法学術大会, 2021

〔石谷勇人〕

5 成人脊柱変形

Check Point
- 成人脊柱変形の特徴と症状を理解する
- 成人脊柱変形の保存療法（リハビリテーション）の進めかたを理解する
- 成人脊柱変形に対する手術療法と術後リハビリテーションの進めかたを理解する

1 疾患の基礎

疾患の概念と特徴

　生理的な脊椎の配列は，前額面では直線であり，矢状面では頸椎の前弯，胸椎の後弯，腰椎の前弯を有する．これらの生理的な脊椎の配列が乱れ，非生理的な弯曲を呈した状態を「脊柱変形（spinal deformity）」と総称する[1]．成人脊柱変形（adult spinal deformity；ASD）は，成人期以降に認められたすべての脊柱変形の総称である．本邦における有病率は40〜50％であり，80歳以上の高齢者の2人に1人以上が罹患すると言われている[2]．成人脊柱変形に対する Scoliosis Research Society (SRS) -Schwab 分類は X 線前額面・矢状面アライメントを用いた臨床成績に基づく再現性の高い分類法であり，広く用いられている（図1〜3）[3]．

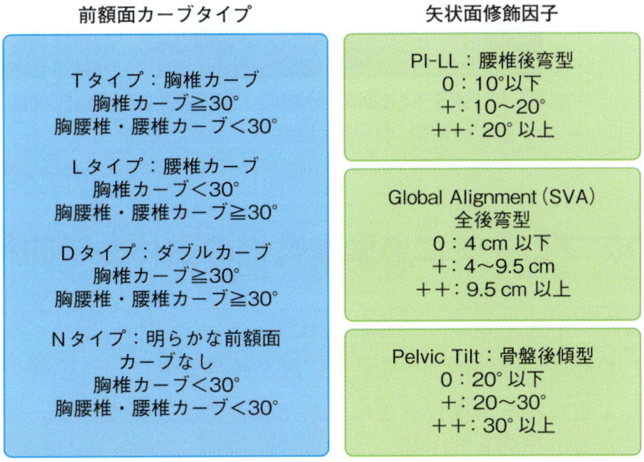

前額面カーブタイプ	矢状面修飾因子
Tタイプ：胸椎カーブ 胸椎カーブ≧30° 胸腰椎・腰椎カーブ＜30°	PI-LL：腰椎後弯型 0：10°以下 ＋：10〜20° ＋＋：20°以上
Lタイプ：腰椎カーブ 胸椎カーブ＜30° 胸腰椎・腰椎カーブ≧30°	Global Alignment (SVA) 全後弯型 0：4 cm 以下 ＋：4〜9.5 cm ＋＋：9.5 cm 以上
Dタイプ：ダブルカーブ 胸椎カーブ≧30° 胸腰椎・腰椎カーブ≧30°	Pelvic Tilt：骨盤後傾型 0：20°以下 ＋：20〜30° ＋＋：30°以上
Nタイプ：明らかな前額面 カーブなし 胸椎カーブ＜30° 胸腰椎・腰椎カーブ＜30°	

図1　Scoliosis Research Society (SRS)-Schwab 分類
(Schwab F, et al: Sagittal plane considerations and the pelvis in the adult patient. *Spine* 34: 1828-1833, 2009 より)

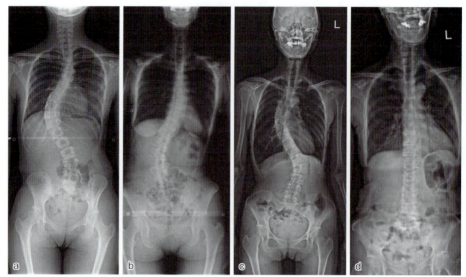

図2　SRS-Schwab 分類のX線画像（前額面カーブタイプ）
a：Tタイプ，b：Lタイプ，c：Dタイプ，d：Nタイプ

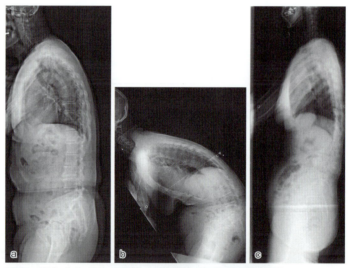

図3　SRS-Schwab 分類のX線画像（矢状面修飾因子）
a：腰椎後弯型，b：全後弯型，c：骨盤後傾型

疾患のアプローチに必要な脊椎の生体力学的特徴

　後弯変形が生じると，体幹の前傾に伴い椎間板，椎体にかかる圧縮力が健常者と比較して約2〜14％増加する[4]．また，後弯変形は，背筋群の持続収縮に伴い筋内圧が上昇する．変形が進行するにつれて頸椎伸展，骨盤後傾，膝関節屈曲などの代償姿勢が生じる．後弯変形は筋のインバランスを生じさせ，脊柱起立筋群，多裂筋，腸腰筋，大腿直筋は延長し，腹筋群，殿筋群，ハムストリングスは短縮する（図4）．
　脊椎の側弯は，三次元方向（前額面，矢状面，水平面）に変形が進行する．胸椎の

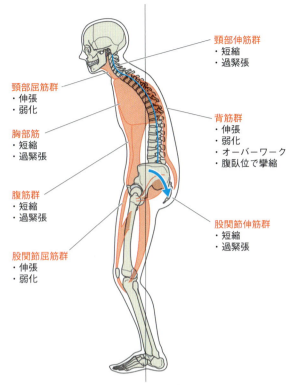

図4　後弯変形に伴う筋のインバランス

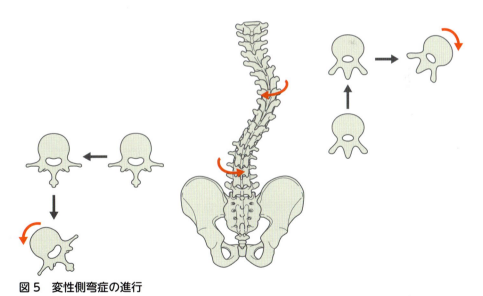

図5　変性側弯症の進行
(Anderson SM: Spinal curves and scoliosis. *Radiologic Technology* 79: 44-65, 2007 より)

場合は回旋や側屈が生じる前に椎体は腹側へ変位し（後弯の減少），その後，同側方向の回旋と側屈が生じる．腰椎の場合は回旋や背側への変位（前弯の減少）が生じる前に側屈し，その後，背側と同側方向への変位が生じる．側弯変形は，胸椎は右側への変位，腰椎は左側への変位がほとんどであり，胸椎左側変位，腰椎右側変位は稀で

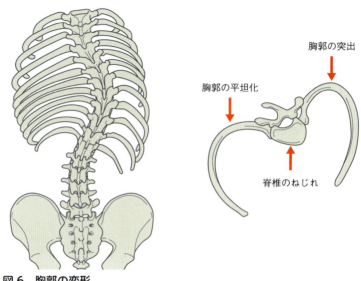

図6　胸郭の変形

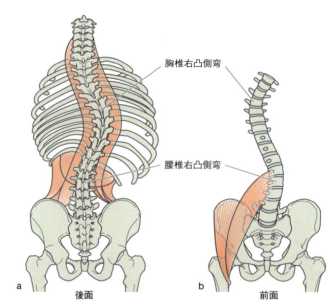

図7　側弯変形に伴う筋のインバランス
a: 脊柱起立筋と腰方形筋のインバランス
腰椎左凸側弯では，左側の腰方形筋，腰部脊柱起立筋が延長，右側が短縮し，腰椎右凸側弯では，右側の胸部脊柱起立筋，肋間筋が延長し，左側が短縮する．
b: 大腰筋のインバランス
凹側の大腰筋は延長する．

ある（図5）[5]．また，胸椎の側弯に伴い胸郭の変形も生じる．前額面では凸側の胸郭が広がり，凹側の胸郭がつぶれる．水平面では凸側の胸郭が突出し，凹側の胸郭が平坦化する（図6）．腰椎の側弯においても，水平面上で凸側の後方への突出が確認できる．側弯変形においても筋のインバランスが生じる．腰椎左凸側弯では，左側の腰

方形筋，腰部脊柱起立筋が延長，右側が短縮し，凹側の大腰筋は延長する．胸椎右凸側弯では，右側の胸部脊柱起立筋，肋間筋が延長し，左側が短縮する (図7)．

病態

成人脊柱変形の原因は脊柱を構成する椎骨，椎間板，椎間関節，靱帯，筋などの退行変性であり，病態の進行は多岐にわたる．加齢に伴い椎体高，椎間板高の減少，椎間関節の変形，靱帯の変性，筋出力の低下，姿勢制御不全などが生じ，脊柱変形が進行する．脊柱変形が進行することで腰痛，バランス能力の低下，呼吸器・消化器の障害が生じる．成人脊柱変形は変性後弯症，変性側弯症に分けられる．

1 変性後弯症

後弯症には椎間板変性を基に生じた変性後弯症などの一次性後弯症と，不適切な矢状面アライメントで脊椎固定術がなされた医原性矢状面アライメント異常や外傷性後弯症などの二次性後弯症に分けられる．

一次性後弯症は胸腰椎・腰椎の椎間板変性により前方椎間板高が減少することを主体とする病態である．背筋群の変性や機能不全，遺伝的要因も関与する[6〜8]．二次性後弯症は外傷性後弯症の既往歴，骨粗鬆症性椎体骨折後の後弯や偽関節，固定術後の後弯変形などを主体とする病態である．椎体骨折が胸腰椎移行部に限局している症例は，局所後弯を呈しやすく，代償性腰椎過前弯による腰痛や偽関節による疼痛，神経障害を引き起こす (図8)．脊柱矯正固定術による脊椎の過矯正または矯正不足は，二次性後弯症のリスクとなる[6]．

2 変性側弯症

変性側弯症は，発生病態や自然経過の異なる2つのカテゴリーに分けられる．1つは椎間板変性をベースに中高年以降に発症する *de novo* 変性側弯症，もう1つは小児期発症の側弯症に，中年期以降の椎間板変性が加わることで変形の進行をもたらす二次性変性側弯症である．この2つの病態は，カーブタイプ，発症年齢，進行，柔軟性がそれぞれ異なる (表1)．他にも特発性側弯症の遺残変形や骨粗鬆症性の椎体骨折が原因で生じる二次性成人側弯症がある．

臨床症状

成人脊柱変形患者が主に訴える症状には，疼痛（腰痛，下肢痛），神経障害，歩行・起立障害，整容上の問題，心理的ストレス，呼吸器・消化器症状などがある．

1 疼痛・神経障害

疼痛の原因には，後弯変形に伴う腰痛や椎体・椎間板変形による神経圧迫がある．後弯変形に伴う腰痛は，背筋群の持続収縮に伴う筋内圧の上昇が原因と考えられており，成人脊柱変形症例の80％に認められる[9]．また，椎体・椎間板変形に伴う神経

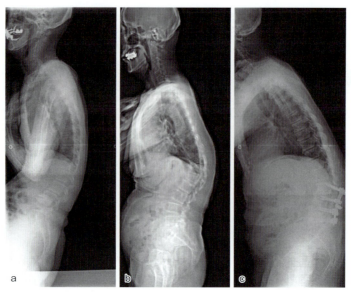

図 8 後弯症の X 線矢状面像
a：一次性後弯症，b：二次性アライメント異常（外傷性後弯），c：二次性後弯症（固定術後後弯）

表 1 変性側弯症の病態

	de novo 変性側弯症	二次性変性側弯症
病態	椎間板変性	小児期側弯症＋椎間板変性
カーブタイプ	胸腰椎・腰椎カーブ	全カーブパターン（胸椎カーブあり）
発症年齢	60代〜	40代〜
進行	急速	緩徐
柔軟性	柔軟	強固

圧迫による腰痛は，椎間孔内外での神経根障害が原因と考えられている．椎体・椎間板変形による神経圧迫は，下肢の疼痛や痺れなどの神経障害の原因にもなる．変形のない脊柱管狭窄症では下位腰椎の神経障害を呈しやすいが，成人脊柱変形では上位腰椎の神経障害を呈することが多い[10]．

2 歩行・起立障害

　成人脊柱変形は疼痛・神経障害などの症状に伴い，変形による立位保持能力が低下する．立位保持が困難になると，肘で体を支える症例も少なくなく，kitchen-elbow sign を認める（図 9）．

　後弯変形は，歩行能力低下を引き起こす．体幹の前傾角度が増加するほど，歩行速度は遅く，歩幅は狭くなる．また，体幹の前傾に伴い，頸椎伸展，骨盤後傾，膝関節屈曲の姿勢による代償を認める（図 10）．さらに，後弯角の増加はバランス能力の低下を助長し，転倒リスクを増加させる．

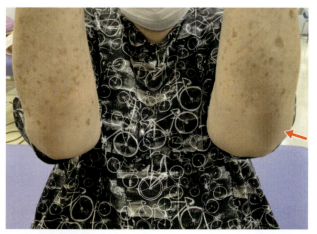

図9　kitchen-elbow sign
立ち仕事（台所作業時など）にて体幹を正中に保持できずに肘をつくため，肘や前腕の皮膚に色素沈着，皮膚肥厚，胼胝の形成などの異常を認める．

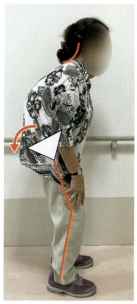

図10　後弯変形に伴う代償姿勢
体幹の前傾に伴い，頸椎伸展，骨盤後傾，膝関節屈曲の姿勢による代償を認める．

3　整容上の問題・心理的ストレス

　成人脊柱変形による後弯変形や側弯変形は，美容の観点から心理的ストレスの原因となる[11]．

4　消化器症状

　成人脊柱変形は運動器官のみならず消化器症状を呈する．逆流性食道炎はその代表的な疾患の1つである．

自然経過

　成人脊柱変形は加齢に伴い有病率が増加する．加齢に伴う筋力低下，椎間板，椎間関節，椎体の変性が，脊柱変形を進行させる（図11）．脊柱変形が進行すると姿勢を保持するために，頸椎伸展，骨盤後傾，膝関節屈曲などの姿勢による代償が起こる．このような姿勢による代償は，腰痛や下肢痛，身体機能の低下を引き起こし，日常生活動作（activities of daily living；ADL）能力や生活の質（quality of life；QOL）の低下を生じさせる．

　成人脊柱変形の進行に伴い，手術療法が考慮されるが，手術療法の適応については一貫した見解はない．脊柱変形の程度よりも，疼痛や身体機能の低下，QOLの低下の程度により手術療法が選択される．

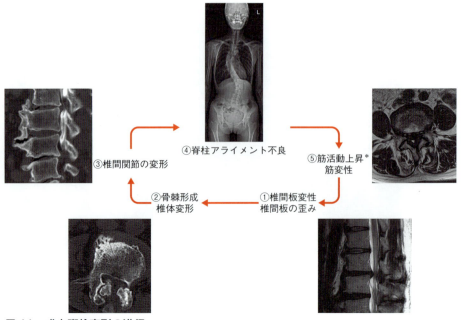

図11 成人脊柱変形の進行
①から④の順に脊柱変形が進行し，結果として⑤筋活動上昇による疼痛が出現する．
*姿勢保持筋の過緊張によるもの

画像所見

成人脊柱変形における画像所見は，治療の効果判定，脊柱矯正固定術の矯正角度の目安，術式を選択するうえで必要になる．特に脊椎パラメータの測定が重要となる．

1 脊椎パラメータ

不良な脊椎パラメータは，ADL能力やQOLの低下に影響する[12, 13]．手術療法では，どの程度手術で脊椎を矯正するかの目安にも用いられる．

一般的な脊椎パラメータには，骨盤パラメータとして骨盤形態角 (pelvic incidence；PI)，仙骨傾斜角 (sacral slope；SS)，骨盤傾斜角 (pelvic tilt；PT)（図12），脊椎パラメータとして腰椎前弯角 (lumbar lordosis；LL)，胸椎後弯角 (thoracic kyphosis；TK)（図13），グローバルパラメータとして sagittal vertical axis (SVA)，global tilt (GT)，T1 pelvic angle (TPA)，C7 plumb line-central sacral vertical line (C7PL-CSVL)（図14）がある．側弯の程度はコブ角を測定して評価する（図15）．

2 X線画像

X線画像では，前述した脊椎パラメータの測定の他に，①椎間板の高さ，②骨棘の有無，③fulcrum backward bending 撮影画像や機能画像撮影による椎間の可動性を確認する（図16，17）．fulcrum backward bending 撮影は，手術で胸椎の後弯や腰椎の前弯の矯正がどの程度可能かをX線画像上で評価する方法である．fulcrum backward bending 撮影は骨切り術を併用するかの判断にも使用する．また，側弯変

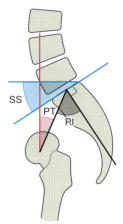

図 12 骨盤パラメータと測定方法

PI：骨盤形態角．個人固有の角度．仙骨終板に対する垂直な線と仙骨終板中点と大腿骨頭中心を結んだ線の角度．

PT：骨盤傾斜角．
骨盤の傾き．仙骨終板中点と大腿骨頭中心を結んだ線と垂線の角度．

SS：仙骨の傾き．
仙骨上縁と水平線のなす角．

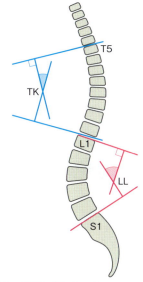

図 13 脊椎パラメータ

TK：胸椎後弯角．
T5 椎体上縁と T12 椎体下縁の角度．

LL：腰椎前弯角．
L1 椎体上縁と仙骨上縁の角度．

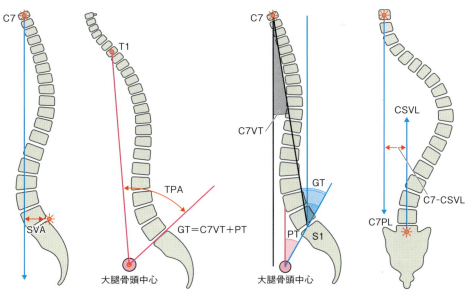

図 14 グローバルパラメータ

SVA: 体幹の前傾．C7 椎体中央を通る垂線と仙骨後縁との距離．
TPA: 体幹の前傾と骨盤の後傾．
　　T1 椎体中央と大腿骨頭中心を結んだ線と大腿骨頭中心と仙骨終板中点を結んだ線の角度．
GT: 体幹の前傾と骨盤の後傾．
　　C7 椎体中央と仙骨終板中点を結んだ線と大腿骨頭中心と仙骨終板中点を結んだ線の角度．
C7PL-CSVL: 体幹の側弯．C7 椎体中央を通る垂線と仙骨中央を通る垂線との距離．

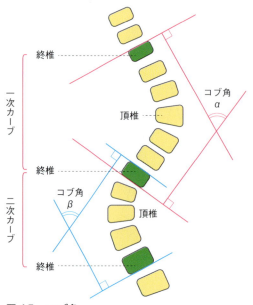

図15 コブ角
カーブが始まる椎体の椎体上部と，カーブが終わる椎体の椎体下部の成す角度．

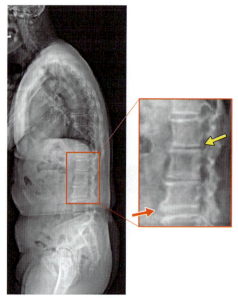

図16 変性後弯症のX線画像

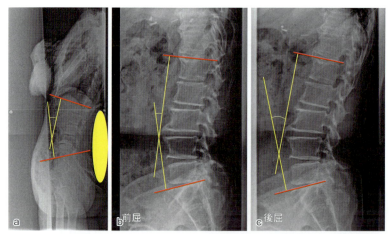

図17 fulcrum backward bending および機能画像撮影による柔軟性検査
a: fulcrum backward bending 撮影画像，b, c: 腰椎前屈・後屈の機能撮影画像

形を呈している症例には，凸側を下にした側臥位でカーブの頂点に枕を置き，側弯の柔軟性も評価する．

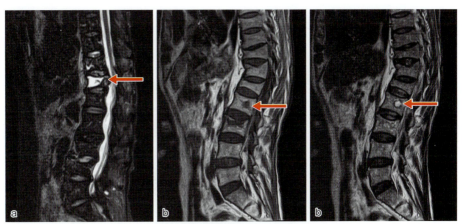

図18　MRI所見による椎体骨折と悪性腫瘍
a：椎体骨折，b：悪性腫瘍

> **ここをおさえる：X線画像のみかた（図16，17）**
>
> **①椎間板の高さ（黄色矢印）**
> 通常，椎体間には椎間板があるため，一定の高さが保たれている．椎間板が変性すると，椎間板の高さが減少し，脊椎の可動性が減少する．可動性が減少した脊椎は，アライメントの修正が行いにくい．
>
> **②骨棘の有無（赤矢印）**
> 椎体間に機械的ストレスが加わると，骨棘が形成されることがある．骨棘の形成は，可動域制限や神経圧迫の原因となる．
>
> **③脊椎の柔軟性**
> 脊椎の柔軟性低下はアライメント修正の阻害因子となる．fulcrum backward bending撮影や機能撮影画像による柔軟性も確認する．fulcrum backward bending撮影にて腰椎の前弯角を測定し，目標の前弯角に達していない場合は骨切り術の併用を検討する．機能撮影画像では腰椎の前屈，後屈時の前弯角を測定することで，動的な柔軟性を評価できる．脊椎の柔軟性はwall angelテスト，trunk extensionテスト，joint playテストなどの徒手検査と合わせて評価する．徒手検査の方法は後述する．

3　MRI

　成人脊柱変形は，腰部脊柱管狭窄症を合併していることが多い．主に，脊柱管狭窄症を確認するために，MRIが用いられる．脊柱管狭窄症のMRIについては腰部脊柱管狭窄症の項を参照されたい．また，高齢者の場合には，①骨粗鬆症性椎体骨折の既往や②悪性腫瘍の脊椎転移を有することがあり，これらの鑑別診断にMRIが用いられる**（図18）**．

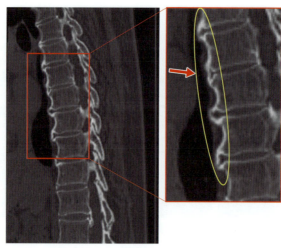

図19 CT所見による骨癒合評価

> ✓ **ここをおさえる：MRIのみかた**
>
> ①椎体骨折
> MRIの脂肪抑制画像にて，新鮮骨折部位が白く映る（高吸収）．椎体骨折後の後弯変形の場合，骨折椎体の骨癒合の状態に合わせた術式を選択する．
>
> ②悪性腫瘍の脊椎転移
> MRIのT1強調画像にて，腫瘍部位が黒く（低吸収），T2強調画像にて白く映る（高吸収）．悪性腫瘍は疼痛，骨組織の破壊などを認める．
> 脊柱管狭窄症は，体幹伸展により脊柱管の狭窄を助長する．MRIで脊柱管狭窄を認めた場合は，疼痛の増悪に合わせて伸展方向への姿勢修正を行う必要がある．

4 CT

成人脊柱変形は，椎体間の骨癒合を呈することがある．椎体間の骨癒合の確認にCTが用いられる（図19）．

> ✓ **ここをおさえる：CTのみかた**
>
> 椎体間の骨癒合
> CT所見にて，骨棘形成や靱帯骨化がある場合，椎体周囲は白く映る．骨棘形成や靱帯骨化が進行すると，椎体間に連続性のある骨癒合が生じる．椎体間の骨癒合はアライメント修正の阻害因子となる．
> 椎体間の骨癒合を認めている椎体に対する関節モビライゼーションは禁忌となる．

2 治療の概要

　成人脊柱変形の治療は，保存療法が第一選択になる．保存療法でも症状が改善しない症例に対して手術療法が選択される．手術療法はQOLが改善する一方，多くの合併症が問題とされている．そのため，手術療法は，患者が納得するまで保存療法を行ったうえで選択することが望ましい．

保存療法

1 薬物療法

　薬物療法として，非ステロイド性抗炎症薬（NSAIDs）やビタミン剤（メコバラミン），プロスタグランジン製剤などが疼痛や痺れの改善を目的に使用される．しかし，薬物療法の明らかな有効性は示されていない．

> **用語**
>
> **非ステロイド性抗炎症薬**：抗炎症作用，鎮痛作用，解熱作用を有する薬剤の総称．一般的には，疼痛，発熱の治療に使用される解熱鎮痛薬と同意語で用いられる．
> **ビタミン剤**：手足の痺れや疼痛を伴う末梢神経障害の治療として広く用いられる．
> **プロスタグランジン製剤**：抗血小板作用，血管拡張作用を持ち，血流不全による冷感，痺れなどの治療として用いられる．

2 ブロック療法

　成人脊柱変形に対する経椎間孔経由のステロイドのブロック療法は腰痛，疼痛由来のADL能力の改善に有効である．

> **用語：ステロイド**
>
> 抗炎症作用，免疫抑制作用があり，鎮痛薬として用いられる．

3 装具療法

　後弯症患者には軟性コルセットの着用を検討する．また，重錘を入れたリュックサックを背負いながらの運動療法は，腰痛，不良姿勢の改善，歩行距離の改善に有効である[14, 15]（図20）．側弯症患者には，疼痛の軽減，ADL能力の改善，コブ角の改善または進行の予防を目的に，硬性コルセットの着用を検討する．

4 物理療法

　今のところ保存療法としての成人脊柱変形に対する有効性は示されていない．慢性腰痛に対する物理療法は，一般的には牽引療法，電気療法，温熱療法，超音波療法などが用いられており，温熱療法のみ短期効果が示されている[16]．

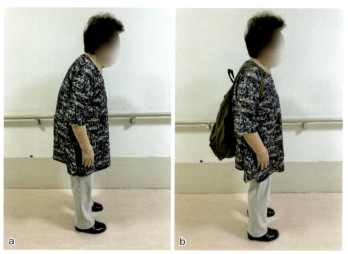

図20 重錘を入れたリュックサックを用いた運動療法
a: 未使用，b: リュックサック着用

5 運動療法

　成人脊柱変形に対する運動療法は，不良姿勢の改善，腰痛の緩和，身体機能，ADL能力およびQOLの改善に有効である[17]．

　有効性が示されている運動療法は，体幹・股関節のストレッチング，胸腰椎伸展筋力トレーニング，上肢挙上トレーニング，肩甲骨内転トレーニングである．運動療法の具体的な方法は後述する．

手術療法

　保存療法で効果が認められなかった患者には手術療法が検討される．成人脊柱変形に対する手術療法は，脊柱アライメントを矯正する脊柱矯正固定術が一般的である．手術療法の目的は，疼痛，呼吸器・消化器症状の軽減，整容上の問題の改善，ADL能力，QOLの向上である．脊柱矯正固定術は矢状面と前額面のアライメント，骨性癒合，柔軟性の程度の違いにより手術の侵襲方法が異なり，必要に応じて骨切り術が行われる．

1 腰椎椎体間固定術

　成人脊柱変形に対する腰椎椎体間固定術は，脊椎の不安定性の改善，脊柱変形の矯正を目的に行われる．腰椎椎体間固定術は，椎体間にケージというスペーサーを挿入し，椎体間を骨癒合，椎体間高を補高する手術である．これにより腰椎の前弯を矯正し，良好な矢状面アライメントを獲得することができる．腰椎椎体間固定術には後方経路腰椎椎体間固定術（posterior lumbar interbody fusion；PLIF），経椎間孔腰椎椎体間固定術（transforaminal lumbar interbody fusion；TLIF），側方経路腰椎椎体間固定術（oblique lateral interbody fusion；OLIF，extreme lateral interbody fusion；XLIF®）と前方経路腰椎椎体間固定術（anterior lumbar interbody fusion；ALIF）が

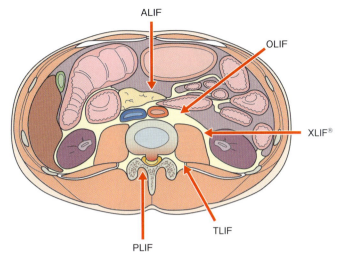

図21 腰椎椎体間固定術の進入経路

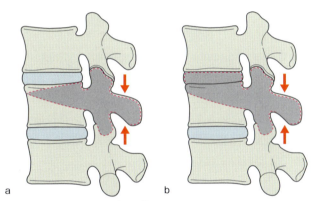

図22 PSOによる骨切り術
a: 椎体前縁を支点として後方を閉じることで30〜40°の矯正ができる.
b: 頭側椎間板を切除する方法で,約50°の矯正が可能である.

ある.PLIF,TLIFは,脊柱起立筋,多裂筋を切開し,後方から進入する.一方,OLIF,XLIF®は側方から外腹斜筋,内腹斜筋,腹横筋を切開して進入し,腸腰筋を切開(XLIF®),または,後方に避けて(OLIF)進入する.ALIFは前方から腹直筋と腹斜筋の間を切開して進入する(図21).

詳細は腰部脊柱管狭窄症の項を参照されたい(44頁).

2 骨切り術

骨切り術にはpedicle subtraction osteotomy(PSO)とvertebral column resection(VCR)がある.PSOは椎弓根を介して椎体まで楔状に切除し,椎体前縁を支点として後方を閉じることで矯正する手法である(図22).VCRは椎体を後方要素も含めてすべて切除して変形を矯正する方法である.骨切り術は脊椎の柔軟性が少ない症例に用いる(図23).

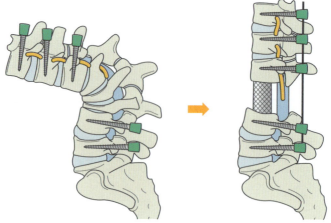

図23 VCRによる骨切り術
椎体の後方要素を含めてすべて切除し，取り除いた部位に太さ，長さを調整できるメッシュケージを入れて矯正する．

　脊柱矯正固定術は術前と比較して疼痛，ODIが改善する．疼痛は臨床的最小重要変化量である minimally clinically important difference（MCID）を超える改善を示すが，ODIに関してはMCIDを超える改善を示さないことが報告されている[18]．この結果は，脊柱矯正固定術は疼痛に対して有効であるが，疼痛由来のADL制限に対しては効果が少ないことを示している．また，脊柱矯正固定術後患者は，脊椎を固定することにより，前屈動作を伴う日常生活動作が，術後2年が経過しても制限されていることが報告されている[19]．

> **用語：臨床的最小重要変化量（minimally clinically important difference；MCID）**
> 臨床的に意味のある最小変化量を示し，治療効果や臨床経過の解釈において広く用いられる．

3 合併症

　脊柱矯正固定術の周術期合併症は13〜82%と脊椎のあらゆる手術のなかで最も多い．脊柱矯正固定術に特有な合併症を表2に示す[20]．

表2 脊柱矯正固定術による合併症

術中合併症	術後早期合併症	術後晩期合併症
大量出血	脊髄馬尾神経障害	神経障害
脊髄馬尾神経麻痺	神経合併症	排尿排便障害
神経損傷	排尿排便障害	感染
血管損傷	硬膜外血腫	創部褥瘡
内臓損傷	感染	インプラント関連
インプラント設置不良	せん妄	PJK/PJF, DJK/DJF
インプラント逸脱	深部静脈血栓症	骨癒合不全, 偽関節
硬膜損傷・髄液漏	感覚障害	偽性髄膜瘤
不十分な固定	皮膚障害	漿液腫
椎弓根骨折	手術創離開	
椎体骨折		

(日本側弯症学会(編):成人脊柱変形治療の最前線. pp153-178, 南江堂, 2017 を参考に作成)

3 保存的リハビリテーション

1 評価・測定

疼痛

疼痛の程度は Visual Analogue Scale (VAS) や Numerical Rating Scale (NRS) で数値化する.

腰痛の鑑別には,体幹屈曲・伸展運動誘発テストを用いて,筋・筋膜性疼痛,椎間関節性疼痛,椎間板性疼痛,神経性疼痛をスクリーニングする(図24, 25).また,圧痛検査にて腰背部の疼痛部位を確認する(図26).椎間関節性疼痛の鑑別にはknee lifting テストを用いる(図27, ▶動画 5-1).変形に伴う神経障害が生じることもあるため,ケンプテスト(図28)も合わせて実施する.

▶動画 5-1

関節可動域

脊椎の可動域制限は,ADL 制限,脊椎アライメント不良の原因となる[21].可動域制限の評価には胸腰椎の可動性評価にマッケンジー肢位による最大体幹伸展可動域(図29),腰椎伸展の可動域評価に trunk extension テスト(図30),joint play テスト(図31),胸椎伸展の可動域評価に wall angel テスト(図32)を用いる.

側弯を伴う場合は,胸椎,腰椎のそれぞれの側屈可動域(図33a, b)と胸腰椎の複合運動(図33c)による可動域を評価する.胸椎右凸側弯症例では右側屈の可動域が,腰椎左凸側弯症例では左側屈の可動域が制限を呈しやすい.胸椎右凸側弯および腰椎左凸側弯(ダブルカーブ)症例では左への側方移動の可動域が制限を呈しやすい.

 ここをおさえる

胸椎と腰椎の可動域評価を行う際は,脊椎を弯曲させるように体幹を側屈させると,正しく可動域を評価できる.

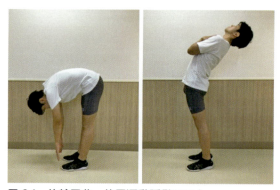

図24 体幹屈曲・伸展運動誘発テスト
体をしならせるように屈曲，伸展を行い，疼痛を誘発させる．

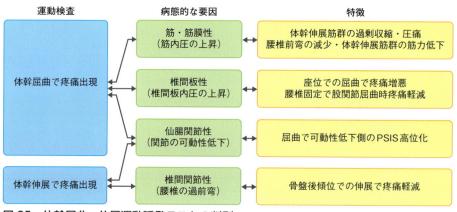

図25 体幹屈曲・伸展運動誘発テストの判別

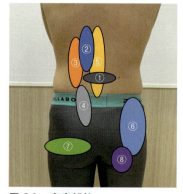

図26 疼痛部位
①椎間板性
②椎間関節性
③腰方形筋
④仙腸関節
⑤多裂筋，脊柱起立筋
⑥大殿筋，中殿筋後部線維
⑦梨状筋
⑧ハムストリングス

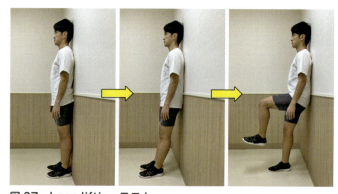

図27 knee lifting テスト
立位にて壁に踵，臀部，肩甲帯，頭を壁に付ける．足を前に出し，腰椎が壁に付くよう骨盤を後傾させた状態で壁にもたれる．両下肢を左右交互に30回上げる．腰痛の軽減・消失を認めた場合は陽性と判断する．

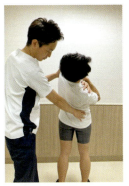

図 28 ケンプテスト
椎間関節性腰痛，腰部脊柱管狭窄症の整形外科テスト．
腰椎を伸展・回旋させる．回旋運動を行った方向の腰部のみに疼痛を認めた場合は椎間関節性障害を疑い，回旋運動を行った側の臀部，下肢の疼痛，痺れを認めた場合は腰部脊柱管狭窄症を疑う．

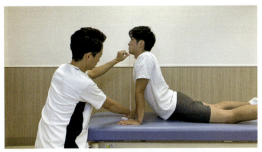

図 29 マッケンジー肢位による最大体幹伸展可動域
胸腰椎の可動性検査．
上肢で上前腸骨棘が床から離れないまで体幹を伸展させ，床から顎までの距離をテープメジャーにて測定する．

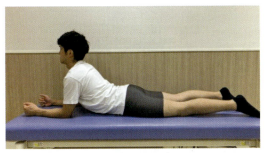

図 30 trunk extension テスト
腰椎の可動性評価．腹臥位をとり，前腕で腰椎を伸展させ，腰椎の伸展可動域を評価する．

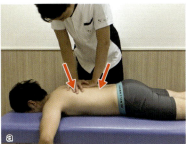

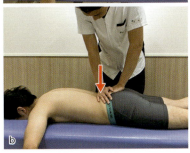

図 31 joint play テスト
a: 胸椎の joint play テスト，b: 腰椎の joint play テスト
脊椎の可動性評価．腹臥位をとり，腰椎，胸椎の椎間関節の可動性を評価する．
横突起を触診し，椎間関節の角度を考慮して上位胸椎は腹尾側方向，下位胸椎と腰椎は腹頭側方向に動かす．

5．成人脊柱変形

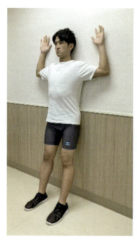

図 32　wall angel テスト
胸椎の可動性評価．壁から少し離れた位置に立ち，壁に寄りかかる．肩関節90°外転，肘関節90°屈曲，前腕回外位として体幹を伸展させ顎を引く．上肢帯を壁に付けた際に胸腰椎が壁に付かない，または，上肢帯が壁から離れる場合，胸椎に可動域制限があると判断する．

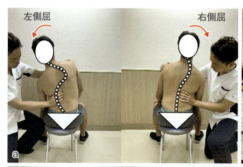
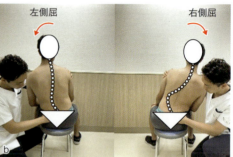
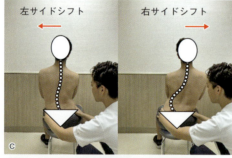

図 33　胸椎・腰椎の側屈可動域評価
a：胸椎の側屈可動域評価（胸椎右凸側弯）
腰椎が動かないように，セラピストの手で腰椎を固定しながら，胸椎の側屈可動性を評価する．
b：腰椎の側屈可動域評価（腰椎左凸側弯）
殿部が浮かないように，セラピストの手で骨盤，殿部を固定しながら，腰椎の側屈可動性を評価する．
c：胸腰椎の複合運動評価（胸椎右凸側弯および腰椎左凸側弯）
骨盤が動かないように，セラピストの手で骨盤を固定しながら，体幹を左右にシフトさせる．

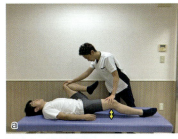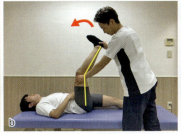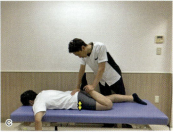

図34 筋長検査
a：腸腰筋の筋長検査
背臥位にて検査する．下肢と反対の股関節を最大屈曲させて，検査する下肢の床と下肢の距離を評価する．
b：ハムストリングスの筋長検査
背臥位にて検査する．股関節屈曲90°の肢位から膝関節を伸展し，膝関節の角度を評価する．
c：大腿直筋の筋長検査
腹臥位にて検査する．膝関節を屈曲させて，踵と殿部の距離を評価する．大腿直筋の短縮がある症例は，股関節が屈曲し，殿部が挙上する尻上がり現象を認める．

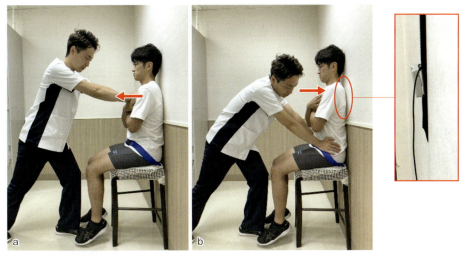

図35 最大等尺性体幹屈曲・伸展筋力
a：最大等尺性体幹屈曲筋力の測定方法，b：最大等尺性体幹伸展筋力の測定方法
測定肢位は股関節・膝関節屈曲90°の足底が床に着かない椅子座位とし，壁に背部を接地する．上肢は胸の前で組み，骨盤帯を固定ベルトで固定する．屈曲の測定時は胸骨に，伸展の測定時には第7胸椎にハンドヘルドダイナモメーターのセンサーパッドを接置する．5秒間かけて最大筋力になるように体幹屈曲，または伸展運動を行わせる．

　脊柱変形が進行すると，下肢関節の代償姿勢が生じる（図10）．そのため，下肢筋の筋長検査も合わせて行う．主に腸腰筋，ハムストリングス，大腿四頭筋の筋長検査を行う（図34）．

筋機能評価
　体幹の筋力低下は，腰痛や後弯変形を進行させるため[22,23]，体幹筋の筋機能を評価する．筋機能評価には，最大等尺性体幹屈曲・伸展筋力（図35），腹横筋機能評価

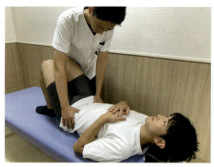

図36 腹横筋機能評価
セラピストは上前腸骨棘より2横指内側, 2横指下方の深層を触れておき, 腹部の引き込み運動中の深部の筋緊張の高まりを触知する. 腹横筋の筋機能不全がある症例は, 腹部の引き込み運動を上手に行えず, 筋緊張の高まりを触知することができない.

▶動画 5-2

▶動画 5-3

▶動画 5-4

▶動画 5-5

▶動画 5-6

▶動画 5-7

(図36), モーターコントロール機能評価 (図37, ▶動画5-2〜7), 体幹伸展筋持久力, 股関節の伸展筋力 (図38) を行う.

最大等尺性体幹屈曲・伸展筋力は, ハンドヘルドダイナモメーターを用いて数値化し, 介入効果や回復過程の判定に用いる.

モーターコントロール機能は下記の検査で2つ以上の陽性を認めた場合, モーターコントロール機能不全を疑う. モーターコントロール機能が低下すると, 腰椎の動きを適切に制御できなくなり, 腰部へのストレスが増加する.

体幹伸展筋持久力の評価にはソレンセンテスト (図39), 修正版 timed loaded standing (図40) を用いる. 体幹伸展筋持久力は疼痛や立位姿勢保持能力の低下に影響する[24].

股関節の伸展筋力は歩行時の動的アライメントに影響を与える[25]. 歩行時の動的アライメント不良は不良姿勢を助長するため, 股関節の伸展筋力も合わせて評価しておく (図38).

✓ ここをおさえる

ソレンセンテストは, 負荷量が高い観点から, 高齢者への測定が難しいため, TLSを用いる. TLSは, テスト中にスウェイバック, 膝の屈曲などの姿勢の代償を認めることが多いため, 壁を用いた修正版TLSを用いることで正確に体幹伸展筋持久力を測定できる (図40).

アライメント評価

後弯症のアライメントは, 矢状面上で胸椎後弯角の増加, 腰椎前弯角の減少, 骨盤の後傾, 下肢の屈曲姿勢を確認する. 後弯姿勢は, 疼痛, 転倒リスク, ADL能力やQOLの低下に影響を与える[9,12,13]. 評価にはランドマークの確認 (図41), 自在曲線定規 (図42), インクリノメーター (図43), 後頭骨・壁間距離 (occiput-to-wall distance; OWD) (図44) を用いる.

側弯症では側弯に伴い脊椎が回旋する. アダムステストを用いて, 脊椎の回旋の程度を評価する (図45). 患者に両手掌を合わせた状態で, 胸椎または腰椎が視線から水平になる位置まで前屈させ, 正中位から体幹の左右差を測定する.

また, 前額面上から側弯変形の程度と側弯変形に伴う他関節への運動連鎖を評価す

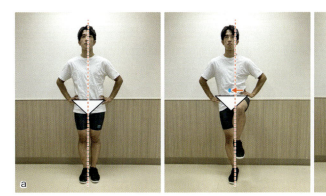

図37　モーターコントロール機能評価

a：片脚立位
内容：一側下肢を挙上し片脚立位をとらせる．その際に臍の側方移動距離を評価する．
正常：臍の移動距離が10 cm未満，または左右差が2 cm未満である．
陽性：臍の移動距離が10 cm以上，または左右差が2 cm以上である．

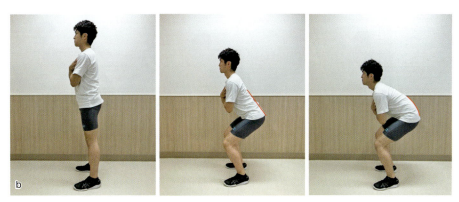

b：立位での股関節屈曲
内容：立位で体幹を正中位に保持したまま，股関節を屈曲するように指示する．その際の股関
　　　節と体幹の動きを評価する．
正常：体幹を中間位に保ったまま，股関節を50〜70°屈曲することが可能である．
陽性：腰椎屈曲または伸展の代償，または股関節屈曲が50°未満である．

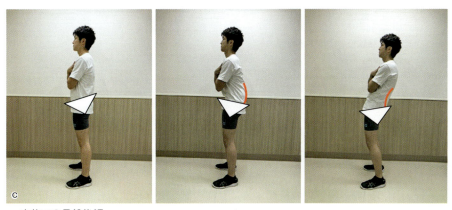

c：立位での骨盤後傾
内容：立位で骨盤を後傾するように指示する．その際の胸椎，腰椎，骨盤の動きを評価する．
正常：胸椎中間位のまま骨盤の後傾が可能である．
陽性：胸椎屈曲または腰椎伸展の代償，骨盤後傾が不可能である．　　　　　　（次頁へ続く）

(図37続き)

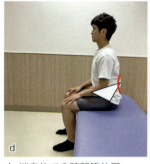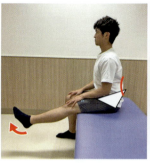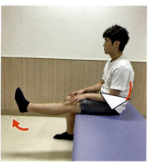

d：端座位での膝関節伸展
内容：端座位をとり，腰椎正中位を保持したまま膝関節を伸展するように指示する．その際の腰椎の動きを評価する．
正常：腰椎正中位を保持したまま膝関節伸展が可能である．
陽性：腰椎屈曲の代償，腰椎正中位での膝関節伸展が不可能である．

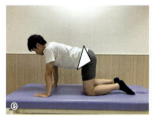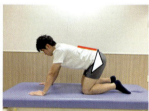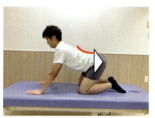

e：四つ這い位での骨盤前後移動
内容：四つ這い位をとり，腰椎正中位を保持したまま骨盤を前後に動かすように指示する．その際の腰椎，股関節の動きを評価する．
正常：腰椎正中位を保持したまま股関節屈曲60〜120°の位置まで骨盤の前後移動が可能である．
陽性：骨盤前後移動の際に腰椎屈曲または伸展の代償を認める．

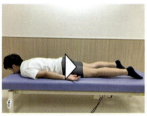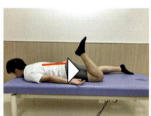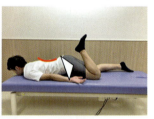

f：腹臥位での膝関節屈曲
内容：腹臥位をとり，一側下肢の膝関節を屈曲するように指示する．その際の腰椎の動きを評価する．
正常：腰椎，骨盤を動かすことなく膝関節屈曲が可能である．
陽性：腰椎屈曲または伸展，骨盤前傾または回旋の代償を認める．

る．側弯変形がある場合，正中位より脊椎が側方に変位することで，凸側の下肢に体重がかかりやすくなる．胸椎の側弯変形は胸郭の変形に連鎖して，凸側の肩甲骨は前傾，凹側の肩甲骨は後傾する．腰椎の側弯変形は側弯変形に連鎖して，凸側の骨盤が下制，凹側の骨盤が挙上する．骨盤の傾斜に伴い，下制側の股関節は外転位，挙上側の股関節は内転位となる．股関節の内転角度が増加すると，股関節の大転子が突出してみえる(図46)．

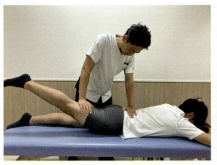

図38 股関節伸展筋力
腹臥位にて検査する．下肢を伸展した状態を保持させ，股関節屈曲方向に抵抗を加える．伸展位を保持できない場合は筋力低下を疑う．

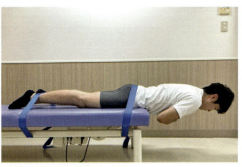

図39 ソレンセンテスト
腰部から頭側をベッドの端から出し，体幹と下肢が一直線になるまで状態を持ち上げ保持する．体幹と下肢が一直線に保持可能な時間を測定する．保持できなくなったら終了とする．

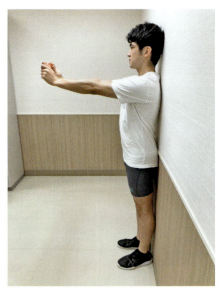

図40 修正版 timed loaded standing
修正版 TLS は従来の TLS の方法の測定中の代償運動を抑制するために踵，殿部，背部を壁に付ける．患者には壁に寄りかからないよう指示する．次に肘を前方へ向けるように肩関節 90°屈曲位とし，肩関節屈曲を保持した状態で肘関節を伸展し，上肢が保持可能な時間を測定する．保持できなくなる，または，疼痛の増悪を認めた時点で終了とする．保持が問題なく行える症例は重錘を使用して負荷量を上げる．

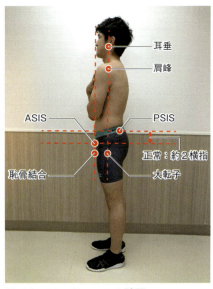

図41 ランドマークの確認
ランドマークを確認し，アライメントの評価を行う．上前腸骨棘（ASIS）と上後腸骨棘（PSIS）の位置関係で骨盤の前後傾を評価する．上前腸骨棘が上後腸骨棘より約2横指低い位置にあれば正常である．また，床からの垂線が耳垂，肩峰，大転子，膝関節前部，外果の前方を通る姿勢が理想的な姿勢である．

5．成人脊柱変形

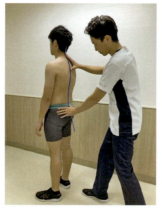
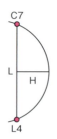

$$円背指数 = \frac{H}{L} \times 100$$

図42 自在曲線定規
C7からL4までの弯曲に沿って自在曲線定規を当て、その弯曲を紙にトレースする。C7からL4までの距離（L）と弯曲の頂点からLまでの距離（H）を計測し、H/L×100（％）の式に代入することで算出する。
正常：9.2±2.5　軽度後弯：12.7±3.6　中等度後弯：17.9±2.5　重度後弯：22.3±2.5[26)]

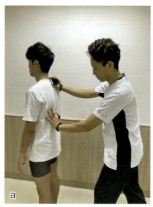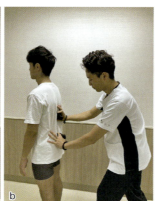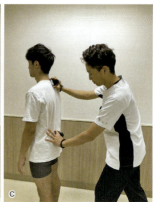

図43 インクリノメーター
a：胸椎後弯角、b：腰椎前弯角、c：胸腰椎前傾角
C7，T12，仙骨後面にインクリノメーターを当てて、胸椎後弯角（C7-T12）、腰椎前弯角（T12-仙骨後面）、胸腰椎前傾角（C7-仙骨後面）の角度をそれぞれ測定する。

 ここをおさえる

アダムステストを行う際は、合わせた両手を両膝の中央に合わせるようにし、脊椎を弯曲させるように少しずつ前屈させると、正しく評価できる。

バランス能力

後弯変形はバランス能力の低下を生じさせる。バランスの能力の低下は、転倒による骨折のリスクとなる[27,28)]。バランス能力の評価には、片脚立位やファンクショナルリーチテストを用いる。

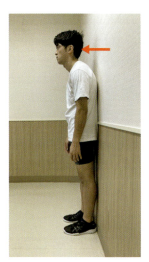

図44 後頭骨・壁間距離（OWD）

壁に背を付けた立位をとる．壁と後頭部の最も突出している部分との距離をテープメジャーで測定する．測定の際，頭部はできるだけ中間位となるようにする．

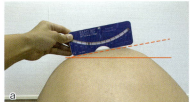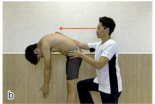

図45 アダムステスト

スコリオメーターにより，脊椎の回旋角度を測定する（a）．回旋角度が大きいほど側弯角度が大きいことを示す．胸椎または腰椎が視線から水平になる位置まで前屈させて測定する（b）．

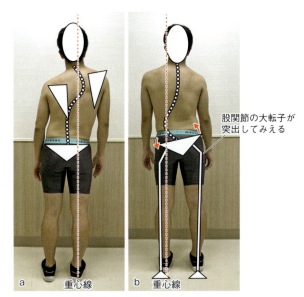

図46 側弯に伴う他関節への運動連鎖

a：胸椎右凸側弯の症例
右凸の変形に伴い，重心が右側に変位する．胸郭の変形に連鎖して，右の肩甲骨が前傾，左の肩甲骨が後傾する．
b：腰椎左凸側弯の症例
左凸の変形に伴い，重心が左側に変位する．側弯の変形に連鎖して，凸側の骨盤が下制，凹側の骨盤が挙上する．骨盤の傾斜に伴い，下制側の股関節は外転位，挙上側の股関節は内転位となる．股関節の内転角度が増加すると，股関節の大転子が突出してみえる．

> ここをおさえる
>
> 片脚立位の秒数が5秒以下，ファンクショナルリーチテストが18.5 cm未満の高齢者は転倒のリスクが高くなるため，リスクが高い患者には歩行補助具を勧める．

ADL能力

成人脊柱変形による疼痛（腰痛，下肢痛），神経障害，整容上の問題，歩行・起立障害，心理的ストレス，呼吸器・消化器症状などによりADL制限，QOLの低下が起

こる．成人脊椎変形の ADL 能力の評価には，Oswestry Disability Index (ODI)，Scoliosis Research Society-22 (SRS-22)，F スケール問診票 (Frequency Scale for the Symptoms of GERD；FSSG)，Lumbar Stiffness Disability Index (LSDI) が用いられる．

1) ODI

ODI は世界で最も広く使用されてきた患者立脚型の腰痛疾患に対する疾患特異的評価法である．日常生活動作に関する 10 項目の質問で構成されており，100％に換算する．点数が高いほど重症であることを示す．MCID は-11％である[29]．

2) SRS-22

SRS-22 は機能，疼痛，自己イメージ，精神，満足度の 5 つの下位項目に分かれており，健康関連 QOL を評価できる．成人脊柱変形の症状および治療成績に特化している．MCID は機能：0.9，疼痛：0.85，自己イメージ：1.05，精神：0.7，合計：1.05 である[30]．

3) FSSG

FSSG は，逆流性食道炎の診断および治療経過中の効果確認のためのサポートツールとして知られ，成人脊柱変形症例にも使用されている．12 項目の質問で構成されており，合計点が 8 点以上で逆流性食道炎の可能性が高い[31]．

4) LSDI

LSDI は腰椎変性疾患症例の ADL に対する自覚的な腰椎の不撓性（脊柱の運動性の制限による動きの悪さ）の影響度を測る評価法である．腰椎の可動性を伴う 10 項目の質問で構成されており，困難感の程度を 5 段階で評価し，100 点に換算する．点数が高いほど制限が著明であることを示す（→83 頁を参照）．

2 リハビリテーションアプローチ

成人脊柱変形症例に対するリハビリテーションでは，脊柱の可動性の向上，体幹伸展筋力の増加，体幹伸展筋持久力の向上によるアライメント修正を目的とした運動療法を実施する[32]．また，身体活動量低下，骨密度低下も生じるため，ウォーキングなどによる有酸素荷重運動，生活指導も行っていく．

疼痛に対するアプローチ

体幹の屈曲・伸展運動誘発テスト，圧痛検査，knee lifting テスト，ケンプテストを用いて，筋・筋膜性疼痛，椎間関節性疼痛，椎間板性疼痛，神経性疼痛を鑑別し（図 24〜28），それぞれの疼痛の原因に対してアプローチを行う．

1) 筋・筋膜性疼痛に対するアプローチ

体幹の屈曲動作で疼痛を認め，疼痛部位の筋肉に圧痛がある場合，筋・筋膜性疼痛

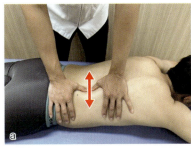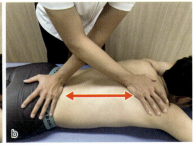

図 47　脊柱起立筋群に対する横断マッサージ，筋膜リリース
脊柱起立筋に対して横断マッサージを行う（a）．また，筋走行に沿って筋膜を伸ばすように筋膜リリースを行う（b）．特に腰腸肋筋と胸最長筋間や第12肋骨下端の腰方形筋の付着部は滑走不全を呈しやすい．

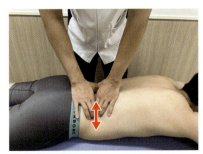

図 48　腰方形筋に対する横断マッサージ
腰方形筋に対して横断マッサージを行う．特に多裂筋，脊柱起立筋，腹斜筋間は滑走不全を呈しやすい．

であると判断する．圧痛が出現する筋に対して軟部組織モビライゼーションを行う．疼痛が出やすい筋肉として，脊柱起立筋（図47），腰方形筋（図48）が挙げられる．

2）椎間関節性疼痛に対するアプローチ

体幹の伸展動作で疼痛を認め，knee lifting テストが陰性，Kemp テストで腰痛のみ認めた場合，椎間関節性疼痛であると判断し，疼痛を認めた椎間関節の可動性を評価する．過可動性を認めた場合はモーターコントロールエクササイズ，低可動性を認めた場合は関節モビライゼーションを行う．具体的な方法は後述する（284～288頁参照）．

3）椎間板性疼痛に対するアプローチ

体幹の屈曲動作で疼痛を認め，knee lifting テストが陽性の場合，椎間板性腰痛を疑い，腰椎後弯姿勢，モーターコントロール機能不全の有無を評価する．腰椎後弯姿勢，モーターコントロール機能不全を認めた場合，腰椎伸展可動域制限の改善，モーターコントロールエクササイズによる椎間板へのメカニカルストレスの軽減を図る．具体的な方法は後述する（284～288頁参照）．

4) 神経性疼痛に対するアプローチ

体幹の伸展動作で疼痛を認め，knee lifting テストが陰性である場合，神経テストを行う．ケンプテストやSLR テストが陽性の場合に神経性疼痛を疑う．神経性疼痛には神経モビライゼーションを行う．具体的内容は腰部脊柱管狭窄症の項を参照されたい（52 頁）．

5) 物理療法

経皮的電気刺激療法（TENS）やパルス波などを用いて，疼痛閾値の上昇を図る．圧痛を認める部位に電極を貼付して，パルス幅は 200 μsec，周波数は 10～100 Hz 間を変調させ，変調周期は 24 秒とし，刺激強度は快適な範囲で最大強度にて行う．

可動域制限に対するアプローチ

成人脊柱変形は，姿勢変化に伴い筋のインバランスが生じる（図 4，7）．柔軟性の低下はアライメント修正に影響を及ぼすため[33]，筋のインバランスで生じた短縮筋に対するアプローチ（軟部組織モビライゼーション，ストレッチング）や関節に対するアプローチ（関節モビライゼーション）を行う．

1) 軟部組織モビライゼーション

後弯変形患者は，大胸筋，外腹斜筋，腹直筋，腸腰筋，大殿筋，中殿筋が短縮する．胸椎右凸側弯症例は，左の胸部脊柱起立筋，肋間筋が短縮し，腰椎左凸側弯症例は，右の腰部脊柱起立筋，腰方形筋が短縮する．それぞれ，短縮筋に対して，横断マッサージや筋膜リリース，ストレッチングを行う（図 49～53）．

ここをおさえる

大腰筋は腰椎を伸展させる作用があるが，後弯症のような腰椎の前弯が減少している症例は大腰筋が短縮し，腰椎を屈曲させる．腰椎を前弯させた状態で筋収縮を起こすために，事前に柔軟性を確保する必要がある．

2) 関節モビライゼーション

胸椎，腰椎の伸展可動域制限に対するモビライゼーションを行う．胸椎，腰椎の椎間関節に対するモビライゼーションを行うことで，椎体間の可動性を確保する（図 54）．

3) セルフストレッチング

効果を持続させるため，セルフストレッチングを指導する．ストレッチングは，狙った筋を伸張させた状態で 20～30 秒間保持する．20～30 秒を 1 セットとし，3～5 セット行う．ストレッチングは胸椎過後弯（図 55），腰椎後弯（図 56），骨盤後傾（図 57），凹側の筋肉に対して行う（図 58）．

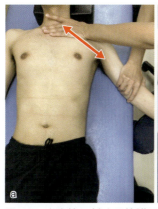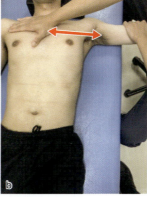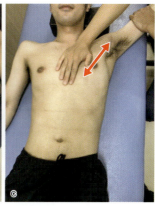

図49 大胸筋に対する筋膜リリース
a：上部（鎖骨部），b：中部（胸骨部），c：下部（腹部）
胸椎の後弯に伴い，前胸部の筋に短縮を認めやすい．大胸筋は上部（鎖骨部），中部（胸骨部），下部（腹部）に分かれているため，それぞれ上腕の角度を筋の走行に沿って変えて行う．

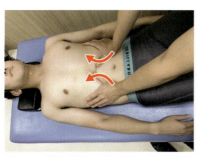 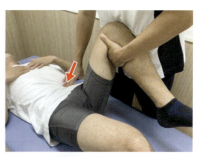

図50 外腹斜筋，腹直筋に対する筋膜リリース
胸椎の後弯に伴い外腹斜筋，腹直筋上部の筋に短縮を認めやすい．肋骨下に指を入れるようにし，筋膜をリリースする．

図51 大腰筋に対する横断マッサージ
腹直筋の外側から椎体に向かって大腰筋を触診し，横断マッサージを行う．大腰筋は圧痛が出やすいため，愛護的なマッサージを行う．

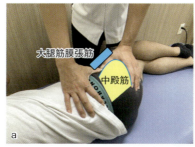 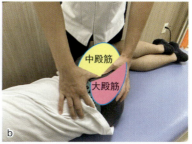

図52 大殿筋，中殿筋に対する横断マッサージ
a：中殿筋前部線維と大腿筋膜張筋線維間，b：中殿筋後部線維と大殿筋上部線維間
体幹前傾の代償として，骨盤後傾位を呈するため，大殿筋，中殿筋に筋の短縮を認めやすい．特に中殿筋前部線維と大腿筋膜張筋線維間，中殿筋後部線維と大殿筋上部線維間で滑走不全を呈しやすい．筋間を分ける横断マッサージを行う．

5．成人脊柱変形

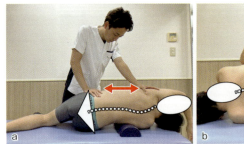
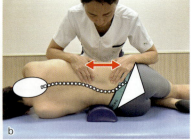

図53　胸椎右凸側弯，腰椎左凸側弯に対するストレッチング
a: 胸椎右凸側弯に対するストレッチング，b: 腰椎左凸側弯に対するストレッチング
脊椎の側弯に伴い，凹側の筋肉が短縮する．側弯の頂椎に枕をいれた状態で，凹側の筋を伸張する．

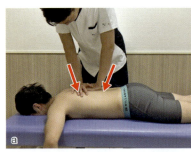
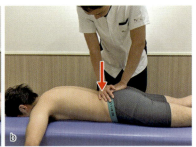

図54　胸椎，腰椎に対する関節モビライゼーション
a: 胸椎に対する関節モビライゼーション
患者を腹臥位にする．胸椎の後弯が少ない症例には胸部にタオルを入れて，後弯位をつくる．横突起を触診し，椎間関節の角度を考慮し，上位胸椎は腹尾側，下位胸椎は腹頭側方向へ動かす．
b: 腰椎に対する関節モビライゼーション
患者を腹臥位にする．胸椎の過前弯を伴う症例には，腹部にタオルを入れて，過前弯を修正する．横突起を触診し，腰椎を腹側方向へ動かす．

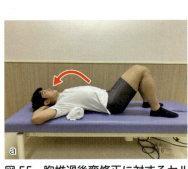
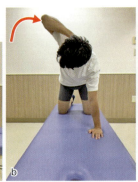
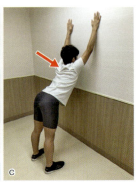

図55　胸椎過後弯修正に対するセルフストレッチング
a: 背臥位での胸椎伸展・前胸部伸展ストレッチング
丸めたタオルを後弯している頂椎にあてて，胸椎を伸展，前胸部を伸展させる．
b: 胸椎回旋ストレッチング
c: 立位での胸椎伸展・前胸部伸展ストレッチング
背臥位をとることが難しい症例には，壁を利用して上肢を挙上させ，胸椎を伸展させる．

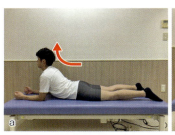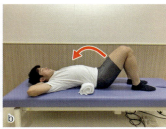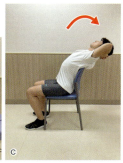

図 56　腰椎後弯修正に対するセルフストレッチング
a: 腹臥位での腰椎伸展ストレッチング
肘関節でベッドを押し，腰椎を伸展させる．
b: 背臥位での腰椎伸展ストレッチング
丸めたタオルを後弯している頂椎にあてて，腰椎を伸展させる．
c: 座位での腰椎伸展ストレッチング
座位で背もたれにもたれかかり，腰椎を伸展させる．

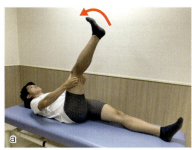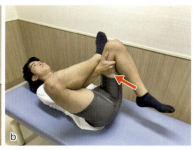

図 57　下肢筋に対するセルフストレッチング
a: 背臥位でのハムストリングスのストレッチング
両手で膝窩を把持し，膝関節を伸展させる．
b: 背臥位での殿筋群のストレッチング
治療する下肢を対側の大腿部に乗せる．対側の膝窩を把持し，股関節を屈曲させる．

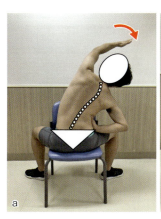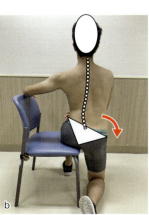

図 58　胸椎・腰椎側弯に対するセルフストレッチング
a: 胸椎右凸側弯に対するセルフストレッチング
左上肢を外転，右上肢で頂椎を内側に押すようにストレッチする．凹側の筋に伸張感を感じた位置で 30 秒間保持する．
b: 腰椎左凸側弯に対するセルフストレッチング
椅子に左側の殿部のみで座り，右膝を床に付ける．右骨盤を下制するように伸張する．凹側の筋に伸張感を感じた位置で 30 秒間保持する．

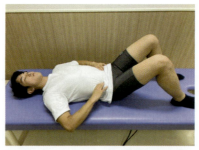

図59 ローカル筋（腹横筋）の収縮
腹部引き込み運動．上前腸骨棘の2横指内側，2横指下方を触知し，腹部を引き込み腹横筋を収縮させる．表層筋の過剰な収縮が生じないように注意する．

> **ここをおさえる**
>
> 脊椎伸展可動域制限が著明な場合，臥位の可動域制限に対するアプローチの後に，抗重力位をとると疼痛の増悪を訴えることがある．患者にはアプローチの前に疼痛の増悪を伴うことがあることを説明しておく．

筋機能に対するアプローチ

　関節可動域制限に対するアプローチの後，良肢位を保持するため，モーターコントロール機能，体幹伸展筋力・伸展筋持久力，股関節伸展筋力に対するアプローチを行う．筋機能に対するアプローチは，患者の状態に合わせて負荷量の少ない背臥位から開始し，抗重力位を保持できる機能があれば，座位，立位，腹臥位と負荷量を上げていく．

1）モーターコントロール機能に対するアプローチ

　良肢位の維持，腰痛の改善のため，モーターコントロール機能に対してアプローチを行う．モーターコントロール機能へのアプローチとして，ローカル筋の収縮（図59），静的状態でのモーターコントロールエクササイズ（図60）を行う．静的状態でのモーターコントロール機能が得られたら動的なエクササイズに移行する（図61）．

2）体幹伸展筋力に対するアプローチ

　体幹伸展筋力に対してアプローチする際は，随意最大収縮の40％以上の負荷を目標に，トレーニング用バンドの強度を変更する（図62）．

3）体幹伸展筋持久力に対するアプローチ

　体幹伸展筋持久力に対してアプローチする際は，随意最大収縮の20〜30％の負荷に設定する（図63）．体幹伸展筋持久力エクササイズは，各運動姿勢を保持できなくなった時点でエクササイズを終了する．各運動を3〜5回行う．

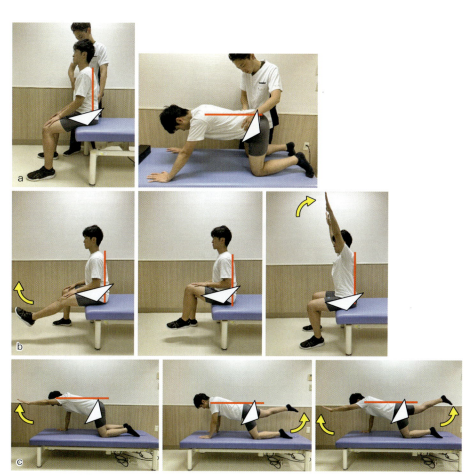

図 60 静的状態でのモーターコントロールエクササイズ
a: セラピストによるフィードバック
腰椎の中間位をセラピストが誘導し,中間位の保持を学習させる.
b: 端座位での静的モーターコントロールエクササイズ
腰椎を中間位に保持したまま,膝関節伸展,股関節屈曲,上肢挙上などを行う.
c: 四つ這い位での静的モーターコントロールエクササイズ
腰椎を中間位に保持したまま,一側上肢挙上,一側下肢挙上,対側上下肢挙上などを行う.

4) 股関節伸展筋力に対するアプローチ

　股関節伸展筋力に対してアプローチする際は,腰椎の中間位が保持できる範囲内で股関節の運動を行う(図 64).

姿勢アライメントに対するアプローチ

　不良アライメントは症状を増悪させるため,姿勢アライメントを保持させる能力の獲得が症状緩和につながる.関節可動域エクササイズ,筋力・筋持久力トレーニングを実施した後,鏡やビデオを用いた視覚的フィードバックエクササイズや腰椎,骨盤,股関節の協調性を意識したエクササイズを行い,姿勢アライメント保持能力を向上させる(図 65).

　側弯変形には,患者がどのような側弯を呈しているか,X線画像や骨モデルなどを

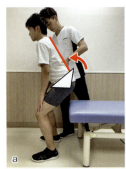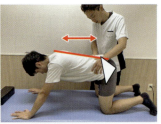
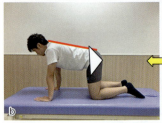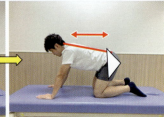
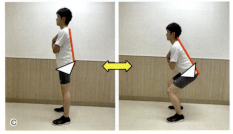

図61 動的状態でのモーターコントロールエクササイズ
a: セラピストによる動的モーターコントロールエクササイズのフィードバック
腰椎の中間位をセラピストが誘導し，中間位で股関節屈曲，骨盤の前後移動を学習させる．
b: 四つ這い位での動的モーターコントロールエクササイズ
腰椎を中間位に保持したまま，骨盤を前後に動かし，股関節を屈曲，伸展させる．
c: 立位での動的モーターコントロールエクササイズ
腰椎を中間位に保持したまま，股関節を屈曲させていく．

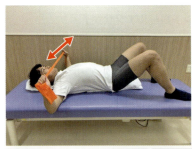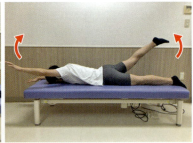
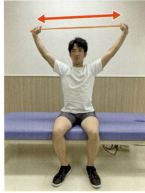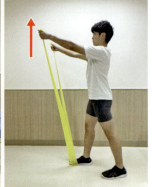

図62 体幹伸展筋力エクササイズ

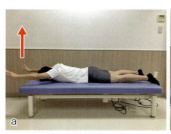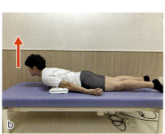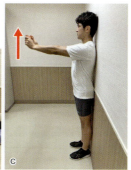

図63　体幹伸展筋持久力エクササイズ
a: 両上肢挙上エクササイズ
　　腹臥位にて，両上肢を最大挙上し，体幹伸展を保持する．
b: 胸椎伸展エクササイズ
　　胸部にタオルを入れて，体幹伸展を保持する．
c: 修正版 timed loaded standing
　　壁に背を付けて肩関節90°屈曲位まで挙上し，体幹の伸展を保持する．

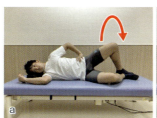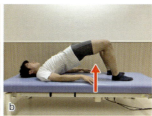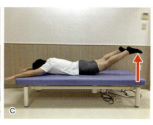

図64　股関節伸展筋力エクササイズ
a: クラムエクササイズ（股関節開排）
b: ブリッジエクササイズ
c: 両下肢伸展エクササイズ
腰椎の屈曲，伸展，回旋動作が生じないように，腰椎を正中位に保持しながら股関節開排，ブリッジ，両下肢伸展を行う．

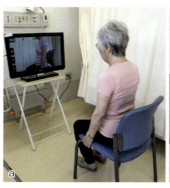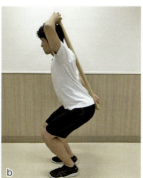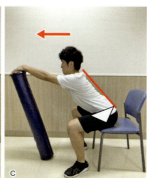

図65　姿勢アライメントに対するアプローチ
a: ビデオを用いた視覚的フィードバック
b，c: 腰椎，骨盤，股関節の協調性エクササイズ

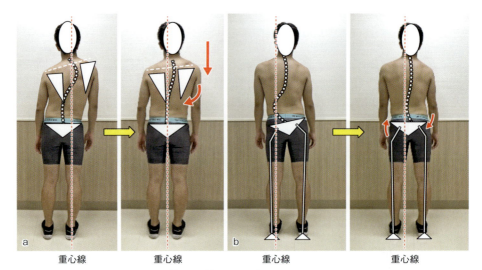

図66　側弯症のアライメント修正に対するアプローチ
a: 胸椎右凸側弯に対する修正
肩を水平にするように意識しながら，胸椎の弯曲を修正する．
b: 腰椎左凸側弯に対する修正
重心が体幹左右中央になるように立ち，骨盤を左にシフトさせながら，左右の骨盤の高さを揃える．

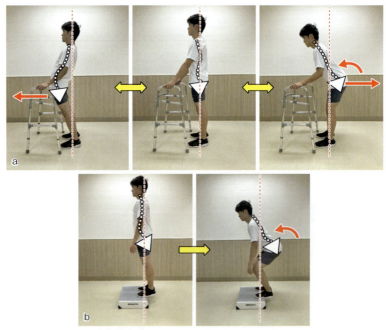

図67　股関節戦略獲得に向けたアプローチ
a: 立位にて股関節の屈曲，伸展を反復し，股関節で重心を移動する．
b: 台を使用して重心を前方にシフトさせることで，体幹の伸展，骨盤前傾を促すことができる．

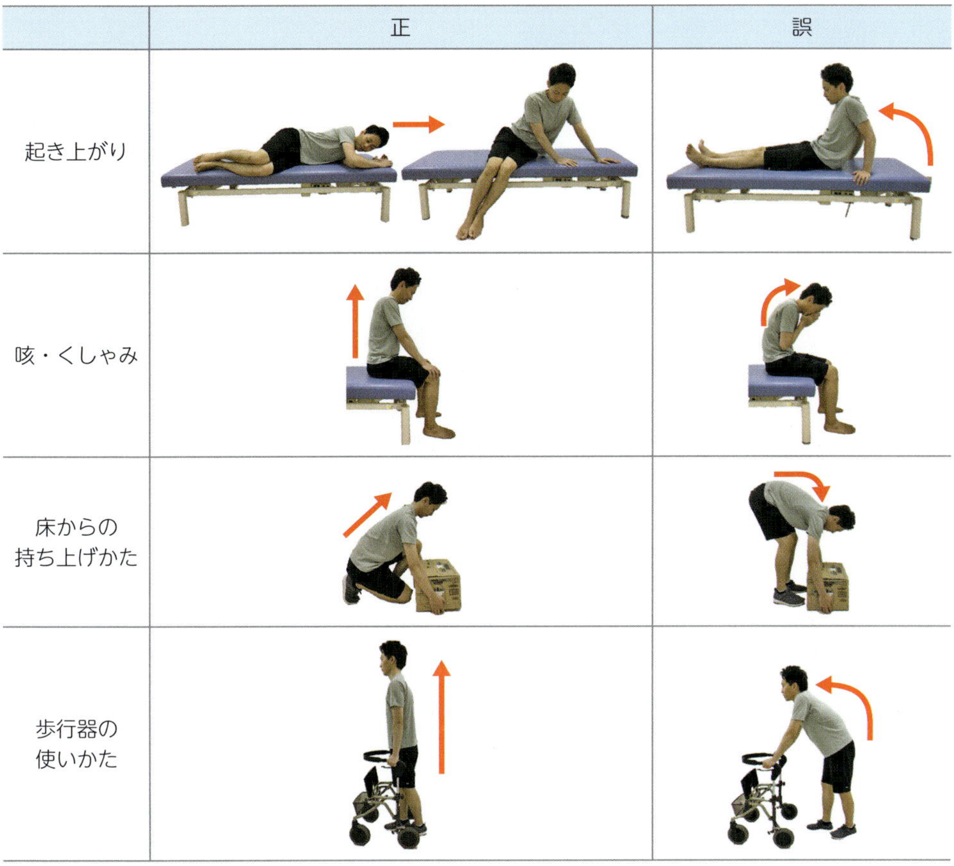

	正	誤
起き上がり		
咳・くしゃみ		
床からの持ち上げかた		
歩行器の使いかた		

図68　後弯症の生活動作指導

使用してイメージしてもらう．次に鏡などを用いて視覚的フィードバックを行い，姿勢を学習させ，最終的に鏡がなくても良姿勢が保持できるようにしていく．

　胸椎右凸側弯症例には，肩を水平にすることを意識しながら，胸椎の弯曲を修正するように指導する．腰椎左凸側弯症例には，身体重心が体幹左右中心になるように立ってもらい，骨盤を左にシフトさせることで，左右の骨盤の高さを揃える．骨盤の高さを水平に保つことで，腰椎の弯曲を修正する(図66)．

身体活動量・骨密度に対するアプローチ

　ウォーキングなどの有酸素荷重運動は骨密度を増加させる[34]．ウォーキング中に不良姿勢を伴う場合は，杖やシルバーカーなどの補助具を使用し良肢位を保持することを心がける．

バランス機能に対するアプローチ

　SVAが100 mm以上では転倒リスクが増加するため[35]，姿勢へのアプローチに加えてバランス能力のアプローチも行う．成人脊柱変形症例は，股関節戦略が機能せず，足関節戦略が有意となる[36]．バランスエクササイズには片脚立位，タンデム立

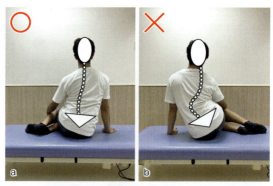

図 69 側弯症の生活動作指導（座りかた：腰椎左凸側弯症例）

横座りをする際は，腰椎左凸側弯の患者では，右足を上にした横座りを行うと，左の骨盤の下制，右の骨盤の挙上が生じ，腰椎左凸の変形が増強する (b)．そのため，横座りをする際は左足を上にし，左の骨盤の挙上，右の骨盤の下制することで，腰椎左凸の変形を修正する (a)．

位などを行う．また，バランスエクササイズに加えて，股関節戦略に対するアプローチも実施する．股関節戦略に対するアプローチは，立位にて股関節の屈曲，伸展を反復し，股関節で重心移動を行えるようアプローチする．また，台を使用して重心を前方にシフトさせ，体幹の伸展，骨盤前傾を促す．スクワット動作ではハムストリングスを抑制し，大殿筋を収縮させることで，股関節での戦略を行いやすくする（図67）．

3 保存的リハビリテーションの留意点

脊椎の可動域制限は姿勢アライメントに影響を与えるため，脊椎可動域の改善を中心にアプローチを行う．脊柱変形の増悪に伴い下肢関節の代償を認めるため，必要に応じて下肢の関節可動域エクササイズ，筋力強化も行う．

4 予防のポイント

日常生活動作において，脊椎の後弯を助長する動作は控えるように指導する（図68）．変性側弯症例の場合，側弯を増強させない姿勢を指導する．横座りの座りかた（図69），就寝方法（図70），ショルダーバッグの持ちかた（図71）などに配慮し，側弯を増強させない姿勢を指導する．

4 術後リハビリテーション

脊柱矯正固定術は手術侵襲が大きく，術後のバイタルサイン，全身状態が不安定となるため，リスク管理を十分に行う必要がある．また，アライメントの変化に伴い，疼痛，関節可動域制限，下肢・体幹の筋力低下などが生じることを考慮してリハビリ

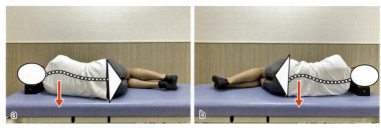

図70 側弯症の生活動作指導（寝る向き）
a：胸椎右凸側弯症例，b：腰椎左凸側弯症例
横向きで寝る際は，凸側を下にした側臥位を取ると，重力により凸側の変形を助長する．そのため，胸椎右凸側弯では左側を下に，腰椎左凸側弯では右側を下にした側臥位をとり，凸側の変形を修正する．

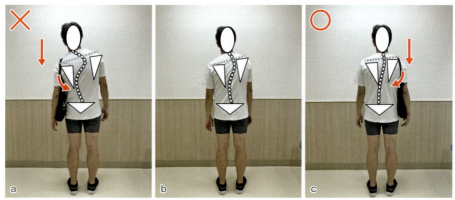

図71 側弯症の生活動作指導（ショルダーバッグの持ちかた：胸椎右凸側弯症例）
荷物を持つ際は，凹側の肩に荷物を持つと凸側の変形を助長する（a）ため，荷物を持つときは凸側の肩にかけて持つ（c）ように指導する．

テーションを実施する．本項では，脊柱矯正固定術のリスク管理，術後リハビリテーションを進めるうえでの注意点とポイントについて解説する．

術前評価と術前教育

1 術前評価

術前の評価は，保存的リハビリテーションと同様の評価項目を用いる．術前と術後を比較し，術後成績の効果判定に用いる．また，脊椎パラメータは術後のADL能力，QOLに影響するため，合わせて評価する[37]．

2 術前教育

手術前にパンフレットなどを使用して術後の回復過程や入院中のセルフエクササイズの指導，動作指導を行う．また，脊柱矯正固定術は多椎間固定による脊椎の不撓性が出現するため，前屈を伴う動作が制限されることを説明しておく．

時期	リハビリテーション	目標
術前	オリエンテーション，筋力トレーニング 有酸素運動，術前評価	術後経過の把握
手術当日		
術後翌日	情報収集，足関節底背屈運動， 禁忌動作指導，ADL指導，離床	禁忌動作，ADL動作， 離床方法の理解
術後2日〜	禁忌動作・ADL方法の確認， 積極的な離床・歩行練習	離床動作の獲得
術後1週	禁忌動作・ADL方法の確認， 筋力トレーニング，可動域エクササイズ，歩行練習	歩行動作の獲得
術後2週	退院に向けてのADL練習 階段昇降練習，床上動作練習	ADL動作自立
術後3週〜	退院時指導	退院

図72　脊柱矯正固定術後のリハビリテーションプロトコル

> **用語：脊椎の不撓性**
> 脊椎の可動域制限により柔軟性が低下すること．成人脊柱変形の手術は多椎間の固定を強いられるため，不撓性が著明となる．

急性期（術後早期〜退院）

　脊柱矯正固定術後の急性期の合併症には硬膜損傷，深部静脈血栓症，大量出血，せん妄，感染がある．バイタルサインに加えて，これらの評価，情報収集を行いながらリハビリテーションを進めていく．図72に脊柱矯正固定術後のリハビリプロトコルの一例を示す．

1　情報収集

　介入前に手術情報（術式，固定椎間数，出血量，手術時間，術中合併症など），患者情報（血液データ，深部静脈血栓症の有無，骨粗鬆症の有無，術前・術後バイタルサインの変動など），画像情報（ケージの位置，スクリューの向き，矢状面アライメントなど）を確認する．

術後X線画像

　術後のX線画像からケージの位置，スクリューの向き，矢状面アライメント，固定上位・下位端を確認する（図73）（ケージの位置，スクリューの向きは→68頁参照）．

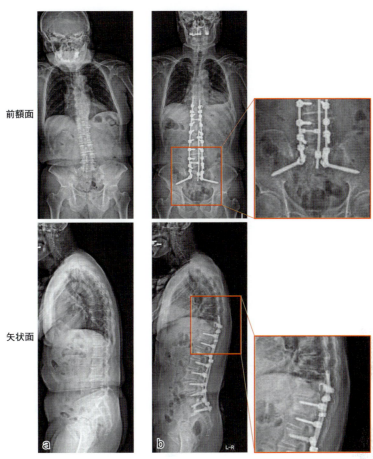

図73　術後X線画像
a：術前，b：術後

> ✅ **ここをおさえる：術後X線画像のみかた（図73）**
>
> ①矢状面アライメント
>
> 術後の矢状面アライメントを確認する．矯正不足や過矯正，術前後の変化量が多い症例は，隣接椎間障害を起こしやすい．
>
> ②固定上端，固定下端の設定およびアンカーの確認
>
> 固定上端，固定下端の設定（どこからどこまで固定しているか），アンカー（椎弓根スクリュー，椎弓下テープ，フック）を確認する．固定上端が第12胸椎や後弯の頂椎であると隣接椎間障害を起こす可能性がある．固定下端が仙骨に設定されていると，仙腸関節痛を引き起こしやすい．
>
> 　隣接椎間障害は術後2年までの発生率は17〜39％といわれており，定期的に経過を追う必要がある[38]．

表3　血液データの正常値

項目	正常値
TP（総蛋白）	6.7〜8.3 g/dl
Alb（アルブミン）	3.9〜4.9 g/dl
赤血球数	430万〜570万/μl
ヘモグロビン	13.5〜17.5 g/dl
ヘマトクリット	39.7〜52.4%
血小板	14万〜34万/μl
白血球数	3,300〜9,000/μl
CRP	0.3 mg/dl
D-ダイマー	1.00未満μl/dl

血液データ

脊柱矯正固定術は他の変性疾患の手術と比較して出血量が多く，手術時間が長いため，術後の全身状態が不安定となる．そのため，ヘモグロビン，総蛋白，アルブミン，CRP値などから，貧血，栄養状態，感染の有無を確認する（表3）．

2 評価・測定（術後翌日患者を目の前にして行うこと）

バイタルサインの測定に加え，術後合併症について確認する．

気分不快，全身状態の確認

脊柱矯正固定術は多量出血，長時間の手術時間，大きな侵襲により，術後の全身状態が不安定になり，術後翌日に気分不快を訴える患者がほとんどである．術後に生じるせん妄の割合は7.2〜18％と高く[39,40]，意識レベルやコミュニケーション能力を確認する．

ここをおさえる

せん妄は，睡眠障害および寝たきりの改善，視力・聴覚刺激により割合が低下するため，病棟と協力し，日中はできるだけ離床し，覚醒させることが重要である．

疼痛・痺れ

術後の疼痛や痺れの状態を術前の状態と比較する．脊柱矯正固定術後症例は，術創部が大きいため，術創部痛が強く，強い鎮痛薬を使用していることが多い．鎮痛薬の使用の有無も確認する．

ここをおさえる

脊柱矯正固定術による神経損傷は，除圧，骨切り，矯正時の脊髄や馬尾神経の牽引や挟み込み，動脈の閉塞による神経虚血で生じる[41,42]．神経症状の回復過程は重症度により異なる．症状が軽度であれば術後6週間で49%，術後6か月で70%が改善する．症状が重度であれば術後6週間で24%，術後6か月で65%が症状の改善が見込まれる[43]．

術後麻痺の確認

血腫や手術侵襲による運動麻痺，感覚麻痺がないかを徒手筋力検査（MMT）や感覚検査を用いて確認する．

 ここをおさえる

脊柱矯正固定術後は全身状態が不安定となり，意識レベルの低下や疼痛による筋出力低下を認めることがあるため，全身状態の変動と合わせて術後麻痺の確認を行う．

股関節の可動域制限

成人脊柱変形症例は，骨盤後傾位をとり股関節は相対的に伸展位となるため，股関節の後方組織は短縮を認めることが多い．加えて，手術により腰椎前弯，骨盤前傾位に矯正されることで腰背筋膜の下部線維から殿筋群などの後方組織がさらに伸張される．また，寛骨までスクリューで固定されるため，寛骨の動きが制限される．以上のことから，後方組織の伸張制限，寛骨大腿リズムが減少し，股関節の屈曲可動域制限が著明となる．離床の前に股関節の可動域を評価しておく．

 ここをおさえる

寛骨大腿リズム：股関節の屈曲，伸展には，寛骨の後傾，前傾を伴う．特に屈曲，伸展最終域に近づくほど，寛骨の動きが大きくなる．脊柱矯正固定術では腰椎，寛骨がスクリューで固定されるため，寛骨の動きが制限され，股関節の可動性が低下する．

術創部の確認

術創部の疼痛，発赤，熱感を確認する．脊柱矯正固定術は出血量が多いため，術創部から血液が染み出し，ガーゼ汚染を呈することがある．

 ここをおさえる

ガーゼ汚染は，術創部の離開の可能性や術創部を湿潤状態にするため，感染のリスクを増加させる．離床時にガーゼ汚染に気付いた際は，主治医に報告し，術創部の確認を行う（図74）．

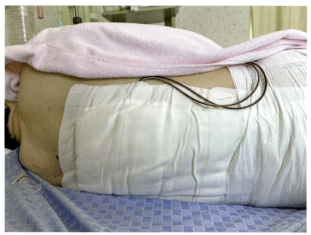

図74　術後ガーゼ汚染の確認
脊柱矯正固定術は術創部が大きく，ガーゼ汚染が生じるリスクが高いため，血液の染み出しの確認を行う．

尿の確認

術後は尿道カテーテルが留置されており，尿の色と量を確認する．尿の色が濃く（濃縮尿），尿量が少ない場合は脱水の可能性がある．

髄液漏の確認

術中操作により硬膜損傷が生じることがある．硬膜を損傷すると髄液漏が生じる．髄液漏は創部離開，神経圧迫，低髄圧による頭痛などの二次的合併症を引き起こす．そのため，離床前に手術記録やJ-VACドレーンの陽圧の有無，色や粘性などの血液動態を確認しておく．また，脊柱矯正固定術は筋肉，骨への侵襲が大きく術後の出血量が多いため，J-VACの排液量も確認する．

> **ここに注意**
>
> 髄液漏が生じると，髄液が漏れないようにJ-VACドレーンは陽圧に設定される．ドレーン内の血液は髄液が混入することで薄いピンク色を呈し，粘性が低くなりサラサラした水様性を呈する．髄液漏を認めた場合は再度，医師にリハビリテーションスケジュールを確認する．

深部静脈血栓症の確認

脊柱矯正固定術の深部静脈血栓症の発生率は54.3％と報告されている[44]．離床前に下肢静脈エコー検査の結果から，深部静脈血栓の有無を確認する．下肢静脈エコー検査からは，血管の拡張の有無，遊離性の有無についても確認する．徒手的な評価ではホーマンズ徴候を確認する（72頁参照）．

> **ここをおさえる**
>
> 脊柱矯正固定術後は，全身状態が不安定のため離床が遅れる．不動は深部静脈血栓症の危険因子となるため，術後早期から足関節の自動的底背屈運動の指導と他動的底背屈運動，下腿のマッサージを行い，静脈血の循環を促す．

3 リハビリテーションアプローチ

脊柱矯正固定術後は，骨癒合不全，隣接椎間障害の予防のため，過度な体幹の屈曲，伸展，回旋，側屈運動は禁忌となり，硬性コルセットを着用しての離床を進めていく．硬性コルセットは術後3〜6か月間着用する．一般的に3か月後の画像診断で骨癒合の確認を行い，医師の指示のもとで硬性コルセットなしでの生活が許可される．脊柱矯正固定術は骨粗鬆症罹患率が多いことから，術後6か月間着用するケースも少なくない．

ADLの獲得

1) 起き上がり

脊柱矯正固定術は過度な体幹の動きを伴わないように離床を進めていく．起き上がり動作は体幹が回旋しないように，丸太様に寝返り，側臥位を経由する（図75，▶動画 5-8）．側臥位からは体幹が側屈しないように，下肢をベッドから降ろし，上肢を使用して起き上がり端座位となる（図76，▶動画 5-9）．端座位後は硬性コルセットを着用し，体幹の過度な動きが出ないようにする．

▶動画 5-8

▶動画 5-9

脊柱矯正固定術の出血量は，約1,000〜2,000 m*l*，骨切り術を伴う場合は約3,000 m*l* である[45,46)]．そのため，術後は貧血や起立性低血圧を起こしやすい．術後は出血量やヘモグロビン値の確認を行ったうえで，離床を進める．また，脊柱矯正固定術後は，失血などの循環血液量の減少，長期臥床により起立性低血圧を呈しやすいため，離床前に下肢の運動を実践したり，急な体位変換を避けるためにギャッチアップから離床を開始する（図77）．こまめに血圧変動を確認することも大切である．

2) 端座位

脊柱矯正固定術による後方侵襲により，腰背部の筋出力が低下する．加えて，胸腰椎-骨盤帯の矯正により，腹筋，腸腰筋，殿筋群などの体幹，股関節周囲の筋長が変化する（図78）．長さ-張力曲線の関係より，術前から筋力低下を呈している伸張筋が，術後は短縮位となるため，さらに筋力が発揮しにくくなる．一方，短縮位であった筋肉が，術後には伸長されるため可動域制限がさらに著明になる．主に腹筋群や股関節伸筋群は短縮位から伸張され，背筋群や股関節屈筋群は伸張位から短縮位に変化する．このような，急激な筋のインバランスの変化により，術後早期は端座位の保持が困難になる症例が多い．体幹の正中位が保持できない場合はベッドの高さを変えたり，背もたれ付きの椅子に座るなど，環境設定が必要となる（図79）．

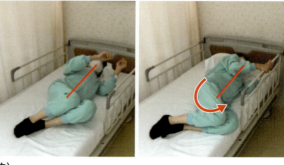

図75　起居動作（背臥位〜側臥位）

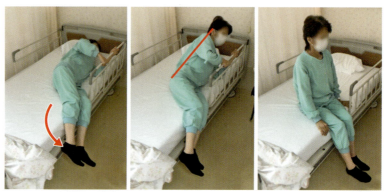

図76　起居動作（側臥位〜端座位）

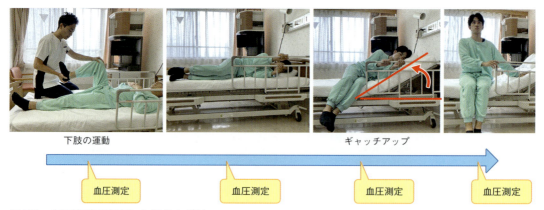

図77　血圧変動を考慮した起き上がり
起き上がり前に下肢の運動を行う．急な体位変換は避け，ギャッチアップから開始し，小まめに血圧変動を確認する．

3）立ち上がり

　　後弯症症例の立ち上がり動作の第一層（体幹の前傾）は，股関節の屈曲運動ではなく，腰椎の屈曲運動を伴う症例がほとんどである．脊柱矯正固定術直後は，術前に使用していた腰椎の屈曲運動を起こすことができなくなるため，足部への重心移動が行えず，立ち上がり動作が困難となる．脊柱矯正固定術後の立ち上がり動作は，股関節の屈曲を意識させた動作を指導する（図80）．足部への重心移動が行えない症例には，

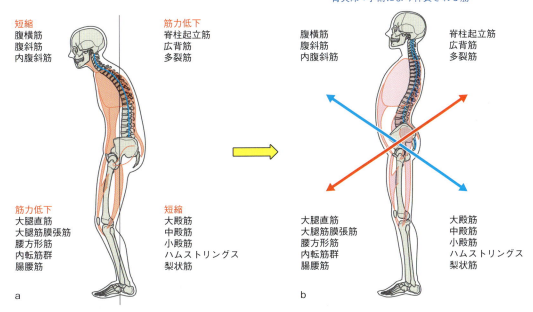

図78 矯正固定術前後における弱化筋と短縮筋の逆転
a: 術前の筋のインバランス，b: 術後の筋のインバランス

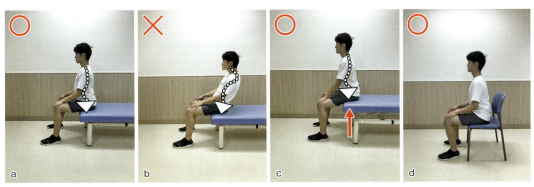

図79 良好な姿勢を考慮した端座位
a：体幹正中位を保持できる良好な端座位姿勢
b：正中位が保持できず，後方への倒れこみ，上位胸椎の代償を認める不良な端座位姿勢
c：ベッドの高さを調整した良好な端座位姿勢
d：後方への倒れこみを考慮した背もたれ付き椅子の使用

体幹を正中位に保持するようにする（a）．後方への倒れこみを認めた場合（b），股関節の屈曲制限が原因であればベッドの高さを調整する（c）．ボディイメージの低下が原因であれば背もたれ付き椅子を利用する（d）．

▶動画 5-10

▶動画 5-11

骨盤前傾の自動介助運動を行い，股関節の屈曲運動を誘導する（図81, ▶動画5-10）．股関節の屈曲運動が出現してきたら抵抗運動へと移行する（図82, ▶動画5-11）．また，立ち上がりやすいベッドの高さの調整やベッド柵を使用した立ち上がり方法を指導する．

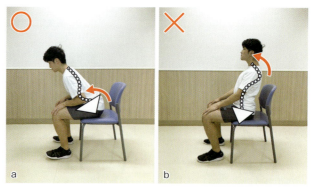

図80 立ち上がり動作
a: 体幹正中位，股関節の屈曲を意識した良好な立ち上がり動作．
b: 体幹屈曲，股関節の屈曲が不十分で足部に重心が移動できない不良な立ち上がり動作．

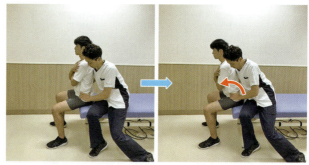

図81 立ち上がり動作（骨盤前傾の自動介助）
セラピストは患者の骨盤を把持し，後方から体を寄せる．骨盤を前傾するように指示し，患者の動きに合わせ，セラピストは患者の体ごと骨盤の前傾，体幹の前傾を誘導する．

4) 歩行

術後早期の歩行は，体幹が屈曲しないように，サークル歩行器，杖などの歩行補助具を使用する．サークル歩行器への寄りかかりは体幹の屈曲を助長するため，体幹を正中位に保持するように指導する．また，体幹，股関節の筋力低下により体幹を正中位に保持できない症例は，スウェイバック姿勢を呈することも多い（図83）．

5) 階段昇降，床上動作

術後2〜3週にかけて，階段昇降動作と床上動作の獲得を目指す．床上動作は体幹の屈曲を避けるため，膝立ち，四つ這い，うつ伏せを経由した動作を指導する（図84，▶動画5-12）．術後早期から床上動作を獲得することは難しいため，動作が困難な症例にはベッドへの変更を勧める．

▶動画5-12

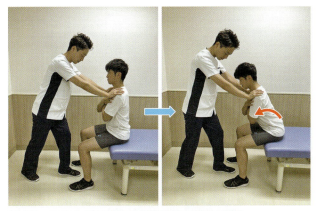

図 82 立ち上がり動作（骨盤前傾の抵抗運動）
セラピストは患者の肩を把持する．股関節の屈曲（骨盤を前傾）するように指示し，体幹の前傾に抵抗を加える．

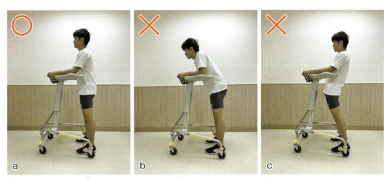

図 83 良好な姿勢を考慮した歩行
a：体幹正中位を保持できる良好な歩行姿勢
b：体幹屈曲位を呈した不良な歩行姿勢
c：スウェイバック姿勢を呈した不良な歩行姿勢

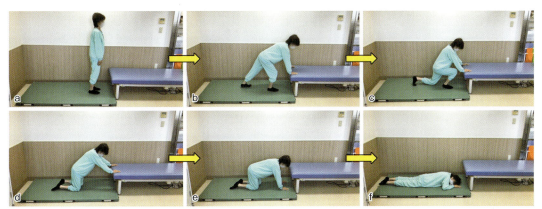

図 84 良好な姿勢を考慮した床上動作
体幹の屈曲，回旋，側屈を避けるため，膝立ち（c, d），四つ這い（e），うつ伏せ（f）を経由した床上動作を指導する．

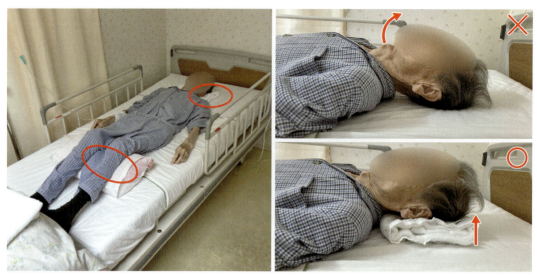

図85 ポジショニング

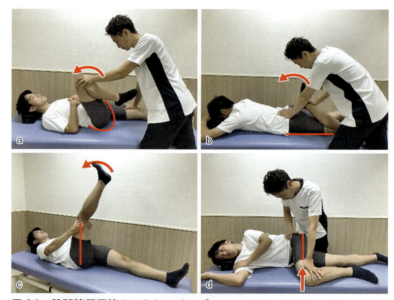

図86 股関節周囲筋のストレッチング
a: 殿筋群のストレッチング
背臥位にて,股関節を屈曲,軽度外旋させる.
b: 大腿直筋のストレッチング
腰椎の伸展が生じないように骨盤を抑えて,膝関節を屈曲させる.
c: ハムストリングスのストレッチング
両手で膝窩を把持し,膝関節を伸展させる.
d: 梨状筋のストレッチング
側臥位にて,骨盤が動かないように把持し,股関節を屈曲位にし,その位置から内転させる.

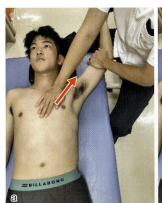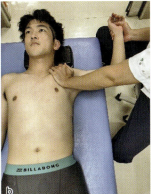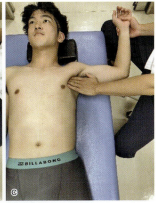
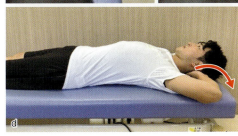

図87 前胸部のストレッチング
a: 大胸筋の筋膜リリース
上肢外転位とし，筋線維の走行に沿ってリリースする．
b: 大胸筋の横断マッサージ
上肢を外転，外旋位にして筋線維を横断するようにマッサージする．
c: 小胸筋の筋膜リリース
大胸筋の深層に指を入れて，小胸筋をリリースする．
d: 背臥位での胸椎伸展・前胸部伸展ストレッチング
両手を頭の後ろで組み，胸椎を伸展，前胸部を伸展させる．

術後疼痛に対するアプローチ

1) ポジショニング

　腰背部がリラックスできるように，膝の下に膝枕を入れる（図85）．腰背部の筋がリラックスできているかの確認は，触診にて行う．筋緊張が高い症例には，枕の高さを調整する．また，後弯変形に伴い前方頭位姿勢を呈する症例は，背臥位になると顎が上がってしまうことが多い．そのような症例には，顎が上がらない高さの枕を使用する．

2) アイシング

　脊柱矯正固定術は侵襲が大きく，術後2週間は術創部の炎症反応が強いため，積極的に術創部へのアイシングを実施する．

3) 軟部組織モビライゼーション

　脊柱矯正固定術は侵襲が大きく，術創部痛，術創部周囲筋の筋緊張が亢進しやすい．筋緊張の亢進を認めた筋には，軟部組織モビライゼーションを実施する．

4) 電気療法

　術後早期の疼痛には，経皮的電気刺激療法（TENS）やパルス波などの物理療法を使用する．術創部を囲むように電極を貼付して，パルス幅は250 μsec，周波数は100 Hz，刺激強度は快適な範囲で最大強度にて行う．

5．成人脊柱変形

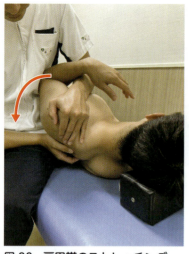

図88 肩甲帯のストレッチング
側臥位にて肩甲帯内側に指をかけて把持し，肩甲帯を内転させる．

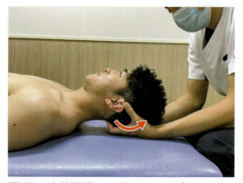

図89 上位頸椎のストレッチング
後頭下筋群に触れて，圧刺激を加えながら環椎後頭関節を屈曲させる．

5) 鎮痛薬

離床を妨げるほど疼痛が強い場合，医師に相談し鎮痛薬の使用を考慮する．

可動域制限に対するアプローチ

脊柱矯正固定術後は股関節周囲の可動域制限が生じるため，股関節のストレッチングを積極的に実施する．また，上位頸椎伸展筋群，前胸部の短縮が残存している症例は，上位胸椎の後弯が助長されやすく，固定上位端の隣接関節にかかるストレスが増加する．上位頸椎，前胸部の短縮の改善を目的に上位頸椎，前胸部，肩甲帯のストレッチングを行い，固定上位端の隣接関節にかかるストレスの軽減を図る (図86～89)．

 ここをおさえる

股関節は寛骨大腿リズムにより，最終可動域で骨盤，腰椎の運動が大きくなるため，骨盤，対側下肢を十分に固定してストレッチングを行う．

下肢・体幹筋に対するアプローチ

体幹，股関節の筋力低下は腰痛，歩行時のアライメント不良に影響するため，術後早期より筋力トレーニングを実施する．筋力トレーニングは保存的リハビリテーションと同様，ローカル筋の収縮や，体幹の動きを伴わない等尺性筋力トレーニングを行う (図60～64)．

姿勢矯正に対するアプローチ
1) 座位姿勢

脊柱矯正固定術後は，下肢・体幹の筋出力低下，ボディイメージの低下を認めるため，端座位で後方へ倒れこむ症例も少なくない (図79)．筋力低下が著明な症例には背臥位や座位姿勢にて腸腰筋トレーニングを実施する．筋力低下が軽度で口頭指示で

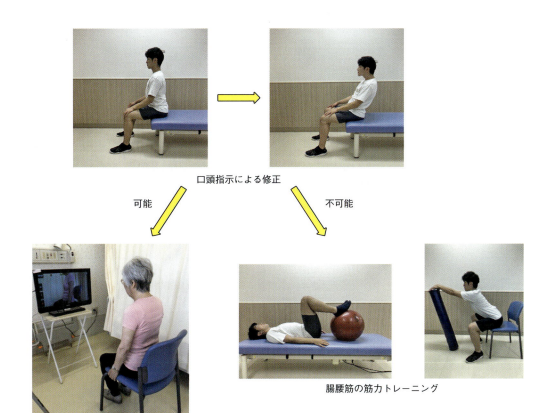

図90 座位姿勢へのアプローチ

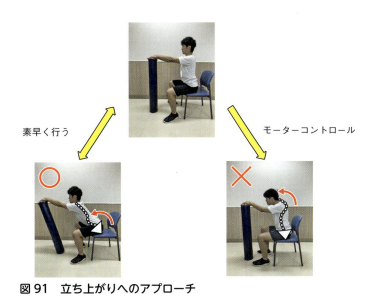

図91 立ち上がりへのアプローチ
立ち上がり動作を意識して重心を素早く前方へ移動する．その際，腰椎は中間位で股関節を屈曲させる．上位胸椎の屈曲で代償し，股関節の動きが少ない症例には，事前にモーターコントロールエクササイズを行う．

5．成人脊柱変形

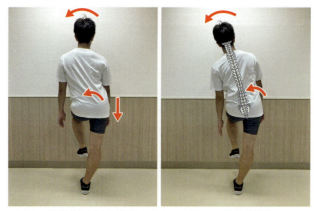

図92 脊柱矯正固定術後のトレンデレンブルグ徴候
矯正固定術により，腰椎，骨盤帯のアライメントが修正されたことで，体幹，股関節周囲筋力の筋長が変化し，一時的な筋出力低下が生じる．また，多椎間にわたり脊椎が固定されることで，脊椎の分節的な動きが阻害され，体幹の立ち直りが行えなくなり，股関節のみでの制御が余儀なくされる．その結果，歩行中にトレンデレンブルグ徴候が出現する．

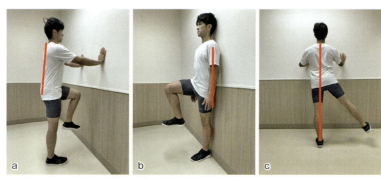

図93 立位．歩行へのアプローチ
a：両手を壁について立位をとる
腹筋に力を入れながら片脚立位を行う．その際，スウェイバック姿勢をとらないように注意する．
b：壁に背をつけて立位をとる
背中が壁から離れないように片脚立位を行う．
c：両手を壁について立位をとる
支持側の殿筋に力を入れ，体を正中位に保持したまま片側の下肢を外転する．

姿勢の修正が可能な症例には，視覚的フィードバックを用いてボディイメージの改善を目指す（図90）．

2）立ち上がり

脊柱矯正固定術により立ち上がり動作は改善するが[47]，前方や上方への加速運動能力の低下が残存しやすい．そのため，体幹を正中位に保持した姿勢で，股関節を屈曲させて，重心を素早く前方へ移動させるアプローチを行う（図91，▶動画5-13）．体幹の屈曲運動で代償する症例には，事前にモーターコントロールエクササイズを実

▶動画5-13

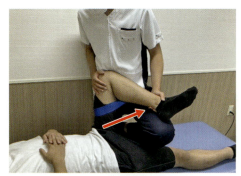

図94 股関節屈曲制限に対するベルトを用いたモビライゼーション
股関節を屈曲・外旋位に保持し，大腿骨近位部にベルトを装着して大腿骨を尾側方向へ牽引する．

施して正しい運動を学習させる（図60，61）．

3）立位，歩行

手術によるアライメント修正に伴い，体幹，股関節の筋長が変化し，筋出力が低下する．そのため，立位ではスウェイバック姿勢，歩行ではトレンデレンブルグ徴候を認めやすい（図92）．股関節と体幹の筋力トレーニング（図60〜64）に加え，代償が出ないように，壁を利用したトレーニングを実施する（図93）．

呼吸機能に対するアプローチ

脊柱矯正固定術後患者の呼吸機能は健常高齢者と比較して低下している[48]．全身状態が落ち着いたら，バイタルサインをモニタリングしながらエアロバイクのような有酸素運動を行う．

外来フォローアップ（回復期）

脊柱矯正固定術後のADL能力，QOLの改善のため，固定に伴う脊椎の不撓性，隣接椎間障害の予防，生活・動作指導を中心にアプローチする．

不撓性に対するアプローチ

LSDIを用いて脊椎不撓性によるADL制限を評価する．脊柱矯正固定術は多椎間の固定を行うため，体幹の前屈を伴うADLが著明に制限される[49]．そのため，股関節の屈曲可動域を確保することで，体幹の可動域制限を補い，不撓性によるADL制限を改善させる．股関節の屈曲可動域制限にはベルトを用いた股関節モビライゼーションを行う（図94）．

隣接椎間障害予防に対するアプローチ

隣接椎間障害には近位と遠位で生じるもので，それぞれ近位隣接関節後弯

5．成人脊柱変形

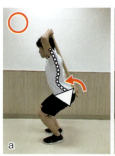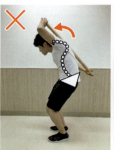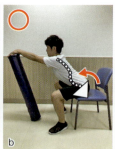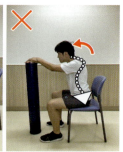

図 95　腰椎−骨盤−股関節の運動学習
a: 股関節の屈曲を意識しながらスクワットを行う．その際，上部体幹の屈曲の代償動作が出ないように注意する．
b: ストレッチポールを用いて，股関節の屈曲を意識した重心の前方移動を行う．その際，上部体幹の屈曲の代償動作が出ないように注意する．

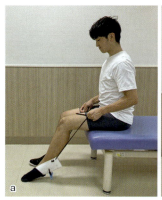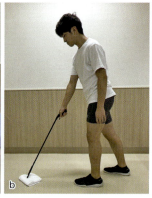

図 96　補助具の提案
a: ソックスエイド，b: リーチャー

(proximal junctional kyphosis；PJK)，近位隣接関節障害 (proximal junctional failure；PJF)，遠位隣接関節後弯 (distal junctional kyphosis；DJK)，遠位隣接関節障害 (distal junctional failure；DJF) などがある．近位隣接関節後弯とは手術で固定した上位椎体後弯変形のことであり，固定上端の尾側終板から2椎体上位の頭側終板までの角度が後弯10°以上，かつ，手術前より10°以上進行したものと定義されている[50]．近位隣接関節障害は近位隣接関節後弯，椎体や後方組織などの破綻を含むものである．遠位隣接関節後弯は固定下端に生じる後弯で，固定下端の最終椎骨や隣接椎間板部に生じた後弯である．遠位隣接関節障害は遠位隣接関節後弯，椎体や後方組織などの破綻を含むものである．このような隣接関節障害は術後に多く発生し，術後成績を低下させる．隣接椎間障害の原因は，脊柱起立筋の筋力低下，肥満，骨粗鬆症，腰椎の過矯正などが挙げられている[51]．よって，隣接椎間障害に対するアプローチとして，脊柱起立筋の筋力トレーニングを継続して行うことが重要となる．また，体幹の屈曲を伴う動作は固定部の負担が大きくなるため[52]，腰椎−骨盤−股関節の運動学習を積極的に行う(図 95)．

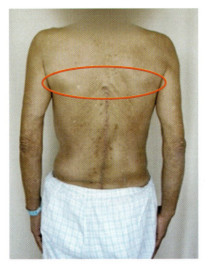

図 97　隣接椎間障害の疼痛出現部位

生活・動作指導，補助具の提案

　脊柱矯正固定術後の隣接椎間障害には年齢，骨密度，BMI が影響する[53]．そのため，ウォーキングによる有酸素荷重運動を行い，骨密度の向上を図る．また，BMI が高い症例には体重管理として 1 日のカロリー摂取を 1 日の総カロリー摂取量分から 500〜750 kcal 減らすことを提案する．また，靴下の着脱や下衣更衣，物を拾う動作について，体幹の過度な屈曲を伴う場合は補助具の使用を提案する **(図 96)**．

仕事復帰

　脊柱矯正固定術後の仕事復帰は，デスクワークなどの軽労働であれば術後 2〜3 か月頃より，立ち仕事や運搬などの重労働であれば術後 6 か月以降より，医師と相談しながら開始する．物を運ぶような仕事に関しては，体幹の屈曲を余儀なくされ，脊椎への過度な負担を助長するため，極力控えるようにする．

スポーツ復帰

　脊柱矯正固定術後のスポーツ復帰は，コルセットが外れる術後 3〜6 か月以降より，スポーツ種目に合わせて医師と相談しながら開始する．コンタクトスポーツに関しては，復帰を推奨しない医師も多い[54]．理学療法では，復帰するスポーツ特性に合わせて評価，アプローチを行う．特に体幹の屈曲を伴うような動作に注意する．

術後リハビリテーションの留意点

隣接椎間障害

　固定上位端，または，上位端の高位に限局した疼痛を認めた場合，隣接関節の椎間板，椎体に過度なストレスが生じている可能性がある．固定上位端に疼痛を認めた場合は，医師に相談して指示を仰ぐ **(図 97)**．

文献

1) 大橋正幸，他：脊柱変形の用語，分類の整理．*脊椎脊髄* 30：254-258，2017
2) 戸川大輔，他：疫学・自然経過 高齢者運動器検診者における立位全脊椎・骨盤アライメントとQOL（TOEI study）．*MB Orthop* 28：7-14，2015
3) Schwab F, et al：Sagittal plane considerations and the pelvis in the adult patient. *Spine* 34：1828-1833, 2009
4) Briggs AM, et al：Thoracic kyphosis affects spinal loads and trunk muscle force. *Phys Ther* 87：595-607, 2007
5) Anderson SM：Spinal curves and scoliosis. *Radiol Technol* 79：44-65, 2007
6) Savage JW, et al：Fixed sagittal plane imbalance. *Global Spine J* 4：287-296, 2014
7) Bradford DS, et al：Adult Scoliosis：Surgical Indications, Operative Management, Complications, and Outcomes. *Spine* 24：2617-2629, 1999
8) Hirano K, et al：Effect of back muscle strength and sagittal spinal imbalance on locomotive syndrome in Japanese men. *Orthopedics* 35：1073-1078, 2012
9) 菊地臣一：腰椎背筋群におけるコンパートメント症候群の病態と治療．*リハ医学* 32：531-541，1995
10) 山田 宏，他：椎間孔内・外の狭窄ならびに圧迫病変の診断．*脊椎脊髄* 21：364-368，2008
11) 飛永敬志，他：成人脊柱変形に伴う運動器不安定症と健康関連QOLに関する検討．*J Spine Res* 6：1623-1627，2015
12) Banno T, et al：The cohort study for the determination of reference values for spinopelvic parameters (T1 pelvic angle and global tilt) in elderly volunteers. *Eur Spine J* 25：3687-3693, 2016
13) Takemoto M, et al：Are sagittal spinopelvic radiographic parameters significantly associated with quality of life of adult spinal deformity patients？ Multivariate linear regression analyses for pre-operative and short-term post-operative health-related quality of life. *Eur Spine J* 26：2176-2186, 2017
14) Pfeifer M, et al：Effects of two newly developed spinal orthoses on trunk muscle strength, posture, and quality-of-life in women with postmenopausal osteoporosis：a randomized trial. *Am J Phys Med Rehabil* 90：805-815, 2011
15) 田中清和，他：脊柱後弯変形に対するリュックサック型体幹装具の効果．骨粗鬆症による胸腰椎圧迫骨折症例への使用経験．*リハ医学* 37：106-109，2000
16) 日本整形外科学会，他（監修）：腰痛診療ガイドライン2019．改訂第2版，pp45-52，南江堂，2019
17) Ponzano M, et al：Exercise for improving age-related hyperkyphosis：a systematic review and meta-analysis with GRADE assessment. *Arch Osteoporos* 16：140, 2021
18) Lee CH, et al：Effectiveness of deformity-correction surgery for primary degenerative sagittal imbalance：a meta-analysis. *J Neurosurg Spine* 27：540-551, 2017
19) Togawa D, et al：Postoperative Disability After Long Corrective Fusion to the Pelvis in Elderly Patients With Spinal Deformity. *Spine* 43：804-812, 2018
20) 日本側弯症学会（編）：成人脊柱変形治療の最前線．pp153-178，南江堂，2017
21) Endo T, et al：Maximum gait speed and lumbar spinal mobility can affect quality of life in elderly women with lumbar kyphosis. *N Am Spine Soc* 9：100100, 2022
22) Granito RN, et al：Comparison of thoracic kyphosis degree, trunk muscle strength and joint position sense among healthy and osteoporotic elderly women：a cross-sectional preliminary study. *Arch Gerontol Geriatr* 54：e199-202, 2012
23) Mika A, et al：Differences in Thoracic Kyphosis and in Back Muscle Strength in Women With Bone Loss due to Osteoporosis. *Spine* 30：241-246, 2005
24) Shipp KM, et al：Timed loaded standing：a measure of combined trunk and arm endurance suitable for people with vertebral osteoporosis. *Osteoporos Int* 11：914-922, 2000
25) Sato K, et al：Hip Extensor Strength Influences Dynamic Postural Changes during Gait in Patients with Adult Spinal Deformity：A Cross-Sectional Study Using Three-Dimensional Motion Analysis. *Asian Spine J* 16：643-650, 2022
26) 寺垣裕宏，他：脊柱後彎評価を目的とした座位円背指数計測の信頼性と妥当性．*理学療法科学* 19：137-140，2004
27) van der Jagt-Willems HC, et al：Associations between vertebral fractures, increased thoracic kyphosis, a flexed posture and falls in older adults：a prospective cohort study. *BMC Geriatr* 15：34, 2015
28) Lee BH, et al：Spinal sagittal balance status affects postoperative actual falls and quality of life after decompression and fusion in-situ surgery in patients with lumbar spinal stenosis. *Clin Neurol Neurosurg* 148：52-59, 2016
29) Yoshida G, et al：Minimum Clinically Important Differences in Oswestry Disability Index Domains and

Their Impact on Adult Spinal Deformity Surgery. *Asian Spine J* 13：35-44, 2019

30) Arima H, et al：Cultural Variations in the Minimum Clinically Important Difference Thresholds for SRS-22R After Surgery for Adult Spinal Deformity. *Spine Deform* 7：627-632, 2019
31) Kusano M, et al：Development and evaluation of FSSG：frequency scale for the symptoms of GERD. *J Gastroenterol* 39：888-891, 2004
32) Miyakoshi N, et al：Factors related to spinal mobility in patients with postmenopausal osteoporosis. *Osteoporos Int* 16：1871-1874, 2005
33) Katzman WB, et al：Targeted spine strengthening exercise and posture training program to reduce hyperkyphosis in older adults：results from the study of hyperkyphosis, exercise, and function (SHEAF) randomized controlled trial. *Osteoporos Int* 28：2831-2841, 2017
34) 骨粗鬆症の予防と治療ガイドライン作成委員会（編）：骨粗鬆症の予防と治療ガイドライン2015年版, pp80-83, ライフサイエンス出版, 2015
35) Asahi R, et al：Sagittal alignment cut-off values for predicting future fall-related fractures in community-dwelling osteoporotic women. *Eur Spine J* 32：1446-1454, 2023
36) Ito T, et al：Proprioceptive reliance on trunk muscles for maintaining postural stability decreases in older patients with sagittal imbalance. *Gait Posture* 105：1-5, 2023
37) 寺尾貴史, 他：成人脊柱変形術後の早期日常生活動作の自立度および術後2年の健康関連QOLに影響する因子について. *J Spine Res* 13：1229-1236, 2022
38) Kim HJ, et al：Proximal junctional kyphosis as a distinct form of adjacent segment pathology after spinal deformity surgery：a systematic review. *Spine* 37：144-164, 2012
39) Elsamadicy AA, et al：Depression as an independent predictor of postoperative delirium in spine deformity patients undergoing elective spine surgery. *J Neurosurg Spine* 27：209-214, 2017
40) Adogwa O, et al：Association between baseline cognitive impairment and postoperative delirium in elderly patients undergoing surgery for adult spinal deformity. *J Neurosurg Spine* 28：103-108, 2018
41) 鈴木信正：脊柱側彎症手術における神経合併症. 野原裕他（編）：新 脊椎インストゥルメンテーション-テクニカルポイントと合併症対策. pp220-224, メジカルビュー社, 2014
42) Baron EM, et al；Medical complications of surgical treatment of adult spinal deformity and how to avoid them. *Spine* 31：S106-118, 2006
43) Kato, So et al：An Analysis of the Incidence and Outcomes of Major Versus Minor Neurological Decline After Complex Adult Spinal Deformity Surgery：A Subanalysis of Scoli-RISK-1 Study. *Spine* 43：905-912, 2018
44) Yamasaki K, et al：Prevalence and risk factors of deep vein thrombosis in patients undergoing lumbar spine surgery. *J Orthop Sci* 22：1021-1025, 2017
45) Strom RG, et al：Lateral interbody fusion combined with open posterior surgery for adult spinal deformity. *J Neurosurg Spine* 25：697-705, 2016
46) Yamato Y, et al：Planned two-stage surgery using lateral lumbar interbody fusion and posterior corrective fusion：a retrospective study of perioperative complications. *Eur Spine J* 30：2368-2376, 2021
47) Bailey JF, et al：Biomechanical changes in dynamic sagittal balance and lower limb compensatory strategies following realignment surgery in adult spinal deformity patients. *Eur Spine J* 28：905-913, 2019
48) Lehman RA Jr, et al：function following adult spinal deformity surgery：minimum two-year follow-up. *J Bone Joint Surg Am* 97：32-39, 2015
49) Kimura H, et al：Effects of Lumbar Stiffness After Lumbar Fusion Surgery on Activities of Daily Living. *Spine* 41：719-727, 2016
50) Glattes RC, et al：Proximal junctional kyphosis in adult spinal deformity following long instrumented posterior spinal fusion：incidence, outcomes, and risk factor analysis. *Spine* 30：1643-1649, 2005
51) Han X, et al：Risk factors for proximal junctional kyphosis in adult spinal deformity after correction surgery：A systematic review and meta-analysis. *Acta Orthop Traumatol Turc* 56：158-165, 2022
52) Guo HZ, et al：Biomechanical evaluation of four different posterior instrumentation techniques for single-level transforaminal lumbar interbody fusion：a finite element analysis. *Am J Transl Res* 12：6160-6169, 2020
53) Yagi M, et al：The patient demographics, radiographic index and surgical invasiveness for mechanical failure (PRISM) model established for adult spinal deformity surgery. *Sci Rep* 10：9341, 2020
54) Theologis AA, et al：Activity and sports resumption after long segment fusions to the pelvis for adult spinal deformity：survey results of AO Spine members. *Spine Deform* 18：1485-1493, 2023

（藤澤俊介）

6 頸椎症性脊髄症・頸椎症性神経根症

> **Check Point**
> - 頸椎症性脊髄症，頸椎症性神経根症の特徴と症状を理解する
> - 頸椎症性脊髄症，頸椎症性神経根症のリハビリテーションの進めかたを理解する
> - 頸椎症性脊髄症，頸椎症性神経根症に対する手術療法と術後リハビリテーションの進めかたを理解する

1 疾患の基礎

疾患の概念と特徴

頸椎症性脊髄症 (cervical spondylotic myelopathy) は，頸椎周囲組織の退行変性による脊髄が圧迫された状態である．頸椎症性神経根症 (cervical spondylotic myelopathy radiculopathy) は，神経根が圧迫された状態である．頸椎症性脊髄症，頸椎症性神経根症ともに好発年齢は50歳台であり，男性に多い[1,2]．

疾患のアプローチに必要な頸椎の生体力学的特徴

頸部脊柱管には，脳から続く脊髄神経が走行している．脊髄神経から神経根に枝分かれし，椎間孔を通る（図1）．頸部脊柱管の容積は，頸椎屈曲位で増加し，伸展位で減少する[3]．また，頸椎椎間孔の面積は中間位と比べて頸椎40°屈曲位で31％増加，頸椎30°伸展位で20％減少する．頸椎40°回旋位では，同側の椎間孔は23％減少，反対側の椎間孔は20％増加する[4]．

 ここをおさえる

椎間孔で神経根が圧迫される頸椎症性神経根症では，頸椎伸展や同側回旋で椎間孔の面積が減少するため，神経が圧迫されやすく症状が悪化しやすい．一方で，屈曲や対側回旋では椎間孔の面積が増加するため，症状が軽減する．

頭部が前方へ変位した姿勢である前方頭位姿勢は，頸椎へ過度な屈曲ストレスが加わる．そのため，頸椎を支持する頸椎椎間板や椎間関節の変性が進行しやすい．また，前方頭位姿勢では，頭部の重心線と頸部の距離が長くなるため，頸部伸展筋の過緊張が生じる（図2）．

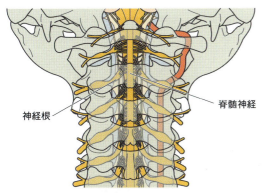

図1 脊髄神経と神経根

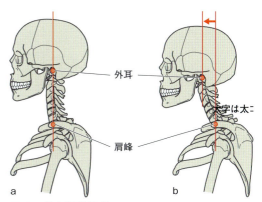

図2 前方頭位姿勢
a: 正常なアライメント　b: 前方頭位姿勢
正常なアライメントでは，外耳と肩峰が垂直に位置する．前方頭位姿勢では，肩峰に対して外耳が前方へ変位する．

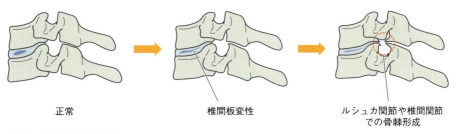

図3 頸椎の退行変性
頸椎の退行変性は，椎間板の変性から生じる．その後，ルシュカ関節や椎間関節の変性が生じる．

病態

頸椎変性疾患の原因の多くは，加齢による退行変性である．退行変性は椎間板の変性から生じ，椎体・椎間関節，ルシュカ関節の変性，黄色靱帯の肥厚などが生じる(図3)．これらの変性により，頸椎の可動域制限，頸部痛，頸部のこり感などの症状を呈した状態が変形性頸椎症（cervical spondylosis）である．また，椎間板の退行変性による椎間板の膨隆，椎間関節の骨性肥厚や骨棘形成，黄色靱帯の肥厚などにより，脊髄神経が圧迫された状態が頸椎症性脊髄症，神経根が圧迫された状態が頸椎症性神経根症である(図4)．

頸椎症性脊髄症の好発高位は，第5/6頸椎（C5/6）が最も多く，次いで第6/7頸椎（C6/7），第4/5頸椎（C4/5）の順に多い[5]．頸椎症性神経根症は，第7頸椎（C7）神経根の障害が最も多く，次いで第6頸椎（C6）神経根の障害が多い[2]．

臨床症状

頸椎の退行変性により生じる頸椎症状と，神経の障害により生じる脊髄症状と神経根症状に分けられる．脊髄症状は中枢神経の障害であり，症状は上肢のみでなく下肢

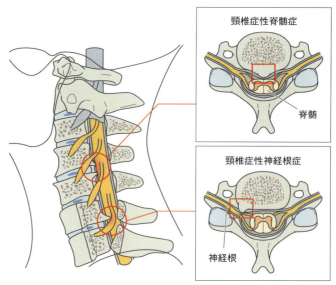

図4　頸椎症性脊髄症と頸椎症性神経根症

にも生じ，両側性に出現することが多い．一方，神経根症状は末梢神経の障害であり，主に片側上肢に生じる．

1 頸椎症状

頸部痛

椎間板や椎間関節の変性による疼痛や，頸椎アライメント不良に伴う筋・筋膜性疼痛が生じる．疼痛は頸部のみでなく，頸部から胸背部にかけて生じることが多い．

頸椎可動域制限

頸椎の退行変性に伴い，頸椎の可動域制限が生じる．特に，中・下位頸椎の可動性は低下しやすく，上位頸椎の可動性は増加しやすい[6]．

2 脊髄症状

感覚障害

障害されている髄節以下の痺れや感覚鈍麻が上下肢・体幹に生じる．頸椎症性脊髄症では，約80％に上肢の感覚障害を認める[7,8]．

筋力低下

障害されている髄節以下の筋力低下が，上下肢・体幹に生じる．

手指巧緻性障害

手指巧緻性低下は，脊髄症の主症状の1つである．日常生活では，箸の使用や書字動作，ボタンのかけ外しが困難となることが多い．症状が進行すると，手内在筋の萎縮や手指の速い離握手動作が困難となるといったmyelopathy handを認める**(図5)**．

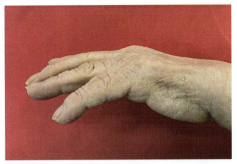

図5　myelopathy hand
尺側指を中心に，伸展・内転制限を認める．

> **用語：myelopathy hand**
> 頸椎症性脊髄症に伴う特有の手指症状である．手内在筋の萎縮が起こり，小指や環指の内転・伸展動作の障害や，手指の速い離握手動作が困難となる．

バランス能力低下

頸椎症性脊髄症では，立位バランスの低下を認める[9]．また，頸椎症性脊髄症は転倒の発生率が高い疾患であるため，特に高齢の患者では注意が必要である[10]．

歩行障害

脊髄症では痙性歩行を呈することが多く，歩行速度の低下や転倒リスクが増加する[11,12]．

膀胱直腸障害

膀胱機能障害は残尿や頻尿，直腸機能障害は便失禁，便秘などがある．頸椎症性脊髄症で脊髄の圧迫が重度な患者では，約20%に排尿障害を認めると報告されている[13]．

3　神経根症状

上肢痛，感覚障害

障害されている神経根の神経支配領域に一致した疼痛や感覚障害が生じる．

筋力低下

障害されている神経根の支配筋の筋力低下が生じる．筋力低下は，神経の狭窄が高度になると出現し，頸椎症性神経根症で筋力低下が生じる割合は約15%と報告されている[2]．

自然経過

頸椎症性脊髄症症例の20〜60%は，経過とともに症状の悪化を認める[14]．症状が

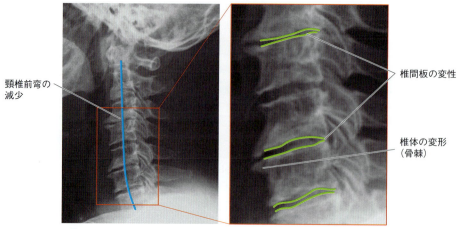

図6 X線画像

進行した例や重症例では手術は推奨されるが，手術を行う明確な定義は一致した見解がない．一方，頸椎症性神経根症は比較的予後良好とされ，4～6か月の保存療法で症状が改善する[15, 16]．

画像所見

症状と画像所見が必ずしも一致するとは限らない．症状がなくとも典型的な画像所見を示す症例も多く認める[17]．そのため，臨床症状と画像所見が一致するかを確認する．

1 X線画像

X線画像は，椎間板腔の狭小化，椎体終板の骨硬化，椎体辺縁の骨棘形成，頸椎アライメントを確認する（図6）．頸椎アライメントは，頸椎前弯角（cervical lordosis；CL），頸椎矢状面バランス（C2/7 sagittal vertical axis；SVA）を確認する（図7）．

> ここをおさえる：X線画像のみかた
>
> ①椎間板の変性（図6 緑色線）
> 椎体間には椎間板が存在するため，健常者では椎体間の高さが保たれている．椎間板が変性すると，他分節の椎体間と比較し，椎間板高の減少を認める．
> ②椎体の変形
> 椎間板変性に伴い椎間板高が減少すると，椎体の骨硬化や骨棘といった変形が生じる．骨硬化は，椎体終板が白く映る（高吸収域）．健常者では椎体の形状は四角様に観察されるが，骨棘が形成されると椎体上下辺縁の一部が突出してみえる．椎体後方の骨棘は神経を圧迫する原因のひとつである．

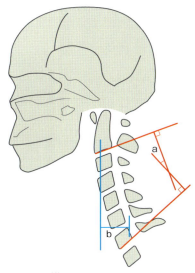

図7 頸椎アライメント
a: 頸椎前弯角(cervical lordosis;CL).
C2椎体下縁とC7椎体下縁のなす角度.正常では,−0.6〜24.2°とされる.
b: 頸椎矢状面バランス(C2/7 sagittal vertical axis;SVA).
C2椎体中心からC7椎体後縁までの距離.正常では,5.0〜28.0 mmとされる.

③頸椎アライメント(図6 青色線)
通常,頸椎は生理的な前弯を有している.椎間板の変性や椎体の変形により,頸椎前弯が減少する.

2 MRI

MRIは神経の狭窄を把握するために有用である.MRIでは,椎間板の変性,脊髄の圧迫,脊髄内の輝度変化の有無を確認する(図8).神経の狭窄は,T2強調画像で確認する.

 ここをおさえる:MRIのみかた

①脊髄の圧迫
MRIのT2強調像では,脊髄は黒く(低吸収域),脳脊髄液は白く(高吸収域)映る.健常者では,脊髄周囲に脳脊髄液を観察することができるが,脊柱管の狭窄を認める場合,脳脊髄液を観察することができない.健常者では脊髄は楕円形に観察されるが,脊髄が圧迫されると脊髄の扁平化を認める.脊髄を圧迫する組織は,前方では椎間板変性による椎間板の膨隆,椎体の骨棘による脊髄の圧迫,後方では黄色靱帯の肥厚などがある.

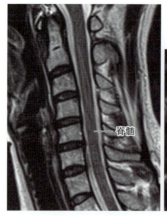
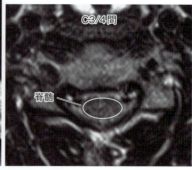
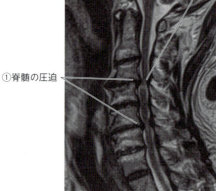
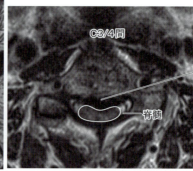

図8　MRI画像（T2強調像）
上段：正常〔矢状面（左），水平面（右）〕，下段：頸椎症性脊髄症症例〔矢状面（左），水平面（右）〕

> ②脊髄内の輝度変化
> 頸椎症性脊髄症では，圧迫されている部位の脊髄内の一部が白く映り（高吸収域），輝度変化を認める場合がある．脊髄内の輝度変化は脊髄の変性や炎症などを示しており，頸椎症性脊髄症では，約67％に脊髄内の輝度変化を認めると報告されている[18]．

 ここをおさえる：椎体高位と脊髄高位の違い

画像所見の障害高位と脊髄の高位には，1〜1.5髄節のズレがある**（図9）**．たとえば，C5/6レベルでの椎間孔障害はC6神経根症状が生じるが，C5/6レベルでの脊髄圧迫はC7レベルの分節症状が生じる．これらの脊髄高位と神経根のズレは，画像所見と神経症状の障害高位を判断する際に重要である．

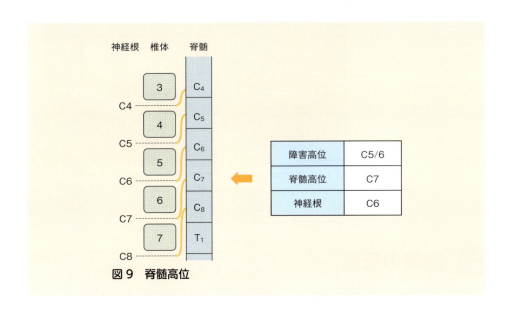

図9　脊髄高位

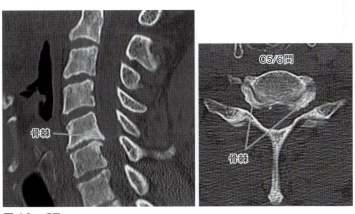

図10　CT
骨棘が観察でき，椎間孔での狭窄を認める．〔矢状面（左），水平面（右）〕

CT

　CT画像は骨病変の抽出に優れている．脊髄造影を併用することで，特に椎間孔での骨性狭窄が観察しやすい[19]（図10）．

> ✓ **ここをおさえる：CTのみかた**
> 健常者では椎体の形状は四角形様に観察されるが，骨棘が形成されると椎体上下縁の一部が白く，突出してみえる．また，靱帯骨化を認める場合も同様に，骨化した靱帯が白く映る．

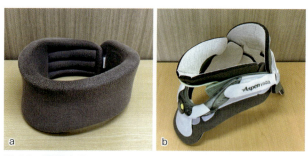

図 11　頸椎カラー
a: ソフトカラー，b: フィラデルフィアカラー

2　治療の概要

　頸椎症性脊髄症や頸椎症性神経根症の初期治療は，保存療法が選択される．頸椎症性脊髄症患者の20〜60％は経過とともに症状の悪化を認めると報告されているため，神経症状の悪化に注意しながら治療を進める[14]．一方，頸椎症性神経根症は4〜6か月の保存療法で症状が改善すると報告されており，比較的予後は良好である[15, 16]．

保存療法

1　薬物療法

　非ステロイド性抗炎症薬（NSAIDs），筋弛緩薬，プレガバリンなどが，疼痛の軽減を目的に用いられる．

2　装具療法

　頸部の安静目的に頸椎カラーが使用される（図11）．

3　物理療法

　頸椎症性神経根症に対する頸椎牽引は，保存療法と比べ，疼痛，日常生活動作（activities of daily living；ADL）障害の改善に有効であることが示されている[20]．

4　運動療法

　頸椎変性疾患に対する頸部伸展筋群や頸部深層屈筋群の筋力トレーニングや頸椎モビライゼーションは，疼痛やADL障害の改善に有効であると報告されている[21-23]．また，頸椎症性神経根症には，頸部周囲筋や肩甲帯を中心とした運動療法が，疼痛，ADL障害の改善に有効であることが報告されている[24]．

手術療法

　保存療法で改善が得られない症例や重症例，運動麻痺が出現した症例には手術療法

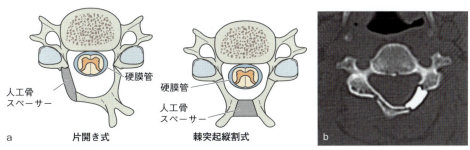

図12 椎弓形成術
a: 模式図，b: CT画像
〔aのみ：柴田和幸：頸部脊柱管拡大術．島田洋一（編）：整形外科術後理学療法プログラム，第3版，pp13-16，メジカルビュー社，2020より〕

が選択される[25]．頸椎症性脊髄症に対する手術療法は，短期，長期的に疼痛，ADL障害，生活の質（quality of life；QOL）の改善に有効であることが報告されている[1]．また，手術後の回復は，感覚機能，上肢機能，下肢機能の順に起こる[26]．頸椎症性神経根症に対する手術療法は，疼痛は術後1年後において保存療法と比べて良好な結果であり，ADLは術後6か月までは保存療法と比べ良好であったが，術後1年では保存療法と同等の結果であったことが報告されている[27]．

1 手術方法

頸椎変性疾患に対する手術療法は，椎弓形成術（後方進入）や前方除圧固定術（前方進入）が主に行われる．

椎弓形成術（図12）

椎弓形成術は，脊髄の後方からのアプローチにより神経を除圧する術式である．頸椎後方から両側の傍脊柱筋を剝離し，椎弓に切り込みを入れ脊柱管を拡大させる．拡大した椎弓の保持のため，スペーサーを挿入する．椎弓形成術には，片側の椎弓を切り離す「片開き式」と椎弓を正中で縦割にして観音開きにする「棘突起縦割式」がある．主に多椎間の狭窄を伴う症例に用いられることが多い．合併症には神経障害，血腫，感染，髄液漏などがある．

頸椎前方除圧固定術

頸椎前方除圧固定術は，脊髄への圧迫要素を前方からアプローチし，除圧・固定する術式である（図13）．頸椎前方から気管や食道を避け，頸椎前面へ進入する．病変レベルの椎間板を切除した後，椎体後縁の骨棘やルシュカ関節，後縦靱帯などの圧迫病変を除去する．椎体間には，人工骨やスペーサーを挿入して固定する（図14）．腸骨からの移植骨を用いる場合もある．頸椎前方除圧固定術は，圧迫要素が前方にある症例，頸椎後弯例，病変椎間数が少ない症例に用いられることが多い．合併症には，神経障害，血腫，感染，髄液漏，気管や食道の損傷，反回神経麻痺，嚥下障害，インプラントの逸脱などがある．術後は骨癒合を阻害しないように頸部に負担のかかる動作は避ける．

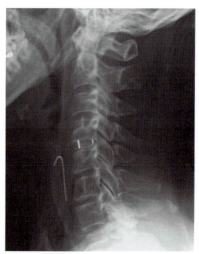

図 13　頸椎前方除圧固定術のX線画像

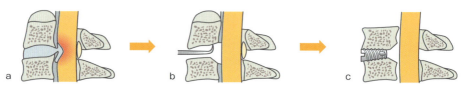

図 14　頸椎前方除圧固定術の方法
脊髄の前方からの圧迫を認める（a）．椎間板や骨を削り，神経の圧迫を取り除く（b）．ケージを挿入する（c）．

2　術後合併症

軸性疼痛

　軸性疼痛とは，頸部から肩にかけての痛みや凝り感と定義される．椎弓形成術後の発生頻度が高く，約 39％の割合で症状が出現する[28]．軸性疼痛が生じる明確なメカニズムは明らかにされていないが，筋・筋膜，椎間板，椎間関節などの組織が原因と考えられている[29]．

C5麻痺

　C5麻痺は，術後に三角筋や上腕二頭筋の筋力低下が出現する合併症である．頸椎術後のC5麻痺の発生率は 6.3％と報告されており，後方進入による術式で発生率が高い[30]．上肢の挙上が困難となり，主に整容動作で ADL 制限を認める．

頸椎アライメント不良（首下がり）

　頸椎後方除圧術後に，稀に首下がりが生じる場合がある[31,32]．首下がりは，頸部伸展筋の著明な筋力低下により，頸部中間位保持能力が障害されて前方注視が困難となる（図 15）．症状が進行すると，歩行障害や嚥下障害などが生じ，様々な ADL に制限を及ぼす[33]．

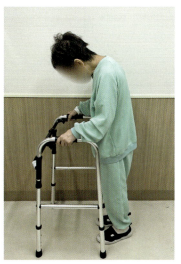

図15 首下がり

隣接椎間障害

隣接椎間障害(adjacent segmental disease；ASD)とは，固定部と隣接する椎間の過可動性により，椎間板や椎体の変性が生じる障害である．画像上でASDを認める割合は27.8％であり，そのうち，症状を有する者は7.6％と報告されている[34]．疼痛や神経症状を認める場合，再手術に至ることもある．

3 保存的リハビリテーション

1 評価・測定

頸椎症性脊髄症，頸椎症性神経根症に対する評価では，神経症状の把握が重要になる．理学療法評価から神経症状が出現している障害高位を推定し，画像所見と一致させる．また，頸椎に加わるメカニカルストレスを評価してアプローチにつなげる．

神経学的評価(感覚検査，筋力検査，深部反射)
1) 感覚検査

感覚検査は，筋力検査や深部反射よりも障害高位の診断の感度，特異度が高く，有用な評価である[35]．感覚障害を確認するために，筆などを用い，デルマトームに沿って評価する(図16)．頸椎症性脊髄症では，両側性に生じることがあり，その場合は顔面など正常な部位と比較する．

2) 筋力検査

どの髄節レベルで神経が障害されているかを，キーマッスルに対して徒手筋力検査(MMT)を用いて評価する(図16)．上肢全体の筋力を把握するために，握力検査も実施する．頸椎症性脊髄症では下肢の筋力低下が生じることもあるため，上肢筋力だけでなく下肢筋力も評価する．

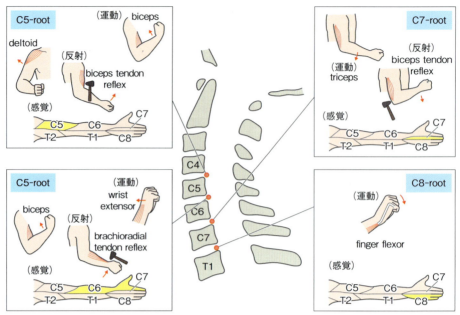

図16 頸椎における神経根症状の高位診断
〔伊藤達雄：頸椎．中村利孝，他（編）：標準整形外科学．第9版，p441，医学書院，2005より〕

3）深部反射

頸椎症性脊髄症では，障害髄節は低下または正常であることが多い．障害髄節以下は亢進するため，上肢のみでなく下肢の深部反射も評価する．頸椎症性神経根症では，深部反射が低下または消失する**(図16)**．

疼痛・痺れ

疼痛や痺れの評価は，症状の部位，経過，症状の増悪，または，軽減の誘因について問診にて聴取する．疼痛や痺れの程度は，Visual Analogue Scale（VAS），Numerical Rating Scale（NRS）で数値化する．上肢症状は，デルマトームに沿って評価する．頸椎症性神経根症では，障害髄節に一致した神経症状が出現する**(図16)**．

頸椎疾患で生じる疼痛には，椎間関節性疼痛や筋・筋膜性疼痛などが原因で生じる頸部痛と，椎間孔での神経根障害で生じる神経性疼痛がある．

1）頸部痛

頸部痛のスクリーニング検査として，頸椎を側屈した際に，同側の疼痛やつまり感が誘発される場合は椎間関節性疼痛，対側の疼痛が誘発される場合は筋・筋膜性疼痛である可能性が考えられる**(図17)**．

a．椎間関節性疼痛

椎間関節性疼痛では，頸部に限局した疼痛のみでなく，後頭部から肩甲帯周囲にかけて疼痛が出現する**(図18)**．頸椎椎間関節性疼痛の疼痛誘発テストには，extension rotation テストや manual spinal examination テストを用いる**(図19)**[36]．

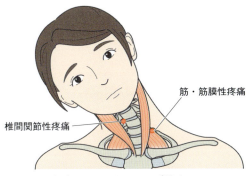

図17 頸部痛のスクリーニング検査
頸椎を側屈した際に，側屈側に疼痛やつまり感がある場合，椎間関節性疼痛が考えられる．反対側に疼痛がある場合，筋・筋膜性疼痛が考えられる．

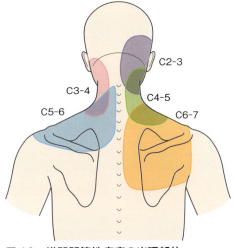

図18 椎間関節性疼痛の出現部位
〔Dwyer A, et al: Cervical zygapophyseal joint pain patterns. I: A study in normal volunteers. *Spine (Phila Pa 1976)* 15: 453-457, 1990 より〕

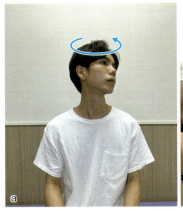

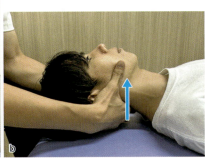

図19 椎間関節性疼痛の疼痛誘発テスト
a: extension rotation テスト．頸椎を伸展・回旋させ，回旋側の疼痛が誘発された場合，椎間関節の障害が疑われる．
b: manual spinal examination テスト．背臥位で椎間関節を腹側に押したときに疼痛が誘発された場合，椎間関節の障害が疑われる．

b．筋・筋膜性疼痛

　筋・筋膜性疼痛は，筋の圧痛の有無を評価する．頸椎変性疾患が呈しやすい前方頭位姿勢では，僧帽筋，肩甲挙筋，胸鎖乳突筋，頭板状筋，頸板状筋，後頭下筋群の筋緊張が高くなりやすいため，これらの筋の圧痛を評価する[37,38]（図20）．

2）神経性疼痛

a．神経根障害

　椎間孔での神経根の障害の鑑別には，スパーリングテストやジャクソンテストを用いる（図21）．上肢への放散痛が生じた場合，神経根の障害が疑われる．

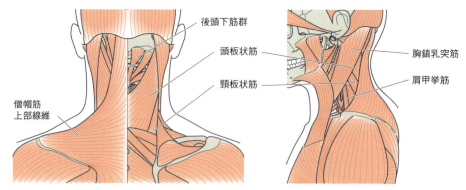

図20 筋・筋膜性疼痛の出現部位

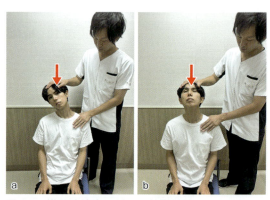

図21 椎間孔障害に対する整形外科テスト
a: スパーリングテスト．頸椎を伸展，側屈させて，尾側へ圧迫する．
b: ジャクソンテスト．頸椎を伸展させて，尾側へ圧迫する．
各検査で症状が再現された場合，椎間孔障害が疑われる．

> ここに注意
>
> スパーリングテストやジャクソンテストは症状が強く誘発されるため，疼痛が強い場合は無理に実施しない．

b．末梢神経障害

末梢神経の障害を認める場合は，神経伸張テストを用いる（図22）．橈骨神経伸張テストはC5/T1，正中神経伸張テストはC6/T1，尺骨神経伸張テストはC8/T1が伸張される．

筋機能評価

頸部深層屈筋群は頭長筋，頸長筋から構成され，頸椎前面の深層に位置し，頸椎の安定性に寄与する．頸部深層屈筋群の機能不全が起こると，胸鎖乳突筋や斜角筋など

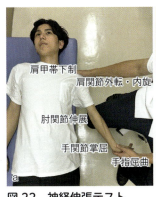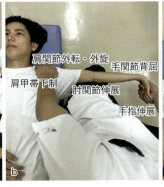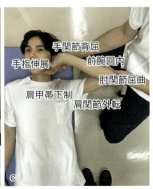

図22 神経伸張テスト
a: 橈骨神経伸張テスト．肩甲帯：下制，肩関節：外転・内旋，肘関節：伸展，手関節：掌屈，手指：屈曲
b: 正中神経伸張テスト．肩甲帯：下制，肩関節：外転・外旋，肘関節：伸展，手関節：背屈，手指：伸展
c: 尺骨神経伸張テスト．肩甲帯：下制，肩関節：外転，肘関節：屈曲，前腕：回内，手関節：背屈，手指：伸展

 ここをおさえる

上肢症状を認める場合，胸郭出口症候群などの疾患が併発している場合がある．胸郭出口症候群の整形外科テストには，ライトテスト，エデンテスト，アドソンテストを用いる（図23）．

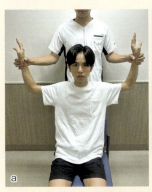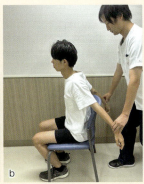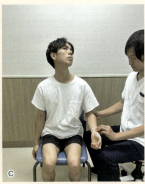

図23 胸郭出口症候群の整形外科テスト
a: ライトテスト．肩関節外転，外旋90°で橈骨動脈の拍動を触知する．
b: エデンテスト．座位で両上肢を後下方に牽引し，橈骨動脈の拍動を触知する．
c: アドソンテスト．座位にて頸椎を伸展・回旋させ，回旋側の橈骨動脈の拍動を触知する．
各検査で橈骨動脈の拍動が消失，もしくは減弱する場合，胸郭出口症候群が疑われる．

の表層筋の過緊張が生じ，頸部周囲筋のインバランスや頸椎アライメント不良につながる．これらは頸部痛の原因となるため，頸部深層屈筋群の筋機能の評価が重要である[39]．頸部深層屈筋群の評価は，cranio-cervical flexion（CCF）テストやneck flexor muscle endurance（NFME）テストが用いられる．CCFテストは背臥位にて圧フィー

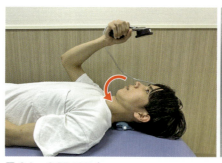
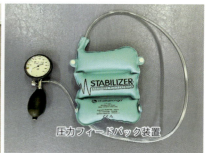

図24 CCFテスト
圧フィードバック装置の圧センサーを頸部後方（後頭部に近い位置）に置く．目盛が基準値の20 mmHgとなるよう空気量を調整する．頭部のうなずき運動を行い，目標値（22，24，26，28，30 mmHg）になるよう指示する．10秒保持できれば，次の高い圧でテストする．

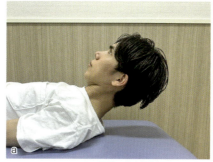
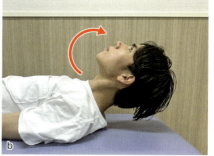

図25 NFMEテスト
a：正常，b：頸部深層屈筋群の機能不全
頸部深層屈筋群の機能が正常であれば，上位頸椎屈曲位で保持ができる．頸部深層屈筋群の機能不全を認める場合，胸鎖乳突筋などが優位に働き，上位頸椎の伸展を認める．

ドバック装置を頸部後方（後頭部に近い位置）に置き，頭部のうなずき運動を行い，圧を上げていく評価法である（図24，▶動画6-1）．NFMEテストは，顎を引いた状態でベッドから頭部を持ち上げる動作で評価する．頸部深層屈筋群の機能が正常であれば，顎を引いたまま頭部の挙上が可能であるが，頸部深層屈筋群の機能不全を認める場合，顎が上がり頸部が伸展する（図25）．

▶動画6-1

> ⚠ **ここに注意**
>
> CCFテスト時，胸鎖乳突筋や前斜角筋などのアウターマッスルでの代償を認めることが多い．アウターマッスルが収縮していないかを確認し，患者にフィードバックをしながら行う．

姿勢

頸椎変性疾患症例は，前方頭位姿勢を呈しやすい．前方頭位姿勢に伴い，胸椎後弯増加，腰椎前弯減少，骨盤後傾位が観察されることが多い．そのため，胸腰椎，骨盤帯も含めたアライメントの評価を行う必要がある．アライメントの評価は，矢状面上

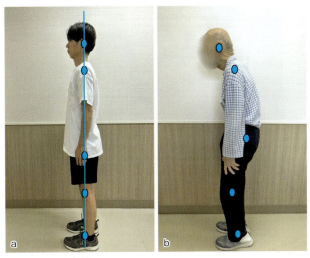

図 26 立位姿勢
a: 正常，b: 頸椎変性疾患で多くみられる立位姿勢
正常では，耳垂，肩峰，大転子，膝蓋骨後面，外果前方が垂直に配列される．頸椎変性疾患症例では，耳垂が前方へ変位した前方頭位姿勢を認めることが多い．姿勢の代償として，胸腰椎の後弯，膝関節の屈曲を認める．

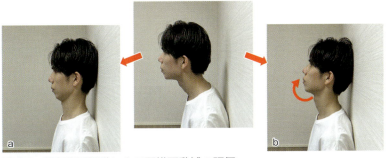

図 27 頭部後退運動による頸椎可動域の評価
a: 正常，b: 上位頸椎の可動性低下
頭部の後退運動時，頸椎の可動性が正常の場合，上位頸椎は屈曲，下位頸椎は伸展し，頸椎正中位での保持が可能となる．上位頸椎の可動性低下を認める場合，上位頸椎が伸展し，下顎が挙上する．

にて，耳垂，肩峰，大転子，膝蓋骨後面，外果の前方が垂直に配列されているかを観察する（図 26）．

関節可動域
1）頸椎の可動性

頸椎の屈曲，伸展，回旋，側屈の可動域を測定する．頸椎変性疾患では前方頭位姿勢を呈することが多く，上位頸椎の屈曲可動性低下，中・下位頸椎の伸展可動性低下を認めることが多い．そのため，頭部の後退運動時の上位頸椎と下位頸椎の可動性を

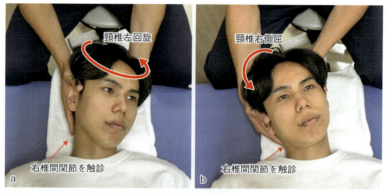

図28 椎間関節の副運動の評価（右椎間関節）
a: 上方すべり．中指で目的とする椎間関節を触知する．頸椎を左回旋させ，椎間関節の上方すべりを評価する．
b: 下方すべり．中指で目的とする椎間関節を触知する．頸椎を右側屈させ，椎間関節の下方すべりを評価する．
目的とする分節の動きを触知できない場合，椎間関節の可動性低下が疑われる．

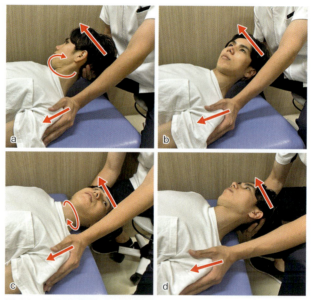

図29 頸部周囲筋の伸張性評価
a: 僧帽筋上部線維．頸椎屈曲，対側回旋，対側側屈位から，肩甲骨の下制を行う．
b: 肩甲挙筋．頸椎屈曲，対側側屈位から，肩甲骨の下制を行う．
c: 胸鎖乳突筋．頸椎伸展，同側回旋，対側側屈位から，肩甲骨の下制を行う．
d: 斜角筋．頸椎伸展，対側側屈位から，肩甲骨の下制を行う．

観察する（図27）．可動域制限の原因として，椎間関節の副運動の障害が原因となる場合がある．椎間関節の副運動（上方すべり，下方すべり）を徒手にて評価する（図28）．

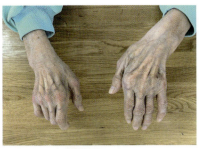

Grade	手指
0	正常
1	小指の内転保持不可
2	小指または環指の内転不可
3	小・環指の内転および伸展不可
4	小・環・中指の内転および伸展不可

図30 finger escape sign
前腕回内位にて，手指を内転位のまま伸展する．

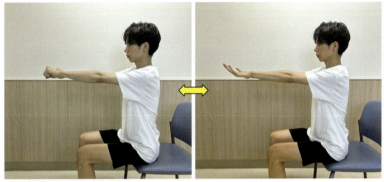

図31 grip and release テスト
手掌を下に向け，手指の屈曲・伸展を10秒間，できる限り早く繰り返す．手指の伸展が不完全にならないよう注意する．正常は25回以上であり，20回未満で頸椎症性脊髄症が疑われる．

 ここをおさえる

神経症状は，頸椎の伸展や回旋で症状が増悪することが多い．動作時の症状の誘発・軽減の変化も聴取する．

2）筋の伸張性

日常的な不良姿勢により，頸椎周囲筋の筋のインバランスが生じる．筋のインバランスは頸椎の可動域制限にもつながるため，頸椎・肩甲帯周囲筋の伸張性の評価を行う（図29）．

手指巧緻性

手指巧緻性の評価には，finger escape sign や grip and release テストで評価する（図30，31）．myelopathy hand では手内在筋の萎縮が生じるため，手内在筋の萎縮の有無を確認する（図5）．

6．頸椎症性脊髄症・頸椎症性神経根症

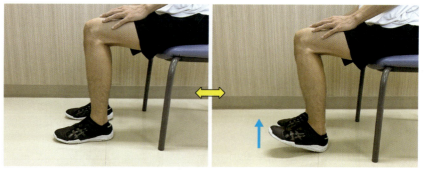

図32 foot tapping テスト
足底が床に接している状態を開始姿位とする．開始姿位から最大背屈を行い，開始姿位に戻す回数を測定する．左右それぞれ行う．

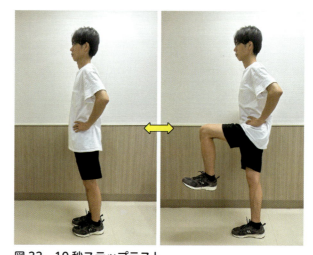

図33 10秒ステップテスト
立位で大腿が床と平行になる高さまで足を持ち上げ（膝関節，股関節90°），足踏みを行う．10秒間で可能な限り速く動作を行う．

下肢機能評価

頸椎症性脊髄症で下肢の症状を認める症例には，下肢機能の評価を行う．下肢機能の評価には，foot tapping (FTT) テストや10秒ステップテストを用いる．FTTは，股・膝関節90°屈曲位の座位で，10秒間，可能な限り速く足関節を底背屈させるテストである(図32)．左右それぞれのタッピング数を計測し，左右の平均値を算出して数値化する．FFTは歩行能力と関連しており，安全かつ簡便に下肢機能を評価することができる[40]．10秒ステップテストは，立位で大腿が床と平行になる高さまで足を持ち上げ，足踏みを行うテストである(図33)．10秒間で可能な限り速く動作を行う．10秒ステップテストは，頸髄症性脊髄症の重症度との関連が報告されている[41]．各評価は，介入前後の効果判定に用いる．

表1 Modified Ashworth Scale

Grade	
0	筋緊張の亢進なし
1	軽度の筋緊張亢進：四肢の屈曲・伸展時に，わずかな抵抗がある
1+	軽度の筋緊張亢進：可動域の1/2以下の範囲で引っ掛かりがあり，わずかな抵抗がある
2	はっきりとした筋緊張亢進：全可動域で筋緊張が亢進しているが，四肢は容易に動かすことができる
3	著しい筋緊張亢進：他動運動が困難な状態
4	四肢の屈曲・伸展が固く動かない状態

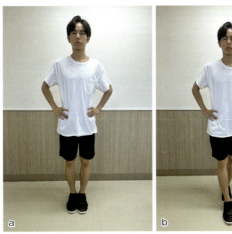

図34 バランス評価
a: ロンベルグテスト，b: マンテスト
ロンベルグテストは両足部を揃えた立位．マンテストは両足部を一直線とした立位をとり，閉眼により身体動揺が増加するかを評価する．閉眼により身体動揺が大きくなると陽性であり，脊髄後索障害を疑う．

筋緊張

　四肢を他動で動かした際の抵抗感をチェックする．筋緊張の程度は，Modified Ashworth Scale にて評価する（表1）．

バランス能力低下

　頸椎症性脊髄症では，脊髄の後索が障害されるためバランス能力低下を認めることが多い．脊髄後索障害の有無の評価には，ロンベルグテストやマンテストを用いる（図34）．包括的なバランス機能の評価には，Berg Balance Scale（BBS）を用いる．BBSが45点未満の高齢者では，転倒リスクが高くなる．

歩行障害

　歩行障害は頸椎症性脊髄症の主症状のひとつであり，痙性歩行を呈する場合が多

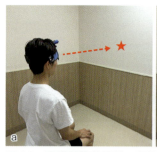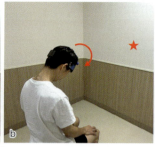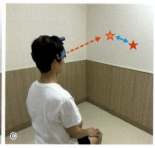

図 35　頸椎関節位置覚の評価
頭部にポインターを装着する．ポインターと壁が 90 cm の距離に座る．頭頸部を中間位に保持し，開始地点に印をつける (a)．閉眼し，頸部の屈曲・伸展，回旋（評価する動作）を行った後 (b) に，頭頸部を正中に戻す．そのときに投射位置と印のずれを測定する (c)．ずれが大きいほど，頸椎関節位置覚が低下していると判断する．

い．歩行能力の評価には，30 m 歩行テストを用いる．30 m 歩行テストは，15 m の歩行路を用い，往復の時間と歩数を測定する．

頸椎関節位置覚低下

　頸椎疾患症例では頸椎関節位置覚が低下している症例が多い．頸椎関節位置覚の低下は頸部痛と関連することが報告されている[42]．頸椎関節位置覚の低下は，頸椎アライメント不良にもつながる．頸椎関節位置覚の評価は，閉眼で頭頸部を中間位に戻す能力を評価する（図 35）．

ADL評価

　頸椎疾患の ADL の評価には，Neck Disability Index (NDI) や The JOA Cervical Myelopathy Evaluation Questionnaire (JOACMEQ) が用いられる．

1) NDI

　NDI は「疼痛の強さ」「身のまわりのこと」など 10 項目から構成されており，頸部痛が及ぼす ADL 障害の程度を評価できる自己記入式の質問票である．NDI は頸椎疾患に対して世界的に用いられる質問票である．

2) JOACMEQ

　JOACMEQ は，頸椎機能障害，上肢機能障害，下肢機能障害，膀胱機能障害，QOL の 5 つのドメインに分けられており，多角的に評価できる自己記入式の質問票である．JOACMEQ は NDI では評価できない神経障害に対する評価が可能である．

2　リハビリテーションアプローチ

頸部痛に対するアプローチ

　頸部痛は，椎間関節性疼痛や筋・筋膜性疼痛が主な原因である．椎間関節性疼痛に対しては，椎間関節を離開させるモビライゼーションを行う．筋・筋膜性疼痛に対し

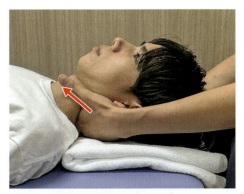

図36 椎間関節離開モビライゼーション
目的とする椎間の下関節突起に対して、椎間関節と垂直方向に圧を加える.

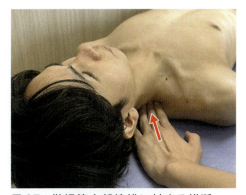

図37 僧帽筋上部線維に対する横断マッサージ
筋線維に対して直角となる方向から圧刺激を加える.

ては、筋緊張が高く、筋硬結を認める筋に対して、横断マッサージやストレッチングを行う。また、頸椎へのメカニカルストレスを軽減させるため、姿勢改善に向けたアプローチも合わせて行う.

1) 関節モビライゼーション

機能障害を認める部位の椎間関節に対して、椎間関節の離開モビライゼーションを行う。離開モビライゼーションを行うことで、疼痛の改善を図る(図36).

2) 軟部組織モビライゼーション

触診にて、過剰収縮が生じている筋や圧痛が出現する筋を特定する。過剰収縮や圧痛を認める筋に対して、横断マッサージを行う(図37)。僧帽筋、肩甲挙筋、胸鎖乳突筋、頭板状筋、頸板状筋、後頭下筋群は、筋緊張が高くなりやすい[37,38]。頸部周囲筋の過剰収縮を抑制することで、疼痛の軽減や不良姿勢の改善につながる。また、僧帽筋上部線維と肩甲挙筋の間は、筋の滑走不全が生じることがあるため、筋間の滑走性を改善させるアプローチを行う(図38).

上肢痛・痺れに対するアプローチ

頸椎椎間孔での神経根の狭窄により上肢の症状を認める場合は、椎間孔を拡大させるアプローチを行う。椎間孔を拡大させる方法として、頸椎の牽引や椎間孔拡大ストレッチングを行う。また、神経の滑走性改善を目的に神経モビライゼーションを行う.

1) 頸椎椎間孔の拡大

頸椎症性神経根症例に対する理学療法に頸椎牽引を加えた介入の効果を検討したシステマティックレビューでは、頸椎牽引を加えた介入のほうが疼痛の改善が得られることが報告されている[43]。頸椎に対する徒手牽引は、目的とする分節の上位の棘

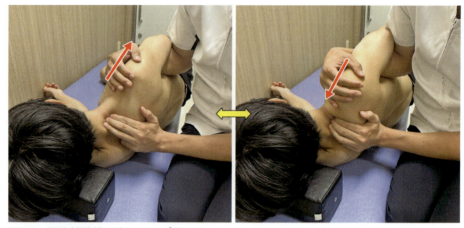

図 38　滑走性改善に向けたアプローチ
僧帽筋上部線維と肩甲挙筋の間に指を入れ，肩甲骨を上下に動かす．

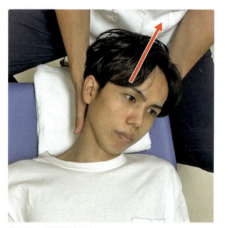

図 39　頸椎牽引
頸椎屈曲・回旋・側屈位をとる．回旋・側屈側と対側の椎間孔が拡大する（図は右椎間孔の拡大）．この状態から目的とする分節の上位の棘突起に中指を当て，頭側に牽引する．

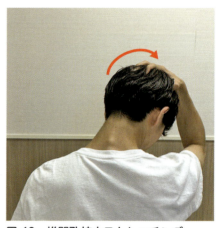

図 40　椎間孔拡大ストレッチング
頸椎の屈曲・回旋・側屈を行う．回旋・側屈側と対側の椎間孔が拡大する（図は左椎間孔の拡大）．

突起に示指または中指を当て，頭側方向に牽引を行う（図 39）．牽引は 30〜60 秒，5 セットを目安に行う．施行中は症状の変化を聴取しながら行う．また，頸椎は屈曲，対側回旋，対側側屈で椎間孔が拡大するため，頸椎の屈曲，対側回旋，対側側屈方向のストレッチングを行う（図 40）．ストレッチングは，筋を伸張させた状態で 20〜30 秒間保持する．20〜30 秒を 1 セットとし，3〜5 セット行う．

2）神経モビライゼーション

頸部痛や上肢痛に対する神経モビライゼーションの有用性が報告されている[44]．神経モビライゼーションは，症状が出現している領域の神経に対して，スライダー法を用いて行う（図 41，▶動画 6-2）．神経モビライゼーションは，20 回 1 セットか

▶動画 6-2

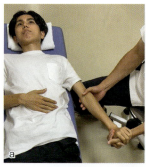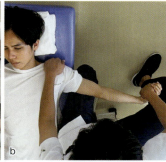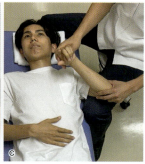

図41 神経に対する神経モビライゼーション（スライダー法）
a：橈骨神経．橈骨神経が伸張される姿位から手関節を背屈させることで，遠位の橈骨神経が弛み，神経が頭側へ滑走する．
b：正中神経．正中神経が伸張される姿位から手関節を掌屈させることで，遠位の正中神経が弛み，神経が頭側へ滑走する．
c：尺骨神経．尺骨神経が伸張される姿位から手関節を掌屈させることで，遠位の尺骨神経が弛み，神経が頭側へ滑走する．

ら開始，徐々にセット数を増やしていく．

> **ここをおさえる**
>
> 頸椎症性神経根症は椎間孔での狭窄により症状が出現する．そのため，神経モビライゼーションを行う際は，頸椎椎間孔を拡大した状態で行うと効果的である．頸椎椎間孔を拡大する方法は，頸椎屈曲，対側回旋，対側側屈位での保持や，頸椎牽引がある（図39，40）．

可動域制限に対するアプローチ

可動域制限の原因として，椎間関節の可動性低下や筋の伸張性低下がある．椎間関節の可動性低下に対しては関節モビライゼーションを行う．筋の伸張性低下に対しては，伸張性が低下している筋に対してストレッチングを行う．筋の伸張性は姿勢の影響を受けやすいため，姿勢の改善も行う（340頁）．

1）関節モビライゼーション

頸椎変性疾患症例では，上位頸椎伸展位，中・下位頸椎屈曲位を呈しやすい．そのため，上位頸椎に対しては屈曲方向の可動性改善，下位頸椎に対しては伸展方向の可動性改善を目的とした関節モビライゼーションを行う．上位頸椎に対しては環椎後頭関節へのモビライゼーションを行う（図42）．中・下位頸椎に対しては椎間関節へのモビライゼーションを行う（図43）．

2）ストレッチング（僧帽筋上部，胸鎖乳突筋，斜角筋）

筋の伸張性が障害されている場合は，ストレッチングを行う．施行中の症状の変化に注意して行う．筋の伸張性評価と同様の姿位で行う（図29）．

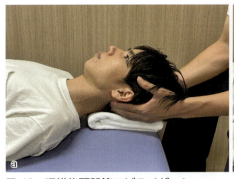
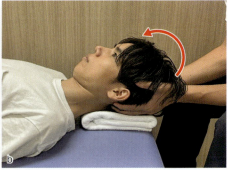

図42 環椎後頭関節モビライゼーション
乳様突起を把持し (a),手掌全体で頭部の屈曲運動を行う (b).
最終域で保持し,後頭下筋群のストレッチングも同時に行う.

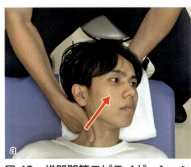
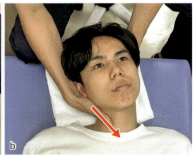

図43 椎間関節モビライゼーション(右椎間関節)
a:上方すべり.目的とする椎間関節より上位の頸椎を左回旋・右側屈とし,左回
　旋を誘導しながら,右示指で上関節突起を眼球方向に圧を加える.
b:下方すべり.目的とする椎間関節より上位の頸椎を左回旋・右側屈とし,右
　側屈を誘導しながら,右示指で上関節突起を肩甲骨方向に圧を加える.

不良姿勢に対するアプローチ

　頸椎疾患症例は,前方頭位姿勢を呈しやすい.前方頭位姿勢では,上位頸椎は伸展位,下位頸椎は屈曲位となり,胸椎後弯の増加,腰椎前弯の減少を呈しやすい.そのため,頸椎アライメントを改善させるためには,頸椎のみでなく胸腰椎や骨盤帯のアライメントを含めたアプローチを行う.アライメントの改善には筋のインバランスを考慮して介入を行う.また,胸椎や腰椎の可動域制限を認める場合は,関節モビライゼーションやストレッチングを行う.

1) 筋のインバランスの改善

a. 頸部周囲筋

　頸部周囲筋の筋のインバランスは,頸部深層屈筋群の弱化,後頭下筋群,僧帽筋上部線維,肩甲挙筋の短縮,板状筋,僧帽筋中・下部線維,菱形筋,前鋸筋の弱化,胸鎖乳突筋,斜角筋群,大胸筋,小胸筋の短縮が生じる **(図44)**.短縮筋に対する横断マッサージやストレッチング,弱化筋に対する筋力トレーニングを行い,筋のインバランスを改善する.

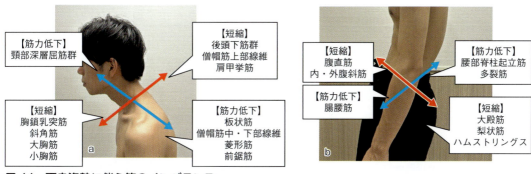

図44 不良姿勢に伴う筋のインバランス
a: 頸椎・上位胸椎, b: 腰椎・骨盤帯

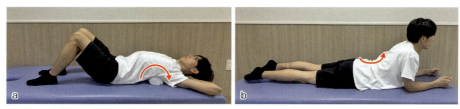

図45 胸腰椎の可動性改善
a: 胸椎のストレッチング．背臥位にて胸椎の下にタオルなどを置き，胸椎を伸展させる．
b: 腰椎のストレッチング．腹臥位にて上肢でベッドを押し，腰椎を伸展させる．

b．腰椎，骨盤帯周囲筋

腰椎，骨盤帯の筋のインバランスは，脊柱起立筋，多裂筋の弱化，腹直筋，内・外腹斜筋の短縮，腸腰筋の弱化，大殿筋，梨状筋，ハムストリングスの短縮が生じる（図44）．短縮筋に対する横断マッサージやストレッチング，弱化筋に対する筋力トレーニングを行い，筋のインバランスを改善する．

2）胸腰椎の可動性改善

腰椎の前弯獲得，胸椎の後弯減少を目的に，ストレッチングを行う（図45）．ストレッチングは，筋を伸張させた状態で20～30秒間保持する．20～30秒を1セットとし，3～5セット行う．

3）肩甲帯，体幹の安定化トレーニング

良肢位を保持するために肩甲帯や体幹の安定化トレーニングを行う（図46，47）．胸椎後弯に伴い，肩甲帯は外転位を呈することが多いため，エクササイズ中は肩甲帯内転位での保持を意識させる．不良姿勢の改善には，鏡で視覚的フィードバックを行いながら実施すると患者自身が良肢位をイメージしやすい．

筋機能に対するアプローチ（頸部深層屈筋群）

頸部深層屈筋のトレーニングは，頸部深層屈筋群（deep cervical flexors；DCF）トレーニングを実施する（図48）．DCFトレーニングは，背臥位にて圧フィードバッ

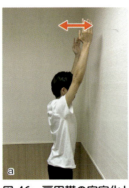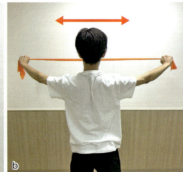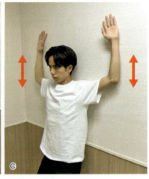

図 46　肩甲帯の安定化トレーニング
a: 僧帽筋下部線維．肩甲骨の内転・下制を意識しながら，肩関節の屈曲運動を行う．頸部・体幹の代償が生じない範囲で行う．
b: 菱形筋．肩甲骨の内転を意識しながら，肩関節の水平外転運動を行う．
c: wall angel エクササイズ．後頭部を壁につけた状態で，軽く顎を引く．前腕を壁につけたまま，上肢を挙上させる．

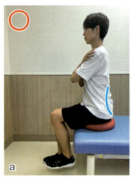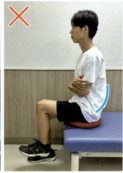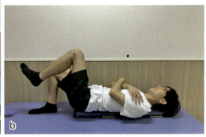

図 47　体幹の安定化トレーニング
a: 座位．殿部に不安定板を置き，下肢の運動を行う．骨盤後傾などの代償が生じないように注意する．
b: 背臥位．背部にストレッチポールを置き，下肢の挙上を行う．

ク装置を頸部後方（後頭部に近い位置）に置き，頭部の頷き運動を行う．圧フィードバック装置を使用しない方法は，頸部の下にタオルを置き，タオルを潰すように顎を引きながら頭部の頷き運動を行う．頷き運動は，収縮 10 秒，休息 5 秒で実施する．臥位で頸部深層屈筋群の収縮が習熟した後は，座位で頭部の頷き運動を行う（図49）．

バランス機能に対するアプローチ

ロンベルグ姿位，マン姿位，片脚立位など，患者の能力に応じて実施する．足底の感覚障害を認める場合は，目の粗い素材や凹凸のあるマットなどを用いて，足底への触圧刺激を加えながら実施する．さらに難易度を上げるために，不安定板上で立位トレーニングやバランストレーニングを実施する（図50）．

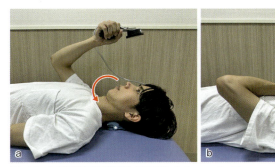

図 48 頸部深層屈筋群（DCF）トレーニング
a: DCF トレーニング．圧センサーを 20 mmHg に設定し，負荷を 2 mmHg ずつ上げる．目標の圧で，10 回可能であれば，負荷を上げる．30 mmHg でのトレーニングを目標とする．
b: タオルを使用した DCF トレーニング．頸部の下にタオルを置き，顎を引き頭部の頷き運動を行い，タオルを潰す．エクササイズ時は，胸鎖乳突筋や前斜角筋の収縮が生じていないかを確認する．

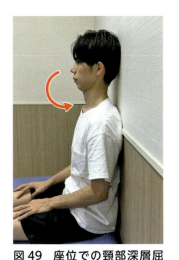

図 49 座位での頸部深層屈筋群トレーニング
後頭部を壁につけ，顎を引き頭部の頷き運動を行う．胸腰椎，骨盤帯も正中位を保持しながら行う．

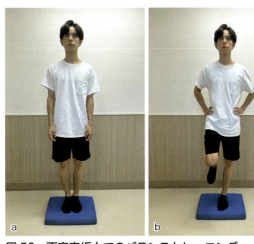

図 50 不安定板上でのバランストレーニング
a: 両足，b: 片足

巧緻性機能に対するアプローチ

横つまみや対立つまみなどの運動から始め，徐々に難易度を上げていく．ペグボードを使用した運動も行う．実際の生活場面に合わせて，箸やスプーンの使用や書字の練習なども行う．

頸椎関節位置覚に対するアプローチ

頸椎関節位置覚トレーニングは，頸椎周囲筋の協調性を向上させ，異常筋緊張を抑制させることで，疼痛の軽減や ADL 能力が向上する[45,46]．頸椎関節位置覚トレーニ

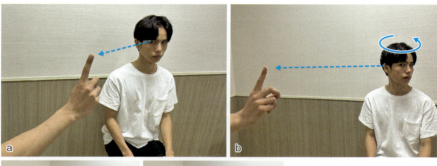

図51　関節位置覚トレーニング
a: 注視維持トレーニング．頭頸部を固定し，眼球運動で目標物を見る．
b: 眼球-頭部協調性トレーニング．視線を固定した状態で，頭頸部を動かして目標物を見る．
c: 体幹-頭部協調性トレーニング．回転する椅子に座り，頭頸部を固定した状態で体幹を動かして目標物を見る．

ングは，頭頸部を固定して眼球運動で目標物を見る「注視維持トレーニング」，視線を固定した状態で頭頸部を動かして目標物を見る「眼球-頭部協調性トレーニング」，頭頸部を固定した状態で体幹を動かして目標物を見る「体幹-頭部協調性トレーニング」がある（図51）．

ADL指導

頸椎症性脊髄症や頸椎症性神経根症では，頸椎の伸展で症状が増悪することが多いため，頸椎が過度に伸展するようなADLを避けるように指導する．高い位置の物を取る際や洗濯物を干すなどの動作は，頸椎伸展位となりやすいため，足台などを使用するように指導する（図52）．また，頸椎の不良アライメントを助長しないために，頸椎屈曲位での長時間の作業などは行わないように指導する．デスクワークは頸椎屈曲位となりやすいため，机の高さを高くするなどの環境設定を行う（図53）．

3　保存的リハビリテーションの留意点

頸椎症性脊髄症や頸椎症性神経根症は症状が進行する可能性があるため，疼痛や痺れの増悪，筋力低下などを常に確認しながらアプローチを行う．

4　予防のポイント

頸椎への過度な負荷は，頸椎周囲組織の変性を助長し，頸椎症性脊髄症や頸椎症性神経根症につながる可能性がある．日常生活では，長時間の不良姿勢を避けるよう指

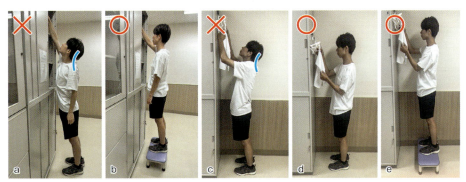

図 52　ADL 指導
頭上の作業は頸椎が伸展しやすいため（a，c），足台の使用（b，e）や物品の配置変更（d）を行うように指導する．

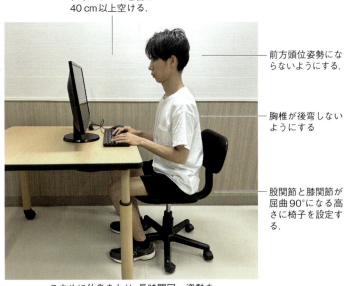

図 53　デスクワーク時の環境設定

ディスプレイと目は40 cm以上空ける．
前方頭位姿勢にならないようにする．
胸椎が後弯しないようにする
股関節と膝関節が屈曲90°になる高さに椅子を設定する．
こまめに休息をとり，長時間同一姿勢をとらないように指導する．

導する．

4　術後リハビリテーション

　ここでは，頸椎椎弓形成術後および頸椎前方除圧固定術後のリハビリテーションの進めかたについて解説する．術後は頸椎への過度な負荷が生じないように留意し，リハビリテーションを進めていく．また，不良姿勢やバランス能力低下，手指巧緻性障害など，術後に残存する症状に対してもアプローチを行う．

表2 手術に対する期待

項目	内容
疼痛	疼痛の軽減・しびれの軽減
運動機能	筋力の改善 巧緻動作の改善 整容動作の改善など
仕事	仕事の責務を果たす・職場復帰
精神状態	ストレスの軽減
将来の脊椎の状態	脊椎の増悪防止

術前評価と術前教育

術前評価，術前教育では患者はどのようなことに期待して手術を選択しているかを把握しておく．手術に対する患者の期待を**表2**に示す[47]．

1 術前評価

術前評価は，保存療法と同様の評価を行う．特に術前後の神経症状を詳細に評価し，症状の変化を確認する．

2 術前教育

術前教育ではパンフレットなどを用いて，術後リハビリテーションの進め方，術後の回復過程，動作指導を行う[48]．頸椎前方除圧固定術後は，骨癒合不全を発生させないために，過度な頸椎の動きを避ける必要性があることを術前から説明しておく．

> **ここをおさえる**
>
> 手術により疼痛やADL障害の改善は得られるが，上肢の痺れは残存しやすい．そのため手術に対する過度な期待を抱かないように，痺れは残存しやすい症状であることを術前から説明しておくことも重要である．

急性期（術後早期〜退院時）

術後翌日より，プロトコルに準じてリハビリテーションを行っていく．**図54**に術後のリハビリテーションプロトコルの一例を示す．

1 情報収集

手術情報

術式や手術範囲，術中所見，神経損傷や硬膜損傷などの術中合併症の有無，術中の出血量をカルテから確認する．

時期	リハビリテーション	目標
術前	オリエンテーション 術前評価 患者教育	術後経過の把握
手術当日		
術後翌日	離床，筋力改善，可動域改善 歩行練習，患者教育	離床動作の獲得
術後2日〜	ADL練習，階段昇降練習 床上動作練習	歩行・ADLの自立
術後7日〜	退院に向けてのADL練習 退院時指導	自宅退院

図54 術後のリハビリテーションプロトコル

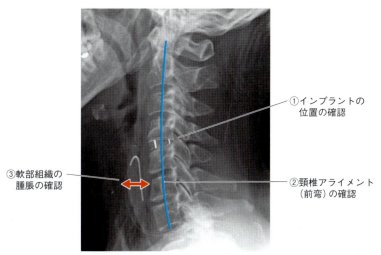

図55 頸椎前方除圧固定術後のX線画像

術後X線画像

術後のX線画像から，頸椎のアライメントやインプラントの位置を確認する（図55）．また，椎体前方の軟部組織の腫脹は嚥下障害の一要因となるため，腫脹の程度を確認する．

 ここをおさえる：術後X線のみかた（図55）

①インプラントの位置
インプラントは，椎体間の前方から中央部に挿入される．

②頸椎のアライメント
頸椎の生理的な前弯を確認する．前弯の減少は，軸性疼痛や隣接椎間障害につながる．

③軟部組織の腫脹
椎体前方の軟部組織の腫脹を確認する．腫脹を認める場合，椎体前面に位置する後咽頭腔が膨隆，食道の狭小化を認める．腫脹が強い場合は嚥下障害につながる．

表3 代表的な検査値

項目	正常値
CRP	≦0.3 mg/dl
白血球	男性：3,600〜9,000/μl 女性：3,000〜7,800/μl
ヘモグロビン	男性：12.6〜16.5 g/dl 女性：10.6〜14.4 g/dl
総蛋白	6.5〜8.0 g/dl
アルブミン	4.0〜5.2 g/dl

血液データ

1）炎症値

手術侵襲により，炎症値が上昇する．炎症値は，C反応蛋白（CRP），白血球を確認する．術後早期では炎症反応により多くのエネルギーが必要とされ，不足分は筋蛋白の分解によりエネルギーが算出される（異化期）．CRP値が0.3 mg/dl以上が異化期の目安とされるため，異化期ではレジスタンストレーニングは実施せず，日常生活動作練習などの運動に留める（表3）．

2）貧血

出血量が多く貧血状態のときは，ヘモグロビンが低値を示す（表3）．基準値との比較のみでなく，術前からの変化も確認する．

3）栄養値

栄養状態は，アルブミンや総蛋白を確認する（表3）．低栄養状態では高負荷の運動は適さないため，日常生活動作練習などの運動に留める．

2 評価・測定（術後翌日患者を目の前にして行うこと）

術後翌日，離床に必要な評価・測定を中心に実施する．必要なバイタルサインに加えて，術後合併症についても評価を行う．以下に，術後翌日に必要な評価・測定について記述する．

神経学的評価

手術操作や脊髄硬膜外血腫などで，術後に麻痺が生じることがある．術前の症状と比較し，麻痺の増悪がないかを確認する．神経学的評価は，感覚検査，筋力検査，深部反射を行い評価する（325頁参照）．

疼痛・痺れ

手術侵襲による創部痛と上下肢の疼痛，痺れの程度を評価する．上下肢の疼痛，痺れが増悪している場合は，術後の麻痺を疑う．

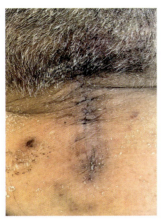

図56 術創部

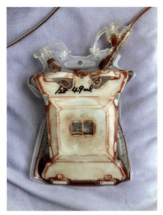

図57 創内の滲出液を溜める容器（J-VAC）

術創部

術創部の離開や血液の染み出しの有無を確認する（図56）．また，術創部の疼痛，発赤，熱感を認める場合は術後感染が疑われる．血液データや熱発の有無も含めて確認する．

出血量

ドレーン内の血液量を確認する（図57）．出血量が多い場合は，離床時の気分不快や起立性低血圧につながる可能性があるため，血液データの値とともに状態を確認する．また，術中操作にて硬膜が損傷し，髄液が漏れることがある（髄液漏）．髄液漏が起こると，ドレーン内が髄液様になり，排液量が増加する．通常，滲出液を確実に排液するためにドレーン内は陰圧になっているが，髄液漏があるとドレーン内を陽圧にする（71頁参照）．髄液漏がある場合は，医師の指示のもと，離床を進める．頸椎術後の髄液漏の発生頻度は，0～8％と報告されている[49]．

> 📖 **用語：硬膜**
>
> 脊髄は外側から硬膜，くも膜，軟膜の3つの膜に覆われている．硬膜内は脳脊髄液で満たされており，硬膜を損傷すると髄液漏が生じる．

深部静脈血栓症

深部静脈血栓症は，脊椎疾患術後患者の約14％に発生する[50]．術前後の超音波画像診断装置の検査結果より，深部静脈血栓症の有無を確認する．深部静脈血栓症のスクリーニング検査として，ホーマンズ徴候を確認する（74頁参照）．

嚥下障害

頸椎前方から切開して進入する頸椎前方除圧固定術では，術後約71％に嚥下障害が生じる[51]．経過とともに改善が得られるが，術後6か月で約18％の症例に嚥下障

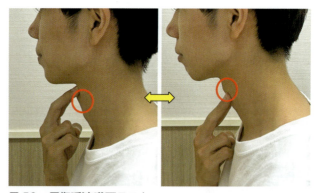

図 58　反復唾液嚥下テスト
30 秒間で空嚥下ができた回数を計測する．3 回未満で嚥下障害が疑われる．咽頭隆起の動きを確認しながら行う．

害が残存する[52]．嚥下障害は，術後の軟部組織の腫脹や術中の反回神経や上咽頭神経の損傷が原因とされている．術後症例には，食事や飲水時に飲み込みにくさなどの症状があるかを確認する．嚥下障害の程度は，反復唾液嚥下テストで評価する**（図 58）**．

3　リハビリテーションアプローチ

　急性期のリハビリテーションでは，術後麻痺や髄液漏などの合併症に注意しながら，離床を進めていく．術後は C5 麻痺や術後血腫などで神経症状が急激に悪化することもあるため，毎回の介入時に神経症状の変化がないかを確認する．

　頸椎固定術後において，移植骨の骨癒合は術後 1 年で約 90％と報告されている[53]．骨癒合が得られるまでは，頸椎の過度な動きを避けるように ADL 指導を行う．頸椎椎弓形成術は，動作制限はないが，頸椎の過度な動きにより疼痛や変形を助長してしまう可能性があるため，頸部の負担が少ない動作を指導する．

> **ここに注意**
> 術後に神経症状の悪化を認める場合は，すぐに主治医に報告する．

深部静脈血栓症の予防に向けたアプローチ

　循環血流量を増加させるため，足関節の底背屈運動や下肢挙上を行う．患者にも指導を行い，患者自身にも実施してもらうよう促す．

ADL の獲得に向けたアプローチ（離床〜歩行）
1）頸椎カラーのフィッティング

　患者が頸椎カラーを適切に装着できているか確認する．下顎が頸椎カラーに乗っているか，頸椎後方と頸椎カラーの間に隙間がないかを確認する**（図 59）**．頸椎固定術後は，頸椎カラーを装着し離床を進める．頸椎椎弓形成術後の頸椎カラーの使用は，医師の指示のもと，装着の有無を判断する．頸椎カラーは術式を問わず，フィラデルフィアカラーが使用されることが多い．頸椎固定術後は約 1 か月半カラーを装着

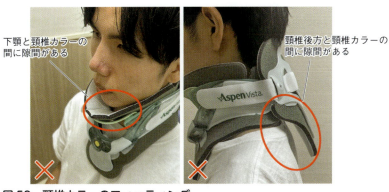

図 59　頸椎カラーのフィッティング

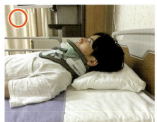
頸椎が中間位となるように
枕を選択する

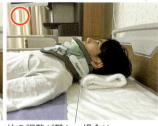
枕の調整が難しい場合は，
タオルを使用して高さを調整する

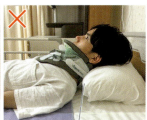
枕が高く，頸椎が屈曲している

図 60　ポジショニング

する．

2) ポジショニング

ベッド上の臥位姿勢は，側臥位では頸椎の側屈や回旋が生じやすいため，側臥位は避けて極力背臥位を保つよう指導する．また，枕は頸椎が中間位となる高さのものを選択する（図60）．枕の調整が困難な場合は，タオルで高さを調整する．

3) 起き上がり動作

頸椎固定術後は，頸椎の過度な動きが生じないよう注意しながら離床を進める．起き上がり動作は，頸椎の屈曲，伸展，回旋，側屈が伴わないよう，頸部と体幹を一体にし，寝返りを行い，側臥位となる．側臥位からは，on-elbow, on-hand を経由し，端座位となる（図61）．頸椎椎弓形成術後においても，頸椎への負担を考慮し，同様の方法で起き上がる．

 ここに注意

頸椎症性脊髄症で体幹の協調性が障害されている患者では，座位保持が不安定となり後方へ転倒する場合がある．離床時，セラピストは常に患者を支えることのできる位置にいる．

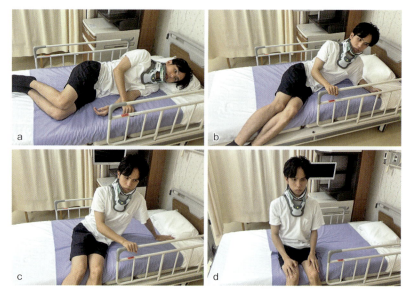

図61　起居動作
a→b→c→dの順に行う．頸椎の屈曲，伸展，回旋，側屈が伴わないよう，頸部と体幹を一体にし，起き上がる．

4）歩行

　歩行の獲得は，サークル歩行，杖歩行，独歩と段階的に進めていく．術前に下肢症状を認めている症例は，術後も症状が残存していることが多いため，立位時の膝折れに注意する．サークル歩行器をしっかりと把持した状態で足踏みを行い，下肢の支持性を確認した後，歩行練習を開始する．

術後疼痛に対するアプローチ

1）頸部，肩甲骨周囲筋のリラクセーション

　術後は手術侵襲や頸椎の不動により，頸椎や肩甲帯周囲筋の筋緊張が高くなる．頸部周囲筋の過剰収縮は軸性疼痛につながることが考えられるため，術後早期からリラクセーションを行う．僧帽筋，肩甲挙筋，胸鎖乳突筋，頭板状筋，頸板状筋，後頭下筋群の筋緊張が亢進しやすい．表層筋に対しては，横断マッサージを用いる（図37）．後頭下筋群に対しては，圧刺激を加えることでリラクセーションを行う（図62）．肩甲帯周囲筋に対しては，肩甲骨を把持して胸郭から離開するよう牽引する（図63，▶動画6-3）．

▶動画6-3

2）物理療法

　術後の疼痛には，経皮的電気刺激（transcutaneous electrical nerve stimulation；TENS）を用い，疼痛軽減を図る（図64）．

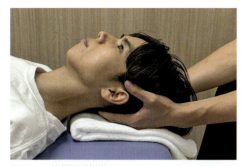

図 62 後頭下筋群のリラクセーション
上位頸椎を軽度伸展位とし，深層に位置する後頭下筋群に触れ，軽い圧刺激を加える．

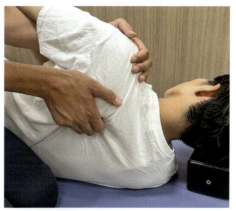

図 63 肩甲帯周囲筋のリラクセーション
肩甲骨内側縁に指をかけ把持し，胸郭から肩甲骨を離開させるように牽引する．

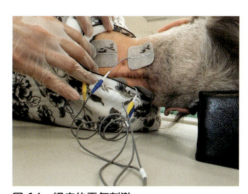

図 64 経皮的電気刺激
パルス幅：0.25 msec，周波数：100 Hz，強度：10〜20 mA（最大許容値）にて 30 分行う．

嚥下障害に対するアプローチ

頸椎前方から切開して進入する頸椎前方除圧固定術は，術後に嚥下障害が生じやすい[51]．嚥下機能の改善には，舌骨の挙上や食道入口部の開大作用がある舌骨上筋群のトレーニングを行う（図 65）．また，術創部の治癒が得られた後，舌骨の挙上を制限する舌骨下筋群のリラクセーションを行う（359 頁参照）．

神経滑走不全に対するアプローチ

頸椎術後は末梢神経の滑走性改善や癒着の予防を目的に，神経モビライゼーションを実施する．神経モビライゼーションはスライダー法を用い，神経に過度な緊張が生じないように注意して実施する（図 41，▶動画 6-2）．術後早期は疼痛が出現しないよう愛護的に行う．

▶動画 6-2

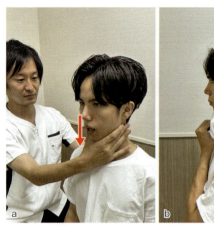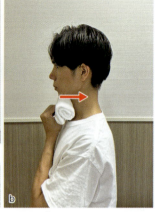

図65 舌骨上筋群の筋力トレーニング
a: jaw opening エクササイズ．口を閉じたまま開顎をさせる抵抗運動．
b: chin tack エクササイズ．ボールやタオルを挟み顎を引く抵抗運動．

筋機能に対するアプローチ

1）頸部深層屈筋群

術後は胸鎖乳突筋や前斜角筋など，表層の頸部屈筋群の過緊張が生じやすい．そのため，頸部の深層に位置する頸部深層屈筋群の機能不全が生じることが多い．頸部深層屈筋群の筋力トレーニングには，DCFトレーニングを実施する（図48）．

2）頸部表層筋

頸椎後面筋に侵襲が加わる頸椎椎弓形成術では，頸椎伸展筋の筋力低下が生じる．頸椎伸展筋は，術後6か月で術前の筋力まで改善する[54]．頸椎伸展筋の筋力低下は，頸部痛につながることから，術後は可及的早期から頸椎伸展筋を中心とした筋力トレーニングを実施する[55]．術後早期は術部への負担を考慮し，等尺性収縮での筋力トレーニングを実施する（図66）．

3）肩甲帯周囲筋

術後は肩甲帯周囲筋の筋緊張が高くなりやすい．肩甲帯の運動を行うことで，肩甲帯周囲筋の過剰な筋緊張を抑制する（図67）．前方頭位姿勢では肩甲骨が外転していることが多いため，肩甲骨の内転を意識させることで，不良姿勢を改善させる．

4）下肢・体幹筋

術前から下肢・体幹の筋力低下が生じていた症例は，術後も筋力低下が残存しやすい．また，臥床による廃用性の筋力低下も起こり得るため，術後は早期から下肢・体幹筋の筋力トレーニングを行う．開放運動連鎖（open kinetic chain；OKC）エクササイズから開始してスクワットやカーフレイズ，段差昇降などの閉鎖運動連鎖

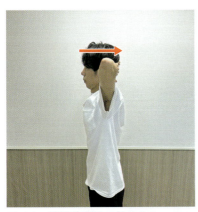

図66 頸椎伸展筋の筋力トレーニング
症例の手掌を後頭部に当て自身で抵抗を加えながら，頸椎伸展運動を行う．術後早期は等尺性運動とし，疼痛が出現しない範囲の負荷量で行う．

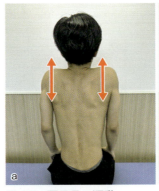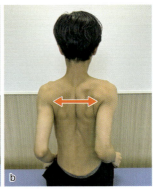

図67 肩甲骨の運動
a：肩甲骨挙上．肩甲骨の挙上と下制を繰り返し行う．挙上の後は脱力を意識させ筋をリラックスさせる．
b：肩甲骨内転．肩甲骨の内転と外転を繰り返し行う．肩関節水平外転で代償することが多いため，肩甲骨の内転運動を意識させる．

(closed kinetic chain；CKC) エクササイズへと，患者自身の能力に応じて，段階的に負荷を上げていく．頸椎固定術後は，運動中に頸椎の動きが伴わないよう注意しながら進める．頸椎椎弓形成術後は頸椎の動作制限はないが，頸椎への負担を考慮し，頸椎の過度な動きが伴わないように注意する．

5) 物理療法

C5麻痺など著明な筋力低下を認める場合は，神経筋電気刺激法 (electric muscle stimulation；EMS) を併用して筋力トレーニングを実施する (図68)．

不良姿勢に対するアプローチ

術後においても，術前から不良姿勢が残存している場合が多い．不良姿勢による頸部周囲筋の過緊張は術後疼痛の遷延化につながるため，姿勢改善のアプローチを行う (340頁参照)．

バランス機能に対するアプローチ

頸椎症性脊髄症のバランス能力は，術前と比べ術後6か月で改善が得られるが，健常者と比べると低下している[9]．術後はバランス能力改善に向けたアプローチを行う (342頁参照)．

手指巧緻動作に対するアプローチ

上肢症状は，手術により下肢症状よりも改善が得られやすい[56]．しかし，術前から手内在筋の筋萎縮を伴う手指巧緻性障害を認めていた場合は，改善に時間を要す．手指巧緻動作トレーニングでは，横つまみや対立つまみなどの運動から始め，患者自身の能力に応じて難易度を上げていく．日常生活では，箸やスプーンの使用や書字が

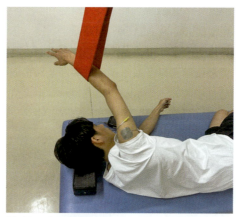

図68　C5麻痺に対するEMSを併用した筋力トレーニング
除重力位で肩甲帯挙上などの代償運動が生じないように注意する．
パルス幅：50μsec以上，周波数：50〜100Hz，強度：最大許容値，ON/OFF比：1対5で実施する．

困難となりやすいため，生活場面を想定したトレーニングを行う．

頸椎関節位置覚に対するアプローチ

頸椎疾患症例では頸椎関節位置覚が低下しており，頸椎関節位置覚の低下と頸部痛との関連が報告されている[57]．術後も頸椎関節位置覚の低下が残存しているため，頸椎関節位置覚の改善に向けたアプローチを行う（図51）．

ADL指導

頸椎固定術後は，頸椎の過度な動きが生じないADLを指導する．靴の着脱や床の物を拾う動作などは，頸椎の屈曲を伴いやすい．靴の着脱は，股関節屈曲，外転，外旋位で足部を持ち上げ，靴の着脱を行う（図69）．床の物を拾う動作は，床に膝を着き，体幹を正中位に保持したまま物を拾うように指導する（図70）．また，必要に応じて，リーチャーなどの自助具を使用する．頸椎椎弓形成術後は頸椎の動作制限はないが，頸椎への負担を考慮し，頸椎の過度な動きが伴わないように注意する．

外来フォローアップ（回復期）

1　評価・測定

姿勢，頸椎筋機能に加え，頸椎症性脊髄症では，下肢・体幹筋力，バランス能力，手指巧緻性の評価を行う．

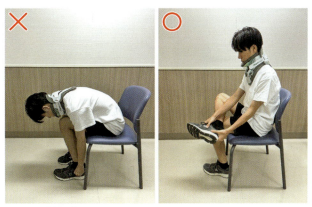

図69 靴の着脱
靴の着脱は，足を持ち上げ，股関節屈曲，外転，外旋位で行う．

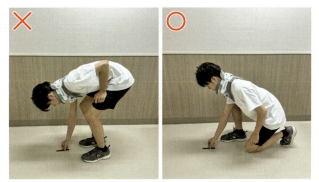

図70 床の物を拾う動作
床の物を拾う動作は，物に近づき，膝を着いて拾う．

術後合併症の評価

1）軸性疼痛

軸性疼痛は，疼痛が遷延化することが多い．頸部痛，こわばり，重だるさなどの症状が生じるため，VAS や NRS を用いて客観的に評価する．また，頸部の症状は姿勢に影響されるため，症状の増悪・緩解の要因も合わせて聴取する．

2）C5 麻痺

C5 麻痺による筋力低下は，長期にわたり残存する場合がある[58]．MMT を用いて，筋力の回復を経時的に評価していく．また，三角筋の筋力低下により，肩関節屈曲時に肩甲骨の過度な挙上などの代償動作が生じることが多い．誤った運動パターンが学習されていないか，動作を観察する．

3）頸椎アライメント不良（首下がり）

頸椎アライメント不良は，頸部伸展筋群の筋力低下や，胸腰椎，骨盤帯アライメント不良が関連する．頸部伸展筋群の筋力評価や全身のアライメントの評価を行う．

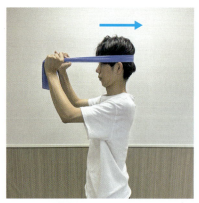

図71 頸椎伸展筋の筋力トレーニング
ゴムバンドを用いて，負荷量を調整する．

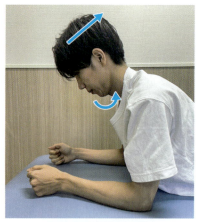

図72 頸部深層伸筋群の筋力トレーニング
開始姿位は肘をついた腹臥位とし，顎を引き頭部を中間位に保持しながら，頸椎伸展運動を行う．頸部深層伸筋群の機能不全を認める場合，頭部の伸展が生じる．

2 リハビリテーションアプローチ

外来フォローアップでは，再発予防を念頭に置き，姿勢の改善や頸部周囲筋の筋力トレーニングを中心としたリハビリテーションを行う．下肢・体幹の筋力低下，バランス能力低下，手指巧緻性低下が残存している場合は，急性期に行っていたリハビリテーションを継続して行う．また，医師と相談しながら，仕事やレクリエーションなどの社会復帰を目指す．

筋機能に対するアプローチ

術創部の治癒が得られた後は，頸椎伸展筋の筋力トレーニングを中心に，段階的に負荷量を増加させていく（図71）．頸椎固定術後で固定部の安定が得られた後は，腹臥位での運動も追加する．腹臥位では，頸半棘筋や多裂筋などの頸部深層伸筋群のトレーニングを行う（図72）．

嚥下障害に対するアプローチ

動画6-4

術創部の治癒が得られた時期から，舌骨の挙上を制限する舌骨下筋群のリラクセーションを開始する（図73， ▶動画6-4）．

術後合併症に対するアプローチ
1）軸性疼痛

軸性疼痛は，頸椎カラーの装着が解除された後に症状が増悪する場合があり，頸椎カラーの着用期間が長いほど発生しやすい[28]．これは頸部周囲筋の筋力低下や頸椎の可動性低下が原因と考えられている．軸性疼痛の改善には，頸部周囲筋のリラクセーション，頸椎伸展筋群の筋力トレーニング，頸部周囲筋のインバランス改善，メ

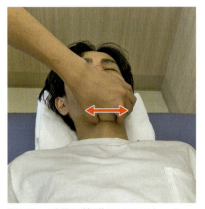

図73 舌骨下筋群のリラクセーション
舌骨を把持し，左右に動かす．

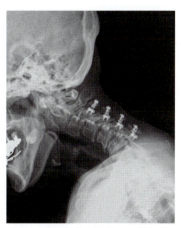

図74 首下がり患者のX線画像

カニカルストレスの軽減を目的にアプローチを行う．術後は僧帽筋，肩甲挙筋，胸鎖乳突筋，頭板状筋，頸板状筋，後頭下筋群の筋緊張が高くなりやすいため，リラクセーションを行う（352頁参照）．また，椎弓形成術では頸椎後方組織に侵襲が加わるため，頸椎伸展筋の筋力低下が生じやすい．そのため，術後早期から疼痛に応じて等尺性の運動から頸椎伸展筋トレーニングを実施する（354頁参照）．頸椎術後においても，術前の頸椎アライメント不良は残存していることが多いため，頸椎アライメント不良による筋のインバランス改善を行う（340頁参照）．頸部のメカニカルストレス軽減には，胸腰椎・骨盤帯のアライメント改善を行う（340頁参照）．

2）C5麻痺

C5麻痺は，三角筋の筋力低下により，肩関節屈曲時に肩甲骨挙上などの代償動作が生じる．誤った運動パターンの学習を防ぎ適切な筋活動を促すため，スリングを使用して除重力下で肩関節屈曲運動を実施する．また，筋力低下を認める筋に対して，EMSを併用した筋力トレーニングを行う（355頁参照）．

3）頸椎アライメント不良（首下がり）

頸椎アライメント改善のため，頸椎伸展筋トレーニング（354頁参照）を行う．また，首下がり患者の立位姿勢は，頸部後弯の代償として，腹部を前方に突出させることが多い（図74）．そのため，頸椎のみでなく，胸腰椎，骨盤帯を含む姿勢トレーニングも行う[59]（340頁参照）．

ADL指導

頸椎固定術後は，頸椎の可動域が制限されるためADL制限が生じる．ADL制限が生じやすい動作としては，頭上の物を見る，自動車の運転，多方向の会話や刺激に注意を向ける（大人数でのディスカッションやプレゼンテーション）などが挙げられる．

1）自動車の運転

頸椎固定術後は，カラーが外れる1か月半を目安に自動車の運転を開始する．椎弓形成術後は，3〜6週を目安に自動車の運転を開始する．

2）仕事復帰

頸椎術後は約1か月で仕事復帰している割合が多く，3か月以内には約82％の患者が仕事復帰している[60]．仕事復帰は主治医と相談し決定する．仕事の内容を聴取し，机や椅子の高さなど周辺環境の設備の助言を行う．

3）スポーツ・レクリエーション活動

頸椎術後では，約75％の患者がレクリエーションレベルのスポーツ活動を再開している[61]．スポーツ・レクリエーションの再開は頸部機能だけでなく，競技の種類やレベルなどを考慮して決定する．頸椎固定術後は2か月を目安に競技に応じて開始していく．除圧術後は1か月を目安に開始していく．スポーツ・レクリエーション活動の再開は，主治医と相談し決定する．

術後リハビリテーションの留意点

1 骨癒合不全

頸椎前方除圧固定術後1年で90％以上は骨癒合が得られると報告されている[53]．頸椎伸展は椎体間に離開力が働き骨癒合を阻害するため，頸椎前方除圧固定術後のリハビリテーションでは，特に頸椎の過度な伸展が生じないように注意する．

2 隣接椎間障害（ASD）

ASDのリスクファクターとして，頸椎アライメント不良や第一胸椎の傾き屈曲の増加などが報告されているため，頸椎アライメントのみでなく，胸腰椎，骨盤帯のアライメント改善を図る[62,63]（340頁参照）．また，固定部の隣接椎間以外の椎間に可動性の低下を認める場合は，可動性改善に向けたアプローチを行い，ASDの予防につなげる．可動性改善には関節モビライゼーションを行う（339頁参照）．

文献

1) 日本整形外科学会診療ガイドライン委員会頸椎症性脊髄症診療ガイドライン策定委員会（編）：頸椎症性脊髄症ガイドライン2020．改訂第3版，南江堂，2020
2) Radhakrishnan K, et al：Epidemiology of cervical radiculopathy. A population-based study from Rochester, Minnesota, 1976 through 1990. *Brain* 117：325-335, 1994
3) Holmes A, et al：Changes in cervical canal spinal volume during in vitro flexion-extension. *Spine (Phila Pa 1976)* 21：1313-1319, 1996
4) Muhle C, et al：*In vivo* changes in the neuroforaminal size at flexion-extension and axial rotation of the cervical spine in healthy persons examined using kinematic magnetic resonance imaging. *Spine (Phila Pa 1976)* 26：E287-E293, 2001
5) Northover JR, et al：The epidemiology of cervical spondylotic myelopathy. *Skeletal Radiol* 41：1543-1546, 2012
6) Nagamoto Y, et al：*In vivo* three-dimensional kinematics of the cervical spine during head rotation in

patients with cervical spondylosis. *Spine (Phila Pa 1976)* 36：778-783, 2011
7) Sampath P, et al：Outcome of patients treated for cervical myelopathy. A prospective, multicenter study with independent clinical review. *Spine (Phila Pa 1976)* 25：670-676, 2000
8) Chiles BW 3rd, et al：Cervical spondylotic myelopathy：patterns of neurological deficit and recovery after anterior cervical decompression. *Neurosurgery* 44：762-769, 1999
9) Cheng CH, et al：Upright Balance Control in Individuals with Cervical Myelopathy Following Cervical Decompression Surgery：A Prospective Cohort Study. *Sci Rep* 10：10357, 2020
10) Ver MLP, et al：Assessment of standing balance in normal versus cervical spondylotic myelopathy patients. *N Am Spine Soc J* 3：100023, 2020
11) Siasios ID, et al：The Role of Gait Analysis in the Evaluation of Patients with Cervical Myelopathy：A Literature Review Study. *World Neurosurg* 101：275-282, 2017
12) Kimura A, et al：Fall-related Deterioration of Subjective Symptoms in Patients with Cervical Myelopathy. *Spine (Phila Pa 1976)* 42：E398-E403, 2017
13) Fukuda K, et al：Neurogenic bladder associated with pure cervical spondylotic myelopathy：clinical characteristics and recovery after surgery. *Spine (Phila Pa 1976)* 38：104-111, 2013
14) Badhiwala JH, et al：The Natural History of Degenerative Cervical Myelopathy. *Neurosurg Clin N Am* 29：21-32, 2018
15) Wong JJ, et al：The course and prognostic factors of symptomatic cervical disc herniation with radiculopathy：a systematic review of the literature. *Spine J* 14：1781-1789, 2014
16) Bono CM, et al：An evidence-based clinical guideline for the diagnosis and treatment of cervical radiculopathy from degenerative disorders. *Spine J* 11：64-72, 2011
17) Matsumoto M, et al：MRI of cervical intervertebral discs in asymptomatic subjects. *J Bone Joint Surg Br* 80：19-24, 1998
18) Machino M, et al：Alterations in Intramedullary T2-weighted Increased Signal Intensity following Laminoplasty in Cervical Spondylotic Myelopathy Patients：Comparison Between Pre- and Postoperative Magnetic Resonance Images. *Spine (Phila Pa 1976)* 43：1595-1601, 2018
19) Bartlett RJ, et al：A comparison of T2 and gadolinium enhanced MRI with CT myelography in cervical radiculopathy. *Br J Radiol* 71：11-19, 1998
20) Colombo C, et al：Traction Therapy for Cervical Radicular Syndrome is Statistically Significant but not Clinically Relevant for Pain Relief. A Systematic Literature Review with Meta-Analysis and Trial Sequential Analysis. *J Clin Med* 9：3389, 2020
21) Colman D, et al：Exercise therapy including the cervical extensor muscles in individuals with neck pain：A systematic review. *Clin Rehabil* 10：2692155231184973, 2023
22) Miller J, et al：Manual therapy and exercise for neck pain：a systematic review. *Man Ther* 15：334-354, 2010
23) Garzonio S, et al：Effectiveness of Specific Exercise for Deep Cervical Muscles in Nonspecific Neck Pain：A Systematic Review and Meta-Analysis. *Phys Ther* 102：pzac001, 2022
24) Liang L, et al：The effect of exercise on cervical radiculopathy：A systematic review and meta-analysis. *Medicine (Baltimore)* 98：e17733, 2019
25) Latka D, et al：Treatment of degenerative cervical spondylosis with radiculopathy. Clinical practice guidelines endorsed by The Polish Society of Spinal Surgery. *Neurol Neurochir Pol* 50：109-113, 2016
26) Li P, et al：Recovery Process After Anterior Cervical Decompression in Patients With Cervical Spondylotic Myelopathy With Different Natural History. *Clin Spine Surg* 32：337-344, 2019
27) Luyao H, et al：Management of Cervical Spondylotic Radiculopathy：A Systematic review. *Global Spine J* 12：1912-1924, 2022
28) Wang M, et al：Prevalence of axial symptoms after posterior cervical decompression：a meta-analysis. *Eur Spine J* 25：2302-2310, 2016
29) Wang SJ, et al：Axial pain after posterior cervical spine surgery：a systematic review. *Eur Spine J* 20：185-194, 2011
30) Wang T, et al：Incidence of C5 nerve root palsy after cervical surgery：A meta-analysis for last decade. *Medicine (Baltimore)* 96：e8560, 2017
31) Odate S, et al：Catastrophic Dropped Head Syndrome Requiring Multiple Reconstruction Surgeries after Cervical Laminoplasty. *Spine Surg Relat Res* 2：243-247, 2018
32) Koda M, et al：Dropped head syndrome after cervical laminoplasty：A case control study. *J Clin Neurosci* 32：88-90, 2016
33) Sharan AD, et al：Dropped head syndrome：etiology and management. *J Am Acad Orthop Surg* 20：766-774, 2016
34) Donnally CJ 3rd, et al：Current incidence of adjacent segment pathology following lumbar fusion

versus motion-preserving procedures : a systematic review and meta-analysis of recent projections. *Spine J* 20 : 1554-1565, 2020
35) Seichi A, et al : Neurologic level diagnosis of cervical stenotic myelopathy. *Spine (Phila Pa 1976)* 31 : 1338-1343, 2006
36) Dwyer A, et al : Cervical zygapophyseal joint pain patterns. I : A study in normal volunteers. *Spine (Phila Pa 1976)* 15 : 453-457, 1990
37) Nam K, et al : The Effects of Head Position in Different Sitting Postures on Muscle Activity with/without Forward Head and Rounded Shoulder. *J Korean Phys Ther* 26 : 140-146, 2014
38) Lee KJ, et al : The effect of forward head posture on muscle activity during neck protraction and retraction. *J Phys Ther Sci* 27 : 977-979, 2015
39) Tsiringakis G, et al : Motor control training of deep neck flexors with pressure biofeedback improves pain and disability in patients with neck pain : A systematic review and meta-analysis. *Musculoskelet Sci Pract* 50 : 102220, 2020
40) 石田健司, 他：圧迫性脊髄症における下肢運動機能評価—simple walking test の改良と足10秒テスト．*臨整外* 41：355-359, 2006
41) Nakashima H, et al : Validity of the 10-s step test : prospective study comparing it with the 10-s grip and release test and the 30-m walking test. *Eur Spine J* 20 : 1318-1322, 2011
42) Reddy RS, et al : Cervical proprioception and its relationship with neck pain intensity in subjects with cervical spondylosis. *BMC Musculoskelet Disord* 204 : 47, 2019
43) Romeo A, et al : Cervical Radiculopathy : Effectiveness of Adding Traction to Physical Therapy—A Systematic Review and Meta-Analysis of Randomized Controlled Trials. *Phys Ther* 98 : 231-242, 2018
44) Basson A, et al : The Effectiveness of Neural Mobilization for Neuromusculoskeletal Conditions : A Systematic Review and Meta-analysis. *J Orthop Sports Phys Ther* 47 : 593-615, 2017
45) Jull G, et al : Retraining cervical joint position sense : the effect of two exercise regimes. *J Orthop Res* 25 : 404-412, 2007
46) Gallego Izquierdo T, et al : Comparison of cranio-cervical flexion training versus cervical proprioception training in patients with chronic neck pain : A randomized controlled clinical trial. *J Rehabil Med* 48 : 48-55, 2016
47) Mancuso CA, et al : Development of an expectations survey for patients undergoing cervical spine surgery. *Spine (Phila Pa 1976)* 38 : 718-725, 2013
48) Shakya P, et al : Prehabilitation in Patients before Major Surgery : A Review Article. *JNMA J Nepal Med Assoc* 60 : 909-915, 2022
49) Elder BD, et al : Management of Cerebrospinal Fluid Leakage During Anterior Cervical Discectomy and Fusion and Its Effect on Spinal Fusion. *World Neurosurg* 89 : 636-640, 2016
50) West JL 3rd, et al : Incidence of deep vein thrombosis in major adult spinal surgery. *Spine (Phila Pa 1976)* 17 : S254-S257, 1992
51) Rihn JA, et al : What is the incidence and severity of dysphagia after anterior cervical surgery? *Clin Orthop Relat Res* 469 : 658-665, 2011
52) Bazaz R, et al : Incidence of dysphagia after anterior cervical spine surgery : a prospective study. *Spine (Phila Pa 1976)* 27 : 2453-2458, 2022
53) Noordhoek I, et al : Evaluation of bony fusion after anterior cervical discectomy : a systematic literature review. *Eur Spine J* 28 : 386-399, 2019
54) Nakama S, et al : Cervical muscle strength after laminoplasty. *J Orthop Sci* 8 : 36-40, 2003
55) Fujibayashi S, et al : Neck muscle strength before and after cervical laminoplasty : relation to axial symptoms. *J Spinal Disord Tech* 23 : 197-202, 2010
56) Chiles BW 3rd, et al : Cervical spondylotic myelopathy : patterns of neurological deficit and recovery after anterior cervical decompression. *Neurosurgery* 44 : 762-769, 1999
57) Reddy RS, et al : Cervical proprioception and its relationship with neck pain intensity in subjects with cervical spondylosis. *BMC Musculoskelet Disord* 20 : 447, 2019
58) Pan FM, et al : C5 nerve root palsy after posterior cervical spine surgery. *J Orthop Surg (Hong Kong)* 25 : 2309499016684502, 2017
59) 佐野裕基, 他：首下がり症状を呈した変形性頸椎症症例に対する脊柱アライメントの改善を指向した理学療法介入の効果検討．*理学療法学* 49：145-154, 2022
60) Devin CJ, et al : A predictive model and nomogram for predicting return to work at 3 months after cervical spine surgery : an analysis from the Quality Outcomes Database. *Neurosurg Focus* 45 : E9, 2018
61) Molinari RW, et al : Return to Play in Athletes Receiving Cervical Surgery : A Systematic Review. *Global Spine J* 6 : 89-96, 2016
62) Hashimoto K, et al : Adjacent segment degeneration after fusion spinal surgery-a systematic review. *Int*

Orthop 43：987-993, 2019
63) Katsuura A, et al：Kyphotic malalignment after anterior cervical fusion is one of the factors promoting the degenerative process in adjacent intervertebral levels. *Eur Spine J* 10：320-324, 2001

〔大坂祐樹〕

索引

欧文

数字・記号

2 ステップテスト　126
3 m timed up-and-go (TUG) テスト　125
5 回椅子立ち上がりテスト　123
6 分間歩行試験　57
10 秒ステップテスト　334
30 m 歩行テスト　336
%YAM　112

A

adjacent segment disease (ASD)　47, 86, 325, 360
ADL 指導
　――, 頸椎変性疾患の　344
　――, 腰椎手術後の　246
ADL 制限に対するアプローチ, 腰椎不撓性による　85
adult spinal deformity (ASD)　253
anterior column　95
anterior lumbar interbody fusion (ALIF)　46, 266
anterior superior iliac spine (ASIS)　56
apophyseal stage　212
axial elongation　141

B

balloon kyphoplasty (BKP)　110
Barthel Index (BI)　126
Berg Balance Scale (BBS)　335
Bioelectrical Impedance Analysis (BIA 法)　123
bird dog　143
bracing　142
breathing　141
bridge　142
burst fracture　95

C

C2/7 sagittal vertical axis (SVA)　318
C5 麻痺　324, 357, 359
C7 plumb line-central sacral vertical line (C7PL-CSVL)　260
Ca^{2+} チャネル$\alpha 2\delta$ リガンド阻害薬　162
calf raise　133
cartilaginous stage　212
cervical lordosis (CL)　318
cervical spondylosis　315
cervical spondylotic myelopathy　314
cervical spondylotic myelopathy radiculopathy　314
cervical & thoracic extension　144, 145
chin tack エクササイズ　354
CKC エクササイズ　355
core control　141
cranio-cervical flexion (CCF) テスト　329
crossed SLR テスト　158
CT, 脊椎圧迫骨折の　105
CT のみかた
　――, 腰椎分離症の　215
　――, 成人脊柱変形の　264
CT 分類, 小林らの　216

D

D-ダイマー　70
DCF トレーニング　341, 354
de novo 変性側弯症　257
deep venous thrombosis (DVT)　73, 196, 298, 350
deflation effect　112
distal junctional failure (DJF)　309
distal junctional kyphosis (DJK)　309
drop foot　157
DXA 法　123

E

electric muscle stimulation (EMS)　355
epiphyseal stage　212
EuroQol 5dimensions 5-level22 (EQ-5D-5L)　127
extension rotation テスト　326
extension stress テスト　210
extreme lateral interbody fusion (XLIF®)　45, 266

F

F スケール問診票 (Frequency Scale for the Symptoms of GERD；FSSG)　280
face scale　219
FAIR テスト　171
FFD テスト　222
fingar escape sign　333
foot tapping テスト (FTT)　334
force closure　29
form closure　29

G

fulcrum backward bending 撮影　260
full-endoscopic discectomy (FED)　164
Functional Independence Measure (FIM)　126

G

global tilt (GT)　260
grip and release テスト　333

H

HBD (heel buttock distance) テスト　171, 224
hip disassociation　141
hip extension　130
hip flexion　131, 144
hip rotation　130

I

instrumentation　112
interferential current therapy (IFC)　115
intravenous patient-controlled analgesia (IV-PCA)　72

J

J-VAC ドレーン　73, 298
Japanese Orthopaedic Association Back Pain Evaluation Questionnaire (JOABPEQ)　57, 126, 170
jaw opening エクササイズ　354
joint play テスト　269

K

Kemp 徴候　158
Kemp テスト　50, 210, 219, 269
kitchen-elbow sign　258
knee extension　131
knee lifting テスト　269

L

lateral lumbar interbody fusion (LLIF)　45
leg lift　130
Love 法　163
lumbar disc herniation　151
lumbar lordosis (LL)　103, 260
lumbar spinal canal stenosis (LCS)　34
Lumbar Stiffness Disability Index (LSDI)　83, 280

M

manual spinal examination テスト　326
McKenzie 肢位　269

Meyerdingの分類　40
middle column　95
minimally clinically important difference (MCID)　268
MMT　49, 117, 122, 325
Modified Ashworth Scale　335
Modified Modified Schöber テスト (MMST)　53
MOS 36-Item Short-Form Health Survey (SF-36®)　127
motor control　120
MRI
　──, 脊椎圧迫骨折の　104
　──, 腰椎椎間板ヘルニアの　160
MRIのみかた
　──, 頸椎変性疾患の　319
　──, 成人脊柱変形の　264
　──, 腰椎分離症の　214
　──, 腰部脊柱管狭窄症の　41
myelopathy hand　316, 333

N

Neck Disability Index (NDI)　335
neck flexor muscle endurance (NFME) テスト　329
neutral spine control exercises　81
NSAIDs　43, 109, 265
Numerical Rating Scale (NRS)　49, 113, 166, 269, 326

O

Ober テスト　171, 225
oblique lateral interbody fusion (OLIF)　45, 266
occiput-to-wall distance (OWD)　124, 274
OKC エクササイズ　354
one finger test　219
osteoporotic vertebral fracture (OVF)　91
Oswestry Disability Index (ODI)　57, 126, 170, 280

P

pars　209
passive neck flexion (PNF)　177
pedicle screw hook-rod 法　217
pedicle screw-wiring 法　217
pedicle subtraction osteotomy (PSO)　267
pelvic girdle　28
Pelvic Incidence (PI)　103, 260
pelvic tilt (PT)　103, 260
percutaneous vertebroplasty (PVP)　110

posterior column　95
posterior lumbar interbody fusion (PLIF)　45, 266
posterior superior iliac spine (PSIS)　56
prone knee bend (PKB) テスト　178, 189
proximal junctional failure (PJF)　310
proximal junctional kyphosis (PJK)　310

Q・R

quantitative measurement (QM) 法　92
ragged edge　218
rating of perceived exertion　142
retraction 自動運動, 頸部の　115
Rolland-Morris Disability Questionnaire (RDQ)　170
ROM 運動, 回復期での　132

S

sacral slope (SS)　103, 260
sagittal vertical axis (SVA)　103, 260
Sahrmann core stability テスト　226
Scoliosis Research Society-22 (SRS-22)　280
Scoliosis Research Society (SRS) -Schwab 分類　253
semiquantitative method (SQ) 法　92
SF-8 Health Survey (SF-8p)　128
SF-12® Health Survey (SF-12®)　128
SF-36® Health Survey (SF-36®)　127
Short Physical Performance Battery (SPPB)　123
shoulder extension & flexion　131, 132, 144
Side Kick　142
SLR テスト　50, 154, 177, 178, 188, 195, 224
Sorensen テスト　274
spinal deformity　253
staging　212

T

T字杖歩行 (独歩) 練習　196
T1 pelvic angle (TPA)　260
The JOA Cervical Myelopathy Evaluation Questionnaire (JOACMEQ)　335
thoracic kyphosis (TK)　103, 260

three-column theory　95
transcutaneous electrical nerve stimulation (TENS)　78, 114, 281, 304, 352
transforaminal lumbar interbody fusion (TLIF)　45, 266
trunk extension テスト　269

V

vacuum cleft　102
vertebral body stenting (VBS)　112
vertebral column resection (VCR)　267
vertebral compression fracture (VCF)　91
Visual Analogue Scale (VAS)　49, 113, 166, 269, 326

W

wall angel エクササイズ　342
wall angel テスト　269

X・Y

X線画像のみかた
　──, 頸椎変性疾患の　318
　──, 成人脊柱変形の　263
　──, 腰椎分離症の　213
　──, 腰部脊柱管狭窄症の　40
YAM (Young Adult Mean)　112

和文

あ

アイシング　77, 305
アキレス腱反射　49
悪性腫瘍の脊椎転移　264
握力　123
握力検査　325
アジリティエクササイズ　248
アスレティックリハビリテーション期のリハアプローチ, 腰椎分離症における　235
アセトアミノフェン　109
アダムステスト　274
圧迫ストレス　194
アドソンテスト　329
アライメント評価
　──, 後弯症の　274
　──, 腰椎分離症における　230
　──, 腰部脊柱管狭窄症における　56
安定化エクササイズ　183
　──, 肩甲帯や体幹の　341
　──, 腹筋群に対する　64

あ

安楽肢位，腰椎椎間板ヘルニアにおける 167

い

椅子座位での運動 120
インクリノメーター 274
インストゥルメンテーション 112
インストゥルメンテーション手術 107, 110

う

ヴァレーの圧痛点 158
ウインドミルテスト 221
頷き運動 342
運転 85, 360
運動学習，腰椎-骨盤-股関節の 310
運動器不安定症 125
運動制御 120
運動療法
　——，骨粗鬆症性椎体骨折に対する 110
　——，腰椎椎間板ヘルニアにおける 163
　——，腰部脊柱管狭窄症に対する 44
　—— のポジショニング 129
運動連鎖 274

え

栄養値 70, 348
エデンテスト 329
エビデンス総体 107
エルボーローテーションテスト 221
遠位隣接関節後弯 (DJK) 310
遠位隣接関節障害 (DJF) 310
嚥下障害 349
　—— に対するアプローチ 353, 358
炎症値 70, 348

お

黄色靱帯 5, 10, 21, 34
　—— の肥厚 41
横断マッサージ 58, 64, 79, 172
　——，頸部表層筋の 352
　——，坐骨神経に対する 63
　——，神経の滑走不全に対する 184, 203
　——，脊柱起立筋群に対する 281
　——，脊柱起立筋や腰方形筋に対する 78
　——，総腓骨神経の隣接組織に対する 191
　——，僧帽筋上部線維に対する 337

　——，大胸筋の 305
　——，大殿筋，中殿筋に対する 283
　——，大腰筋に対する 283
　——，軟部組織の 197
　——，腰方形筋に対する 58, 281
横突孔 10
起き上がり 75
　——，血圧変動を考慮した 300
起き上がり動作 121, 299
　——，頸椎固定術後の 351
オーバーテスト 171, 224
オピオイド製剤 109
温熱療法 114

か

開眼片脚起立時間 125
回旋 3
開窓術 44
外側環軸関節 12
階段昇降 76, 303
階段昇降練習 197
回復期のリハアプローチ，腰椎分離症における 232
外腹斜筋 26
開放運動連鎖 (OKC) エクササイズ 354
海綿骨 94
外来フォローアップ
　——，頸椎症性脊髄症の 356
　——，脊柱矯正固定術後の 309
　——，腰部脊柱管狭窄症の 82
カウンターニューテーション 29
下肢挙上テスト 178
下肢筋群トレーニング 246
下肢伸展挙上 (SLR) テスト 50, 154, 177, 178, 189, 195, 224
下肢痛 37
下垂足 157
ガーゼ汚染，術後の 297
片脚立ち 133
片脚ブリッジエクササイズ 85
片脚立位 56, 275
活動量計 57
カップリングモーション（複合運動） 4
合併症，腰椎椎体間固定術の 47
可動域エクササイズ
　——，胸郭に対する 184
　——，胸椎の 61
可動域制限，股関節の 210
下頭斜筋 13
カルシウム薬 109
カルシトニン薬 109
感覚検査 49, 202, 325

　——，腰椎椎間板ヘルニアにおける 169
感覚障害 37
眼球-頭部協調性トレーニング 344
間欠性跛行 37
　—— の評価 57
寛骨 28
寛骨大腿リズム 298
環軸関節 9, 12
患者報告アウトカム 57
干渉電流療法 (IFC) 115
関節位置覚トレーニング 344
関節可動域 3
関節可動域検査
　——，Love 法術後の 194
　——，腰椎椎間板ヘルニア術後の 202
　——，腰椎椎間板ヘルニアにおける 170
間接的除圧術 44
関節モビライゼーション 58, 282, 337, 339
　——，胸椎に対する 80, 284
　——，腰椎に対する 284
完全内視鏡下椎間板切除術 (FED) 164
環椎 9
環椎横靱帯 9
環椎後頭関節 11

き

起居動作 196
キッキングエクササイズ 228, 235, 248
キッキングテスト 229
逆流性食道炎 259, 280
キャットエクササイズ 241
急性期のリハアプローチ，腰椎分離症における 232
胸郭 15
　—— の運動 120
　—— の運動学 18
　—— の変形 256
胸郭回旋ストレッチング 234
胸郭回旋セルフ可動域エクササイズ 184
胸郭側屈セルフ可動域エクササイズ 184
胸郭出口症候群 329
競技復帰，野球の 204
胸骨 15
胸骨柄体軟骨結合 15
矯正損失 112
胸多裂筋 27
胸椎 15, 94
　—— の運動学 17

――の筋 19
胸椎回旋エクササイズ 63
胸椎後弯角（TK） 103, 260
胸椎伸展エクササイズ 63, 80, 289
胸椎伸展・前胸部伸展ストレッチング，背臥位での 305
胸椎・胸郭の可動域評価 221
胸腰筋膜 28
胸腰椎移行部 94
胸腰椎移行部側面像のみかた 101
胸肋関節 15
棘間靱帯 5, 10, 22
棘上靱帯 5, 22
魚椎 92
起立性低血圧 75, 299
起立動作 133
近位隣接関節後弯（PJK） 309
近位隣接関節障害（PJF） 309
筋長検査 53, 273
筋のインバランス，不良姿勢に伴う 341
筋の協調性アプローチ 247
筋の協調性テスト 227
筋膜リリース
　――，外腹斜筋，腹直筋に対する 283
　――，脊柱起立筋に対する 281
　――，大胸筋に対する 283, 305
筋力検査 49
筋力低下 38
筋力トレーニング 306
　――，頸椎伸展筋の 355, 358
　――，舌骨上筋群の 353
筋・筋膜性疼痛 280, 327

く

クイックハイニー（もも上げ）エクササイズ 248
靴の着脱 357
クラムエクササイズ（股関節開排） 289
クロスエクステンション 235
グローバル筋 25

け

経口副腎皮質ステロイド 162
経静脈的自己調節鎮痛法（IV-PCA） 72
痙性歩行 335
頸多裂筋 27
頸長筋 14
頸椎 9
　――の運動学 11
　――の可動域制限 316
　――の筋 13
　――の退行変性 315

頸椎アライメント 318
頸椎可動域の評価，頭部後退運動による 331
頸椎カラー 322, 350
経椎間孔腰椎椎体間固定術（TLIF） 45, 266
頸椎関節位置覚
　――トレーニング 343
　――の低下 356
　――の評価 336
頸椎牽引 337
頸椎矢状面バランス（SVA） 318
頸椎症性神経根症 314
頸椎症性脊髄症 314
頸椎深層屈筋群 14
頸椎伸展筋の筋力トレーニング 355, 358
頸椎前方除圧固定術 323, 345
頸椎前弯角（CL） 318
頸椎椎間孔の拡大 337
頸椎椎弓形成術 345
経皮的椎体形成術 110
経皮的電気刺激療法（TENS） 78, 114, 282, 305, 352
頸部屈曲テスト 195
頸部周囲筋の伸張性評価 332
頸部深層屈筋群 328
　――に対するアプローチ 354
頸部深層屈筋群トレーニング 341, 358
頸部痛 316, 326
頸部表層筋に対するアプローチ 354
ケージ 46
　――の位置 68, 70
血圧のモニタリング 75
血圧変動の確認 299
血管性間欠性跛行 38
楔状椎 92
牽引，頸椎に対する 338
牽引療法 162
肩屈曲・伸展運動，側臥位での 116
健康関連QOL 280
肩甲骨の運動 355
肩甲帯周囲筋に対するアプローチ 354
原発性骨粗鬆症の診断基準 92
ケンプ徴候 158
ケンプテスト 50, 210, 219, 269

こ

コアエクササイズ，腰椎回旋の徒手抵抗による 234
効果推定値 107
膠原線維，線維輪内の 6

後縦靱帯 5, 10, 21, 152
項靱帯 10
硬性コルセット 81, 265, 299
　――，着用方法 76
硬性装具 109
叩打痛テスト 220
後頭下筋群 13
後頭環椎関節 9
後頭骨・壁間距離（OWD） 124, 274
後方経路腰椎椎体間固定術（PLIF） 45, 266
後方除圧術 44
後方揺さぶり運動 53, 60
硬膜 349
硬膜外ブロック 162
硬膜下血腫 71
硬膜損傷 195
肛門挙筋 30
後弯姿勢 39, 98
後弯症の生活動作指導 291
後弯変形 254, 258
股関節
　――の可動域制限 297
　――の可動域評価 222
　――の伸展筋力 274
股関節開排 289
股関節屈曲，立位での 275
股関節屈曲・伸展運動，側臥位での 116
股関節屈曲・足関節底屈複合運動 120
股関節伸展筋力エクササイズ 287
股関節戦略に対するアプローチ 292
股関節内転筋ストレッチング 197
股関節モビライゼーション 309
呼吸筋 19
骨間仙腸靱帯 28
骨吸収 109
骨吸収抑制薬 108
骨棘，分離部にできた 218
骨切り術 267
骨形成 109
骨形成促進薬 108
骨粗鬆症 91
骨粗鬆症性椎体骨折（OVF） 91
骨粗鬆症治療薬 108
骨年齢 212
骨盤傾斜角（PT） 260
骨盤形態角（PI） 260
骨盤後傾，立位での 275
骨盤前後移動，四つ這い位での 276
骨盤帯 28

――の筋　30
骨盤底筋群　30
骨癒合
　――，椎体間の　264
　――，腰椎分離症における　211
骨癒合不全　86, 360
コブ角　260
コルセット筋（腹横筋）　26
コルセットの装着　194, 200
混合型，腰部脊柱管狭窄症　37
コンドリアーゼ注入療法（腰椎椎間板酵素注入療法）　164

さ

座位姿勢へのアプローチ　307
最大体幹伸展可動域，マッケンジー肢位による　269
最大等尺性体幹屈曲・伸展筋力　273
サイドブリッジ＋サイドフレクション　238, 250
サイドランジ　191
サークル歩行　76, 196
サークル歩行器　303
坐骨神経ダイナミックストレッチング　191
サーマンコアスタビリティテスト　226
サルコペニア　96
　――の診断基準　123

し

自覚的運動強度　142
視覚的フィードバックトレーニング　308
軸性疼痛　324, 352, 357, 358
軸椎　9
仕事復帰　85, 360
　――，脊柱矯正固定術後の　311
　――のための評価とリハビリテーション　187
自在曲線定規　274
指床間距離（FFD）テスト　222
矢状面アライメント　56
四肢・体幹筋運動，回復期での　130
システマティックレビュー　107
姿勢アライメントに対するアプローチ　287
姿勢指導，腰椎手術後の　246
姿勢評価，骨粗鬆症性椎体骨折の急性期離床期での　118
膝蓋腱反射　49
自動介助運動，下肢の　116
斜角筋横断マッサージ　174
尺骨神経伸張テスト　328
ジャクソンテスト　327

若年成人平均値（YAM）　112
ジャンプエクササイズ　249
修正版 timed loaded standing　274, 289
修正 Borg Scale　245
就寝方法，側弯症症例の　292
首下がり　324, 357, 359
手指巧緻性障害　316
手指巧緻動作に対するアプローチ　356
手術療法
　――，OVF に対する　110
　――，頚椎変性疾患の　322
　――，成人脊柱変形の　266
　――，腰椎椎間板ヘルニアにおける　163
　――，腰椎分離症における　217
　――，腰部脊柱管狭窄症の　44
出血量　349
術後 X 線画像のみかた
　――，頚椎手術の　347
　――，脊柱矯正固定術の　295
　――，分離部修復術の　244
　――，腰部脊柱管狭窄症の　68
術後ドレナージ　72
術後のリハビリテーションプロトコル
　――，BKP の　138
　――，分離部修復術の　243
　――，腰部脊柱管狭窄症の　68
術後麻痺　297
　――の確認　71
術後リハビリテーション
　――，BKP の　137
　――，Love 法の　193
　――，頚椎手術の　345
　――，脊柱矯正固定術の　292
　――，分離部修復術の　243, 251
　――，腰部脊柱管狭窄症の　67
術前評価と術前教育
　――，BKP の　137
　――，Love 法の　193
　――，頚椎手術の　346
　――，脊柱矯正固定術の　293
　――，分離部修復術の　243
　――，腰部脊柱管狭窄症の　67
術創部の確認　71
　――，頚椎手術の　349
受動的サブシステム，腰椎　24
上位頚椎不安定性　10
小胸筋横断マッサージ　174
小胸筋の筋膜リリース　305
上後腸骨棘（PSIS）　56
小後頭直筋　13
上肢挙上・下肢伸展複合運動　133

上肢部横断マッサージ　174
乗車動作，自動車への　187
症状軽減テスト　51
床上動作　76, 134, 303
上前腸骨棘（ASIS）　56
踵殿距離（HBD）テスト　171, 224
上頭斜筋　13
ショルダーバッグの持ちかた，側弯症症例の　292
尻上がり現象　53
シルバーカー歩行　65, 135
神経滑走不全に対するアプローチ　353
神経狭窄　42
神経筋電気刺激法（EMS）　355
神経根　34, 314
　――の圧迫，ヘルニアによる　155
神経根型，腰部脊柱管狭窄症　37
神経根緊張徴候　158
神経根障害　327
神経根ブロック　162
神経根ブロック注射　43
神経刺激徴候　158
神経障害の型式，腰部脊柱管狭窄症の　37
神経伸張テスト　202, 328
　――，腰椎椎間板ヘルニアに対する　177
神経性間欠性跛行　38
神経制御サブシステム，腰椎の　24
神経性疼痛　282, 327
神経線維，椎間板の　8
神経の感作・脱感作　167, 176, 202
神経モビライゼーション　338, 353
進行期腰椎分離症　216
身体活動量の評価　57
伸張ストレス　194
伸展　3
伸展運動，立位での　54
深部反射　49, 326
　――，腰椎椎間板ヘルニアにおける　170
深部静脈血栓症（DVT）　72, 196, 349
　――，脊柱矯正固定術の　298

す

髄液漏　72, 298, 349
髄核　5
髄膜炎　195
スウェイバック姿勢　39, 303, 309
スウェイバック修正エクササイズ　86
スクリュー
　――の位置，理想の　69
　――の挿入位置　68

スクワット　145, 191, 235, 246
ステロイド　265
ストレッチング　197
　　──, 胸郭回旋の　246
　　──, 胸椎右凸側弯, 腰椎左凸側弯
　　　に対する　284
　　──, 胸腰椎の　341
　　──, 肩甲帯の　306
　　──, 股関節周囲筋の
　　　　　　　61, 232, 245, 304
　　──, 座位による　203
　　──, 上位頸椎の　306
　　──, 前胸部の　305
　　──, 総腓骨神経に対する　191
　　──, 大腿直筋の　304
　　──, 椎間孔拡大のための　338
　　──, 背筋群の　60
　　──, ハムストリングスの　240
　　──, ハムストリングスや梨状筋に
　　　対する　80
　　──, 梨状筋の　60, 65, 79, 304
ストレッチング指導　241
スパーリングテスト　327
スポーツ活動　360
スポーツ復帰　86, 207
　　──, 脊柱矯正固定術後の　311
　　── に必要な評価項目の目標値
　　　　　　　239
　　── の基準　205
　　── のための評価とリハビリテー
　　　ション　187
スライダー肢位, 坐骨神経の　187
スライダー法　52, 79, 338, 353

せ
成人脊柱変形 (ASD)　253
生体電気インピーダンス (BIA) 法
　　　　　　　123
正中環軸関節　12
正中神経伸張テスト　328
生理的弯曲　3
脊髄液の漏出　195
脊髄硬膜外血腫　71
脊髄神経　34, 314
脊髄造影検査のみかた, 腰部脊柱管
　狭窄症の　42
脊髄内の輝度変化　320
脊髄の圧迫　41, 319
脊柱管の長さ, 屈曲動作における
　　　　　　　154
脊柱矯正固定術　266
脊柱矯正固定術後のリハビリテー
　ションプロトコル　294
脊柱起立筋　27, 281
　　── に対する横断マッサージ　58
　　── の筋力トレーニング　310

脊柱中間位コントロールエクササイ
　ズ　81, 84
脊柱変形　253
脊柱・骨盤の安定化　117
脊椎　2
　　── の運動方向　3
　　── の柔軟性　263
　　── の靱帯　4
　　── の不撓性　294
脊椎圧迫骨折 (VCF)　91
脊椎インストゥルメンテーション手
　術　112
脊椎可動性　95
脊椎矢状面アライメント, 立位姿勢
　における　94
脊椎側弯, 疼痛回避性の　157
脊椎転移, 悪性腫瘍の　264
脊椎パラメータ　260
脊椎不安定性　6
舌骨下筋群
　　── のリラクセーション　358
舌骨上筋群の筋力トレーニング
　　　　　　　353
セミファーラー位　115
セルフエクササイズ
　　──, アスレティックリハビリテー
　　　ション期の　237
　　──, 脊柱および股関節に対する
　　　　　　　250
セルフストレッチング　60, 282
　　──, 下肢筋に対する　285
　　──, 胸椎過後弯修正に対する
　　　　　　　284
　　──, 胸椎・腰椎側弯に対する
　　　　　　　285
　　──, 股関節周囲筋群に対する
　　　　　　　233
　　──, 腰椎後弯修正に対する　285
線維輪　6
仙骨　22, 28
仙骨傾斜角 (SS)　260
潜在性二分脊椎　208
前縦靱帯　4, 10, 21
仙腸関節　28
　　── の運動学　29
仙腸靱帯　28
前方経路腰椎椎体間固定術 (ALIF)
　　　　　　　46, 266
前方頭位姿勢　12, 314, 330
前方突出, 頭部の　12
せん妄　296

そ
装具療法
　　──, 骨粗鬆症性椎体骨折受傷後の
　　　　　　　109
　　──, 腰椎分離症における　216

足関節底屈背屈運動　116
側方経路腰椎椎体間固定術 (LLIF)
　　　　　　　45, 266
側弯症のアライメント修正に対する
　アプローチ　290
側弯変形　255
ソックスエイド　310
側屈　3
側屈可動域評価, 胸椎・腰椎の
　　　　　　　272
ソフトカラー　322
ソレンセンテスト　274

た
第5腰椎　22
体幹-頭部協調性トレーニング　344
体幹安定化エクササイズ　62, 197
体幹安定化機能検査　183
体幹可動域の検査　180
体幹ギプス　109
体幹筋力の改善　81
体幹屈曲・伸展運動誘発テスト
　　　　　　　269
体幹伸展運動　132
体幹伸展筋持久力エクササイズ
　　　　　　　274, 286
体幹伸展筋力エクササイズ　286
体幹装具　109
体幹トレーニング　85
大胸筋
　　── の横断マッサージ　305
　　── の筋膜リリース　305
大後頭直筋　13
大腿神経伸張テスト　177, 195
大腿直筋のストレッチング　304
大腿二頭筋横断マッサージ　174
体動時痛　117
ダイナミックストレッチング　191
第2～第7頸椎椎間関節　12
大腰筋　27
　　── の筋力低下　73, 80
大腰筋トレーニング　80
立ち上がり　74
　　── へのアプローチ　307
立ち上がりテスト　126
立ち上がり動作　121, 301
他動的頸部屈曲テスト (PNF)　177
ダーメンコルセット　82
多裂筋　27
　　── に対する横断マッサージ　58
多裂筋機能テスト, 超音波エコーに
　よる　226
端座位　299
弾性ストッキング　73

ち

恥骨靱帯　28
遅発性神経障害　97
着座動作　133
着脱動作，靴下や靴の　200
注視維持トレーニング　344
超音波療法　163
腸骨筋　27
超早期腰椎分離症　216
腸腰筋　27
腸腰筋ストレッチング　172, 198
腸腰筋トレーニング　306
鎮痛薬　296, 306
チン・イン　116

つ

椎間関節　15, 34
　── の関節面の角度　3
　── の副運動の評価　332
　── の変形　41
椎間関節症　21
椎間関節性疼痛　281, 326
椎間関節性腰痛　216
椎間孔拡大モビライゼーション
　　51, 63
椎間孔の挿入位置　68
椎間板　5, 34, 151
　── の運動学　6
　── の神経支配　8
　── の変性　40, 318
　── の膨隆　41
椎間板性腰痛　281
椎間板内圧，腰椎の　7
椎間板変性症，腰椎の　7
椎弓形成術　323
椎弓切除術　44
椎骨動脈　10
椎体　92
　── のすべり　40
　── の変形　40, 318
椎体間関節　5, 15
椎体形成術　107, 110
椎体骨折　264
椎体骨折評価基準　92
椎体終板　6
杖　65
杖歩行　76, 135, 196

て

低出力超音波パルス治療　217
定量的評価法（QM 法）　92
デジェリーヌ徴候　156
デスクワーク時の環境設定　345
テリアネックサイン　213
テリパラチド　106

デルマトーム　49
電気刺激療法　114
殿筋ストレッチング
　　172, 198, 203, 304
テンショナー　192
転倒　100

と

橈骨神経伸張テスト　328
等尺性収縮運動　199
等尺性背筋力，骨粗鬆症患者における　99
頭長筋　14
疼痛増悪動作，腰椎椎間板ヘルニアにおける　167
疼痛部位，腰背部の　269
疼痛誘発テスト，頸椎椎間関節性疼痛の　326
逃避性跛行　158
頭部
　── の後退　12
　── の前方突出　12
徒手筋力検査（MMT）
　　49, 117, 122, 325
独歩　76, 196
トレーニング
　──，トレーニング用バンドによる　85
　──，腹横筋の　81
トレンデレンブルグ徴候　309
ドローイン　117, 119

な

内腹斜筋　26
軟性コルセット　162, 265
軟性装具　109
軟部組織モビライゼーション
　　58, 77, 282, 305, 337

に・ね

二次骨化核　212
二次性変性側弯症　257
二分脊椎　208
日本整形外科学会腰痛評価質問票（JOABPEQ）　126
入浴関連動作　135
ニューテーション　29
尿道カテーテル（尿道バルーン）　71
尿の確認　71
寝返り動作　75, 115

の

脳底動脈　10
能動的サブシステム，腰椎　24

は

背臥位頸部屈曲テスト　177
背筋群等尺性運動　120
バイクエクササイズ　235, 245
廃用性筋萎縮　99
バケットハンドル・モーション　18
バッティング動作エクササイズ
　　237, 250
馬尾型，腰部脊柱管狭窄症　36
馬尾障害　167
馬尾症候群　155
馬尾神経　34
ハムストリングスストレッチング
　　60, 198, 203, 304
バランスエクササイズ　64, 291
　──，回復期での　133
バランストレーニング，不安定板上での　343
バランス能力
　── の低下　39
　── の評価　56
パルス波　79, 282, 305
破裂骨折　95
半定量的評価法（SQ 法）　92
反復唾液嚥下テスト　350
反復横跳び　248

ひ

非構築性側弯　157
尾骨　28
尾骨筋　30
膝関節屈曲，腹臥位での　276
膝関節伸展，端座位での　276
皮質骨　94
非ステロイド性抗炎症薬（NSAIDs）
　　43, 109, 162, 265
ビスホスホネート薬　106
ビタミン剤　265
ヒップリフト　241
ヒップロール　226
疲労骨折，関節突起間部の　207
貧血　70, 299, 348

ふ

ファーラー位での運動　119
ファンクショナルリーチテスト
　　56, 276
フィラデルフィアカラー　322, 350
腹圧性尿失禁　30
腹横筋　26
　── の機能評価　55, 273
　── の筋収縮　182
腹横筋エクササイズ　245
腹横筋活動　118
腹横筋テスト・エクササイズ　225

腹横筋トレーニング　81
　──，側方進入症例の　81
腹臥位膝屈曲テスト (PKB)
　　178, 189
複合運動 (カップリングモーション)　4
複合運動評価，胸腰椎の　272
腹斜筋群テスト・エクササイズ
　　225
副腎皮質ステロイド　162
腹直筋　25
腹部の引き込み運動　55, 62
プッシングエクササイズ
　　227, 235, 248
ブリッジエクササイズ　85, 289
不良アライメント　39
不良姿勢　175
フレイル　96
プロスタグランジン製剤　265
ブロック療法，ステロイドの　265
プロテオグリカン　6
プロトコル，腰椎分離症の　239
フロントブリッジ　235
フロントランジ　145
フロント・バックランジ　191
分離部骨癒合不全　251
分離部修復術　217
分離部除圧術　218

へ
閉鎖運動連鎖 (CKC) エクササイズ
　　354
ヘルニコア®　164
変形性頸椎症　315
変性後弯症　257
変性側弯症　257
扁平椎　92

ほ
膀胱直腸障害　39
歩行　76, 135, 303
　── へのアプローチ　309
歩行距離評価，トレッドミルを用いた　57
歩行障害　335
歩行速度　123
歩行分析　56
ポジショニング　305
　──，疼痛軽減のための　77
　──，ベッド上での　351
保存的アプローチ，骨粗鬆症性椎体骨折に対する　113
保存的リハビリテーション
　──，頸椎変性疾患の　325
　──，成人脊柱変形の　269
　──，腰椎椎間板ヘルニアの　165

　──，腰部脊柱管狭窄症の　49
保存療法
　──，骨粗鬆症性椎体骨折に対する　108
　──，頸椎変性疾患の　322
　──，成人脊柱変形の　265
　──，腰椎椎間板ヘルニアの　162
　──，腰椎分離症の　216
　──，腰部脊柱管狭窄症の　43
ホットパック　114
ボディーチャート　166, 202
ボディトランクツイスト　238, 250
ホーマンズ徴候　72, 298, 349
ボールリリース動作エクササイズ
　　237, 250
ポンプハンドル・モーション　18

ま
マイヤーディングの分類　40
マッケンジー肢位　269
またぎ動作，浴槽への　135
末梢神経滑走モビライゼーション
　　52, 63
末梢神経障害　328
マンテスト　335

め
メカニカルストレス，腰部への　24
メチルメコバラミン　265
メドマー®　73

も
モーターコントロール　120
モーターコントロールエクササイズ
　　286, 308
モーターコントロール機能評価
　　274
モビライゼーション
　──，環椎後頭関節への　339
　──，術創への　81
　──，腸骨筋の　78
　──，椎間関節への　339
物を拾う動作　357
もも上げエクササイズ　248

や・ゆ
薬物療法，腰部脊柱管狭窄症の　43
有酸素運動，エアロバイクを用いた　64
床から物を持ち上げる動作　200
癒着性瘢痕形成　81

よ
腰多裂筋　27
腰椎　21, 94
　── のアライメント　69

　── の安定化システム　24
　── の運動学　22
　── の回旋可動域　23
　── の可動域評価　221
　── の側屈可動域　23
　── の不撓性　83, 280
腰椎アライメント　40
腰椎関節突起間部　208
腰椎屈曲運動，動的な　61
腰椎後弯姿勢　39
腰椎骨盤リズム　222
腰椎コルセット　44, 65
腰椎前弯角 (LL)　260
腰椎椎間板酵素注入療法　164
腰椎椎間板ヘルニア　151
　── の分類　154
腰椎椎体間固定術　44, 74, 266
腰椎分離症　207
　── の再発予防　241
　── のプロトコル　239
腰痛　38, 210
腰痛疾患の評価　280
腰部脊柱管狭窄症 (LCS)　34
　── の合併　263
腰部脊柱管狭窄症診断サポートツール　34
腰方形筋　27, 281
　── に対する横断マッサージ　58
翼状靱帯　9
横座りの座りかた，側弯症症例の　292

ら
ライトテスト　329
ラセーグテスト　178, 188
ランドマークの確認　274

り
離開モビライゼーション，椎間関節の　337
離床　74
梨状筋のストレッチング
　　60, 63, 79, 304
梨状筋横断マッサージ　174
リーチ動作　132
リーチャー　310
立位
　── での作業姿勢　200
　── へのアプローチ　309
立位脊椎全長側面像　103
立位体前屈　53
リハビリテーション，骨粗鬆症性椎体骨折に対する　110
リハビリテーションプログラム，分離部修復術後の　244

リハビリテーションプロトコル
　——，Love 法術後の　194
　——，頸椎術後の　346
　——，術後の　68
　——，脊椎矯正固定術後の　294
リピーティッドサイドステップ（反復横跳び）　248
リマプロスト（プロスタグランジン E_1）　43
隆椎　10
両下肢伸展エクササイズ　289
両上肢挙上エクササイズ　289
リラクセーション
　——，頸部，肩甲骨周囲筋の　352
　——，舌骨下筋群の　358
臨床的最小重要変化量（MCID）　268
隣接椎間障害（ASD）　47, 86, 251, 325, 360
　——の疼痛出現部位　311
隣接椎間障害予防に対するアプローチ　309
隣接椎体骨折　112

れ・ろ

レクリエーション活動　360
ローカル筋　25
　——の収縮　286
ローカル筋機能検査　182
肋横突関節　16
肋椎関節　15
肋軟骨　15
肋軟骨間関節　15
ロコモティブシンドローム　125
肋骨　15
肋骨頭関節　16
ロンベルグテスト　335